생활한방과 건강

박상태 · 김범호 공저

계 축 문 화 사

머 리 말

돈을 잃으면 조금 잃은 것이요, 명예를 잃으면 반을 잃은 것이요, 건강을 잃으면 전부를 잃은 것이다라는 명언이 있다.

인간이 행복한 생활을 영위하려면 건강을 유지, 증진시켜 질병없이 건강하게 살다가 수명을 다해야 한다는 것이다. 건강하려는 지혜가 의(醫)이다. 인술(仁術)로서의 의(醫)는 하나이지만, 학문으로서의 의학(醫學)은 여럿이다.

그 중 하나가 동양의 전통 한의학으로 의학의 한 축을 계승 발전시켜 왔으며, 5천년의 역사와 숨결을 같이하면서 겨레의 슬기로 가꾸고 뿌리를 내려온 우리 민족의학이다.

한의학에는 많은 원전(原典)들이 있을 뿐 아니라, 이들 원전(原典)을 번역하거나 연구한 서적・논문들이 수 없이 많이 있다.

그러나 생활한방을 처음 접하는 초심자가 이해하고 연구하는데 참고가 될 수 있는 서적은 그리 많지 않은 것이 현실이다. 따라서 본서에서는 서론에서 건강과 질병으로 보건학적으로 건강의 개념에 대하여 알아보았다.

본론에서는 인체계통의 현상과 본질에 대하여 연구하는 장상학, 한의학 특성인 4진법, 음양오행, 사상체질 등 한의학 기초와, 본초학을 총론과 각론으로 분류하여 설명하였다. 또한 현대는 전통발효식품이 식문화를 주도하고 있어 효소와 발효식품에 대하여 기본적인 내용을 설명하였다.

마지막으로 최근 주목 받고 있는 항상성을 이용하여 건강을 유지하는 자연치유를 비롯한 다양한 보완대체요법의 생활건강운동과 요법에 대하여 소개하였다.

위와 같이 생활한방과 건강에 대하여 교과서와 교양서의 혼합형식으로 특별히 염두에 두고 집필하였으며 특히 대학의 교양과목교재, 한방건강관리학과 교재로서 뿐만 아니라 일반인들도 쉽게 읽을 수 있도록 정리하였음을 밝혀두는 바이다. 그러나 취지에 부족하다라는 점을 자인하면서 향후 독자들께서 지적해주시면 감사한 마음으로 받아들이고 연구에 더욱 매진할 것을 약속드린다.

최근에 연구윤리 특히 표절에 대한 기준이 강화되어 모든 자료의 출처를 정확히 표기하기 어려운 부분이 많아서 참고문헌에 포괄적으로 정리하였다.

끝으로 출판을 도와주신 계축문화사 주영일 사장님을 비롯한 직원분들께 깊은 감사를 드린다.

2015년 12월

연구실에서 저자

목 차

제 1 장

건강과 질병

1 건강의 개념

1) 건강의 개념

건강의 정의는 시대와 역사의 변천에 따라 변화하여 왔으며 또한 같은 시대라 할지라도 개인이나 집단의 문화적 상태에 따라 다르다. 원래 건강은 신체적 개념에서 파악되었으나 19세기 중엽부터 건강개념은 신체개념(身體概念)에서 심신개념(心身概念)으로 이행된 바 있다. "A sound mind in a sound body" 즉 건강한 정신은 건강한 신체에 있다는 뜻의 격언은 옛날부터 있었으며 정신과 신체를 별개로 분리해서 생각할 수 없다는 점을 말해 주고 있다. 그러나 이와 같은 심신개념이 구체적으로 정착하게 된 것은 19세기 중엽부터이다.

2차 대전이 끝난 후 조직된 UN 기구인 세계보건기구(WHO)는 이 개념을 생활개념(生活概念)으로 변천시켜 놓았다. 세계보건기구(WHO, 1948)는 그 헌장에서 "Heath is a complete state of physical, mental and social well-being and not merely the absence of disease or infirmity."라고 하고 있다.

즉, "건강이란 단순히 질병이 없고 허약하지 않은 상태만을 의미하는 것이 아니고 육체적, 정신적, 사회적 안녕이 완전한 상태"를 뜻한다. 이 정의에서 알 수 있듯이 건강은 신체적으로 고통과 불편이 없이 편안하고, 정신적으로 불안이나 긴장, 걱정이 없이 안정되고, 사회적으로 적합한 상태를 이상적인 건강의 수준으로 제시하고 있다.

여기서 사회적 안녕(social well-being)이란, 각 개인의 사회생활에 있어서 그 사람 나름대로의 역할을 충분히 수행하며 자신에게 부과된 사회적 기능을 다하여 사회생활에 잘 적응하고 있는 상태를 말한다.

최근에는 발전적인 개념으로 경제적(Economic), 지적(Intellectual), 영적(Spiritual)인 안녕까지 포함한 광범위하고 이상적인 정의를 내리고 있다.

WHO 헌장에서 건강의 정의에 이어서 부언하기를 각 개인의 건강을 최고 수준으로 향유함은 민족, 종교, 정치 이념, 경제 · 사회적 상태를 초월해서 누구나 받아야 할 기본적인 권리(건강권)라고 진술하였으며 건강이란 주어진 것이 아니고 쟁취하는 것이며, 또 이를 위한 활동을 뒷받침할 여러 조건은 국가적 책임에 의해서 정비되어야 한다는 것이다.

현대 건강관리에 기초되는 건강의 정의는 Halbert L.D. Dunn이 1959년에 제시한 건강 · 불건강의 연속선(health-illness continum) 개념이라 할 수 있다. 즉, 건강과 불건강은 유동적으로 변화하는 상태이기 때문에 인간의 건강상태는 최고의 건강(peak wellness)에서 죽음 직전의 최저의 건강(extreme poor health)까지의 연속선상에서 변화하는 것이다.

인간이 매일의 생활에서 효율적으로 대처하고 기능하는 것을 건강상태라 한다면 적절히 대처하지 못하거나 통합하지 못하는 것을 불건강상태라 할 수 있으며, 인체가 완전히 회복 불가능한 장애를 받으면 사망하게 된다(그림 1-1).

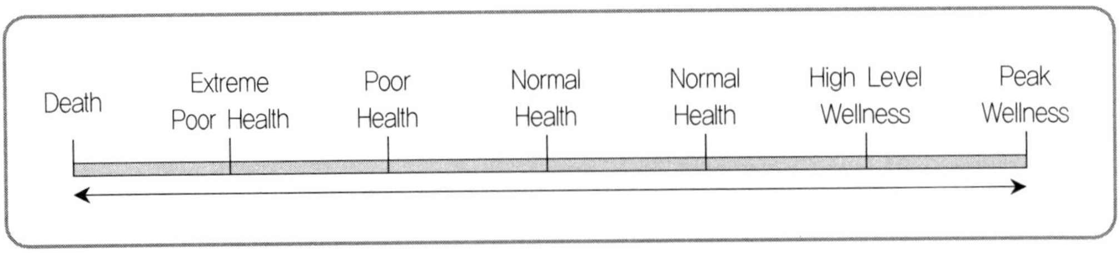

[그림 1-1] 건강 · 불건강의 연속선

Dunn의 정의에 의하면 건강의 최적의 건강(optimal health) 상태가 가장 기초가 되는 개념이라 할 수 있다. 각각의 사람이 자신에게 가능한 안녕상태, 즉 최적의 기능상태를 가지고 있는 것이다. 사소한 몇 가지의 건강결함을 가지고 있다 하더라도 일상생활을 유지할 수 있는 것이다. 즉, 신체적, 정신적, 사회적으로 완전한 안녕상태를 성취한 사람은 아주 드물며 자신이 도달할 수 있는 수준의 안녕상태를 서로 다르게 가지게 된다.

WHO는 다시 1975년에 건강에 대한 실용적인 정의를 내린 바, 즉 "유전적으로나 환경적으로 주어진 조건하에서 적절한 생체 기능을 나타내고 있는 상태"라고 하였다. 좀 더 구체적으로 말하면 연령, 성, 지역사회 및 지리적 조건 등 기본적인 특성에 따라 정해진 기준 가치의 정상범위 내에서 정상적으로 기능을 영위하고 있는 사람을 건강하다고 할 수 있다.

그 외에 Claude Bernard(1895)는 건강이란, "외부환경의 변동에 대하여 내부환경의 항상성이 유지된 상태"라고 항상성설(homeostasis)을 주장하였으며, Talcott Parson은 "각 개개인이 사회적 역할과 임무를 효과적으로 수행할 수 있는 최적의 상태"라고 하였다. Smith(1981)는 건강 개념에 대한 정의를 4개의 개념, 즉 임상 개념(clinical conception), 역할수행 개념(role performance health conception), 적응건강 개념(eudaimonistic health conception), 행복론적 개념(eudaimonistic health conception)으로 분류하였다.

"임상 개념"은 건강이란 질병, 증상, 그리고 불구 등이 없는 것으로 보는 입장이다. "역할수행 개념"은 건강이란 인간이 자신에게 주어진 일상적이 역할을 수행하는 데 어려움이 없는 상태라고 보는 입장이다. "적응건강 개념"은 건강이란 물리적, 사회적으로 효과적인 상호작용을 통해 적응을 잘 해 나가는 상태라고 보았으며, 환경의 스트레스에 유동적으로 잘 적응하는 입장이다. "행복론적 개념"에서의 건강은 일반적인 안녕(well-being)과 자아실현화를 말하며, 보다 높은 수준의 안녕을 성취하려는 능력을 의미한다.

이상에서 볼 때 건강의 정의는 과거의 신체적 질병이 없는 단순한 차원에서 현재는 점차 신체적, 정신적, 사회적으로 통합된 단계로 다양화되었음을 알 수 있으며, 최적의 건강상태를 유지하기 위하여 적극적인 건강행위(health behavior)가 요구되고 있다.

2) 건강의 성립조건

건강의 정의가 통합적이고 다양화됨에 따라 건강을 유지, 증진시키는 방법 또한 어느 특정한 분야에서만 부분적으로 관여될 수 없으며 여러 요인이 상호 관련되어야 함을 알 수 있다.

건강의 성립조건으로 F. G. Clark는 삼원론을 제시하였다. 건강은 병인, 숙주, 환경의 3요인이 상호작용되어 성립된다고 하였으며, 즉, 병인이 우세하거나 환경이 병인에 유리하게 작용하면 건강이 저해되고 질병이 발생되며, 반대로 숙주가 우세하거나, 숙주에게 유리한 환경이 되면 건강이 증진된다고 한다. 따라서 이 3요인이 균형을 잘 이루고 있을 때 비로소 건강이 유지된다(그림 1-2).

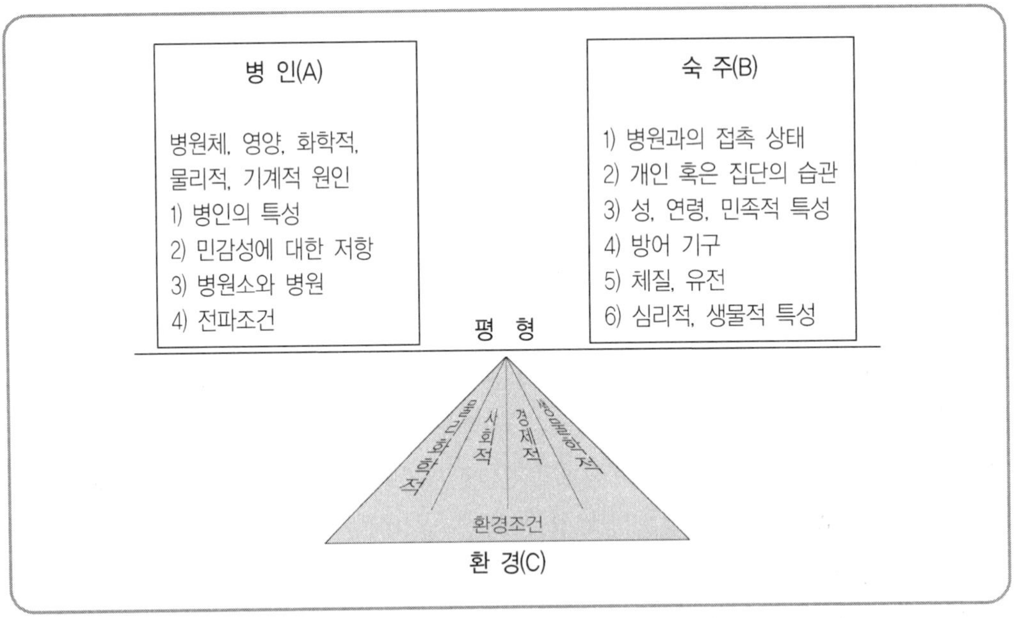

[그림 1-2] Clark와 Leavell의 건강 성립의 모형도

3) 건강의 척도와 결정요인

(1) 건강의 척도

Baumann은 건강에 대한 태도 연구에서, 사람들은 자신의 건강상태를 판단하는 데 세 가지 기준을 통해서 식별한다고 설명하고 있다.

첫째, 증상유무와 관련된 것으로 동통, 구토, 발열 등의 증상이 있으면 그 정도에 따라 자신이 병이 있다고 판단한다.

둘째, 사람들이 각자 어떻게 느끼는가로 자신의 불건강 상태로 판단한다.

셋째, 자신들이 하는 일의 성과를 가지고 건강상태를 판단한다.

건강과 불건강을 명확하게 구분할 수 없는 경우가 많이 있지만 일상생활에 있어서 개인의 건강상태가 좋아진다거나 나빠진다는 척도는

① 질병이나 신체의 기능 장애 여부

② 신체 존재에 대한 의식 여부

③ 삶의 보람을 느끼고 일상생활에 필요한 적당한 정력과 경쾌감의 유무

④ 변함없는 왕성한 식욕과 안정된 체중 유지

⑤ 충분한 수면과 심신의 안락상태

⑥ 정서적 안정과 사회생활이 조화 있게 이루어질 수 있느냐 여부로 가늠할 수 있지만 임상진단에 의해 확인하는 것이 중요하고 지역사회집단의 건강수준은 각종 보건통계 자료를 분석해서 나타낼 수 있다.

(2) 건강을 결정하는 요인

1976년 미국의 보건교육후생성(75세 이전 사망원인 분석결과)은 개인의 건강을 결정하는 요인은 그 수를 열거할 수 없을 정도로 다양하고 복잡하지만 크게 유전적 요인(20%),

[표 1-1] 75세 이전의 사망에 영향을 미치는 요인 (단위 : %)

구 분	생활습관	환경조건	유전적 소인	보건의료서비스
악성종양	37	24	29	10
뇌졸중	50	22	21	7
운수사고	69	18	1	12
기타사고	51	31	4	13
심장질환	54	9	25	12
타살	63	35	2	0
자살	60	35	2	3
간경변	70	9	18	3
독감/폐렴	23	2	39	18
당뇨	34	0	60	6
계	52	20	20	8

보건사회연구원

환경적 요인(20%), 개인의 생활습관(52%), 의료서비스(8%), 보건정책 등으로 구분된다. 개인의 생활습관이 건강결정요인에서 차지하는 비율이 52%를 차지하는 데도 불구하고, 의료서비스 개선에 오히려 가용 보건의료자원의 90% 이상이 투입되고 있는 실정이다.

2 질병의 발생과 예방

1) 질병발생 과정

질병발생은 병인, 숙주, 환경의 균형이 파괴되었거나 병인 쪽으로 유리하게 작용되었음을 의미하며, 증상이 없는 병원성 이전 시기에서 시작하여 병원성기를 지나 완전히 회복되거나 또는 불구나 사망에 이르게 된다.

Leavell과 Clark는 이 질병의 자연사(natural history of disease) 과정을 5단계로 구분하였으며 각 단계마다 예방조치를 제시하고 있다(표 1-2)

[표 1-2] 질병발생과 예방대책 단계

구 분	병원성 이전기		병원성기		
질병의 과정	병인 ┐ 숙주 ┼ 상호작용 환경 ┘ (1)	병 인 자극의 형성 (2)	병인 자극에 대한 숙주의 반응 (3) 조기의 병적 변화	질 병 (4)	회복 또는 사망 (5)
예비적 조 치	건 강 증 진	특 수 예 방	조 기 발 견 조 기 치 료	악 화 방 지 장애의 제한을 위 한 치 료	재 활
예방차원	1차적 예방		2차적 예방	3차적 예방	

2) 질병 예방대책

질병에 대한 협의의 예방은 질병발생을 억제하는 것이며, 광의의 예방대책은 다음과 같이 3단계로 분류할 수 있다.

(1) 1차적 예방(질병발생 억제 단계)

질병의 발생을 사전에 방지하는 것을 목적으로 하는데 여기에는 두 가지 단계의 예방 수단이 적용된다.

① **건강증진**(健康增進, health promotion) : 질병예방의 가장 기본적인 단계는 적극적인 건강상태를 유지하고 증진하는 일이다. 이렇게 위해서는 가정 · 직장 · 학교의 좋은 생활환경, 적절한 영양섭취, 쾌적한 의복, 오락 · 운동 · 휴식시설 등이 확보되어야 한다. 또한 이 단계에서는 보건교육의 역할이 대단히 크다. 단순한 보건지도뿐만 아니라 성교육 · 결혼상담 · 퇴직준비자의 생활상담 등도 포함된다. 특히 근래 두드러지게 증가하고 있는 만성질환의 예방에 있어서는 생활양식의 개선(life style improvement)이 가장 중요하다.

② **특이적 예방** : 개별적 질환의 병인대책을 말하는 것인데 이 경우에는 명확한 병인 파악이 우선되어야 한다. 감염병에 대한 예방접종, 예방목적의 약품, 사고의 방지대책, 직업병을 예방하기 위한 환경대책 등의 그 내용이다.

(2) 2차적 예방(조기발견과 조기치료 단계)

질병발생을 억제하지 못한 경우 조기에 질병을 발견하여 치료하는 단계이다. 전염성 질환인 경우에는 전염기회를 최소화함으로써 질병의 전파를 막고 치료기간은 물론 경제력과 노동력의 손실을 감소시킬 수 있으며, 비전염성 질환은 질병을 조기에 발견함으로써 치료기간을 단축시키고 생존율을 증가시킬 수 있다.

(3) 3차적 예방(재활 및 사회복귀 단계)

질병으로 인한 신체적, 정신적 손상에 대한 후유증을 최소화하고 장애를 남긴 사람들에게 재활치료를 실시하여 신체 기능을 회복시키거나(의학적 재활), 기능 장애를 최소한으로 경감시키고 남아 있는 기능을 최대한으로 활용하여 정상적인 사회생활을 할 수 있도록 직업훈련을 시켜주는(직업적 재활) 단계이다.

따라서 질병을 중심으로 개체를 대상으로 하여 질병을 진단하고 치료를 위주로 하는 협의의 뜻인 의료(medical care)에서 치료는 물론이고 질병예방, 건강증진, 재활까지 포함한 인간의 건강 문제를 인식하고 해결하는 현대적 개념인 포괄적 보건의료(comprehensive health care)를 제공하게 되었다.

WHO는 1977년 "2000년대까지 인류에게 건강을 확보하자(Health for all by the year 2000)"라는 인류건강 실현목표를 설정하고, 1978년 소련 Alma-Ata회의에서 최선의 실현방안으로 일차보건의료(primary health care)를 채택하여 전인류의 건강증진을 위한 세계적 전략이 마련되기도 하였다.

근래 환경에 관한 관심도 또한 급격히 증가하여 국제인간환경회의(1972)는 Stockholm에서 "지구는 하나뿐(The Only One Earth)"이라는 슬로건을 내걸고 지구를 오염으로부터 보호하려는 노력을 다짐하는 인간환경선언을 하였으며, 1992년 6월 브라질의 리오에서 각국 정상들이 모여 환경정상회담을 개최하여 "리오환경선언(Rio Declaration)"이 선포되었고, 지구환경보전을 위한 행동강령인 "의제 21(Agenda 21)"이 채택되었다. 20세기 후반부터 의학계의 관심은 질병의 근원은 비전염성 만성퇴행성 질환의 질병발생을 이해하기 위해서는 사회적, 심리적, 생리적인 모든 측면이 고려되어야 하며 예방이 더욱 강조되고 있다.

3 신공중보건

1) 신공중보건

질병양상이 과거의 감염병에서 만성퇴행성 질환(생활습관질환 : life-style related diseases)으로 바뀌어 가면서 공중보건(public health) 시대에서 신공중보건(new public health)시대로 옮겨지고 있다.

신공중보건은 위생적 · 환경적 · 건강증진적, 개인적 및 지역사회 중심의 예방서비스 간의 균형에 기반을 두고 조기치료, 재활, 장기요양서비스와의 폭넓은 조화를 통해 개인 및 사회의 건강상태를 보호하고 증진하려는 포괄적인 노력으로 정의할 수 있다.

2) 신공중보건사업으로서의 건강증진

세계보건기구는 1986년 캐나다 오타와 건강증진국제회의 총회에서 건강증진을 공중보건사업의 하나로 하는 신공중보건사업(new public health)을 모든 국가가 받아들일 것을 권고하였다.

이에 많은 국가들이 1990년대 의료개혁의 주요 과제의 하나로 건강증진을 포함한 신공중보건사업을 전개하게 되었으며, WHO는 공중보건의 3대 핵심 원칙으로 참여(participation), 형편(equality), 협동(collaboration)을 주장했다.

(1) **미국** : 「Health People 2010」 및 「Health People」을 내세워 건강증진사업을 강력히 추진

(2) **캐나다** : 「Health Canada」를 내걸고 건강증진 중심의 공중보건사업을 전개

(3) **일본** : 1988년부터 「건강 가꾸기 사업」이라는 이름하에 건강증진사업을 추진하여 왔으며 최근에는 「건강일본21(Health Japan 21)」을 통하여 건강증진을 공중보건사업으로 추진

3) 신공중보건사업 관련 분야

영양개선(영양과잉 및 실조), 운동, 휴식 및 정신안정, 금연, 절주사업

(1) **건강지원환경 조성** : 식품안전, 산업장안전, 학교안전, 주거안전, 지역사회안전, 지역사회 건강생활환경조성

(2) **질병예방** : 만성질병 예방, 장애 예방, 구강질환 예방, 감염병 예방과 관리, 여행 관련 질병 예방(신종질환 등) 관리, 조기검진

4) 공중보건과 신공중보건의 차이점

공중보건	신공중보건
물리적 환경개선에 초점 (적절한 주택공급, 깨끗한 식수, 위생 등)	물리적 환경개선 외 사회적 지원, 형태, 생활양식도 포함
"의료" 분야의 전문가 중심	여러 분야(감영병 관리) 활동에 대한 중요성 인식 의료분야는 기여하는 여러 전문분야 중 하나
19세기 공중보건은 생활조건개선을 위한 일련의 사회운동 중 하나로서 주로 전문가가 주도	지역사회의 참여를 강력히 강조
역학적 조사 방법	다양한 방법론 도입
질병예방에 중점 건강은 질병이 없는 상태라는 인식	질병예방 외에 건강증진에도 중점을 둠 건강증진에 대한 적극적(positive) 의미 부여
주된 관심사는 건강에 위협을 주는 감염병의 예방에 중점	건강에 대한 모든 위협에 관심을 가짐 (만성질환과 정신 건강을 포함) 그 밖에 물리적 환경의 지속성(sustainability)과 생활력(viability)도 포함

제 2 장

장상학

1 장상학(藏象學) 개설(概說)

1) 장상의 특징

내재장부의 생리활동 및 병리변화가 인체의 외부에 반영된 현상을 외부에서 내부 기능 변화를 추정한다.

장상은 일종의 동태적인 생리, 병리적 개념이며, 살아있는 인체에서의 기능중심의 구조 기능적 개념이다.

(1) 장부(臟腑)와 장상(藏象)의 개념

① 장상(藏象) : 인체계통의 현상과 본질의 통일체

② 장, 상의 의미

* 장 : 오장육부와 기항지부를 포괄하는 말

* 상 : 현상, 형상, 징상(徵象) 등 어떤 유형물질의 내부 규정성의 표현

③ 장부의 장상

내경에서 말하는 오장은 혈육의 오장만을 가르키는 것이 아니라, 살아있는 사람의 생리기능의 다섯 가지 유형 계통을 말하는 것이다. 즉, 장부는 인체내부에 있는 해부에서 볼 수 있고 촉지할 수 있는 유형의 실체 장기(오장육부와 기항지부를 모두 포함)를 가리키는 말이고, 장상은 일종의 동태적인 생리, 병리적 개념이며, 살아있는 인체에서의 "기능중심"의 구조 기능적 개념이다(장부 뿐만 아니라 그 기능계통을 모두 포함함).

* 장상학설은 장부와 형체관규(形體管竅), 신지(神志)사이에 불가분의 관계가 있다고 보는 정체관(整體觀)을 기본으로 하고 있다.

(2) 장과 부, 기항지부의 차이

① 장은 저장, 개장의 의미, 부는 부고(附庫)의 의미

② 오장은 실체장기로서 정기와 정신을 저장하고, 육부는 공강(空腔)장기로서 수곡(水穀)을 변화한다는 공동특징을 가진다. 따라서, 오장은 음에 속하고 육부는 양에 속하여 서로 표리관계를 이루며 각각 외후가 있다.

③ 기항지부(奇恒之腑)(뇌, 수, 골, 맥, 담, 여자포)는 형태상으로는 공강장기와 비슷하지만 그 기능상으로는 오히려 실체장기와 비슷하여 장(腸)이라 하기도 어렵고, 부(腑)라 하기도 어려운 장기이기 때문에 기항지부라 한다. 따라서 기항지부는 음양표리의 배속이 없다.

④ 육부는 음식물의 수납, 부숙, 소화, 흡수, 배설을 담당하므로 통장(通腸)해야만 한다. [영추 – 본장위기론] "오장은 정신기혈혼백을 저장하고 육부는 수곡을 변화시켜 진액을 만든다."

(3) 장상학설의 형성

장상학은 살아있는 유기적 정체인 인체를 대상으로 하여 각 장부, 조직, 기관의 생리기능과 병리변화 및 상호관계를 연구하는 학문이다. 인체는 정신과 육체의 통일체로서 각조성부분간에 형태구조상 분할할 수 없고, 생리기능상 서로 협조관계를 이루며, 물질대사상 서로 연계되고, 병리변화상 서로 영향을 미쳐 구조와 기능의 통일, 물질과 대사의 통일,

부분과 전체의 통일을 이루고 있다(정체관). 따라서 장상학은 한의학의 해부, 생리, 병리, 진단, 예방, 치료, 방제, 약물 등이 각 방면을 일관하여 매우 중요한 위치를 차지한다. 이러한 장상학은 다음을 바탕으로 해서 형성된 것 이라고 할 수 있다.

① 고대의 해부지식
② 인체의 생리, 병리 현상에 대한 장기적인 생활관찰
③ 다량의 임상경험
④ 고대 중국철학의 영향 및 삼투 : 음양론, 오행론, 주역, 기타
⑤ 직관적 관찰 인식

(4) 장상학설의 발전

장상학은 다음을 바탕으로 부단한 발전을 거듭해왔다.

① 장부의 생리병리적 특징 인식
② 장부 병리변화의 규율에 대한 인식
③ 용약규율에 대한 인식
④ 치법의 부단한 축적

2 장상학의 상관이론

1) 경락론

(1) 경락은 경맥과 락맥의 특징으로 기혈의 통로를 말하며, 전신의 각 장부조직관을 망라하여 하나로 연결해준다.
(2) 경락학설의 주된 의의는 장상학설과 결합하여 병리변화를 해석하고 질병을 진단하거나 임상치료의 지침을 세우는데 도움을 준다.
(3) 경락의 기능은 기혈을 운행시켜 음양을 조절하며 병사에 대항하여 증후를 반영하고 자극을 전달하여 허실을 조절한다.

2) 경맥

(1) 십이정경
① **수삼양경** : 수양명대장경, 수소양삼초경, 수태양소장경
② **수삼음경** : 수태음폐경, 수궐음심포경, 수소음심경
③ **족삼양경** : 족소양담경, 족양명위경, 족태양방광경
④ **족삼음경** : 족궐음간경, 족태음비경, 족소음신경
(2) **기경팔맥** : 임맥, 독맥, 충맥, 대맥, 음교맥, 양교맥, 음유맥, 양유맥
(3) **십이경별** : 십이정경으로부터 갈라져 나온 정경

3) 락맥

(1) **십오락** – 십이정경의 별락, 임맥의 별락, 독맥의 별락, 비경의 대락을 포함하여 15 별락이라 한다.
(2) **부락** – 체표의 얕은 부위를 흐르는 락맥
(3) **손락** – 제일 얕은 부위의 락맥

4) 정신, 기혈, 진액론

정, 기, 신, 진액 편에서 자세히 기술함

5) 체질의학론

(1) 인류의 체질특징, 체질유형, 체질의 차이 규율 및 체질과 건강 및 질병의 상관관계를 규명하여 응용하는 분야
(2) **체질원인** – 유전, 성장단계, 환경조건, 심신작용 등
(3) 사상체질의학
(4) 오행체질 등

3 장상학의 기본특징

1) 오장일체관

(1) 심장은 군주가 되고 나머지의 장기는 신하가 되어 직분이 차례로 나뉘어 있다.
(2) 심은 전체 생명의 주재 측면에서, 신은 생명의 뿌리가 된다는 측면에서, 비위는 모든 생명활동의 에너지 공급원의 측면에서 각각 가장 중요시된다.
(3) 장부상관 표리음양배속
(4) 장부일체
(5) 경맥일체
(6) 형신일체

2) 천인일체관

천지와 만물은 한 근원이라 서로 밀접하게 유기적으로 연계되어 서로 뗄 수 없는 하나의 정체를 형성하고 끊임없이 운동변화를 하고 있으며, 만물가운데 하나인 사람 역시 그러하다. 사람은 천지의 기로 태어나 천지의 기를 먹고 살기 때문에 인체의 구조와 생리병리가 모두 천지변화에 상응하므로 양생치병도 천지변화에 순응해야만 한다.

(1) **천지일체** – 천지는 하나의 커다란 생명체이다. 천지만물이 사람과 더불어 한 근원이며 하나의 정체를 이루고 있다(기일원론).
(2) **사시일체** – 춘, 하, 추, 동 : 생(生), 장(長), 화(化), 수(收), 장(藏), 사시변화는 음양변화요 음양변화는 혼원일기(混元一氣)의 동정굴신(動靜屈伸)에 의한 변화이다.
(3) **육기일체** – 풍, 한, 서, 습, 조, 화의 육기변화 역시 음양 기의 승강 진퇴에 따라 발생하는 것이다.
(4) **만물일체** – 천지가운데 만물은 서로 유기적, 계통적으로 밀접하게 연계되어 있는 하나의 정체이다.
(5) **음양소장(陰陽消長), 항동평형(恒動平衡)** – 천지만물은 끊임없이 운동변화하며, 전

체적인 조화와 평형을 이루고 있다.

3) 천인상응

인체는 소우주로서 천지자연의 모든 변화 – 주야, 계절기후, 풍토지리 등의 변화가 인체의 생리병리에 직접 간접적으로 영향을 미치기 때문에 천지자연의 변화원리에 순응하고 또한 이를 활용해야 된다고 보는 관점이다.

(1) 인간은 천지의 기로 태어나서 천지의 기로 살아간다.
(2) 사람의 생명원리와 인체의 구조는 천지자연을 모방한 것이다.
(3) 천지의 주야, 사시, 기후, 풍토, 지리는 모두 인체의 생리 병리에 직간접적으로 영향을 미치고 있다.
(4) 양생치병(養生治病)은 천지자연의 변화원리에 순응하지 않으면 안된다.

4) 장상과 시상(時相)

장부와 계절을 오행으로 배속시켜 인체의 생리, 병리변화를 추측한다.

〈오장육부의 천간 배속〉

天干	甲	乙	丙	丁	戊	己	庚	辛	壬	癸
장부	담	간	소장 삼초	심 심포	위	비	대장	폐	방광	신

4 정(精)과 신(神)의 생리기능

1) 정의 개념

정은 인체를 구성하고 생명활동을 유지하는 가장 기본적인 물질로, 오장에서 생성되고 신장에 저장되며, 간장에서 소설(疎泄)을 맡고, 심장에서 주재(主宰)하며, 상화(相火)를 따라서 동(動)하는데, 수태할 때에 부모로부터 품수하는 선천지정(先天之精)으로 나눌 수 있다.

(1) 정(精)은 인체를 구성하고 생명활동을 유지하는 가장 기본이 되는 물질이다.
(2) 부정모혈(父精母血)이 상합하여 형성된 것으로 수태할 때에 품수하여 이후 모든 생명 활동의 기초가 된다.
(3) **[영추 – 본신]** "생명의 근원이 되는 물질을 일러 정이라 하고, 남녀의 두정이 서로 결합하여 생긴 생명력을 일러 신(神)이라고 한다." "生之來之 謂精, 兩精相搏謂之神"
(4) **[영추 – 경맥]** "사람이 처음 생길 때에 먼저 정이 이루어지고, 정이 이루어지고 나서 뇌수가 생기고, 골이 생겨나 기둥이 되고 혈맥이 생겨나 영양을 하며, 근(筋)이 생겨나 힘을 쓰게 되고 살이 생겨나 충격으로부터 몸을 보호하고, 피부가 견실해져 모발이 자라게 된다."
(5) **[영추 – 결기]** "남녀의 양신(兩神)이 상박(相搏)하면 합해져서 형체를 이루는데 항상 몸보다 먼저 생기는 것을 일러 精이라고 한다."
(6) **후천지정(後天之精)** – 출생후 음식물의 섭취를 통해서 부단히 공급되는 수곡(水穀)의 정기(精氣)를 말한다.
(7) 정(精)을 보충하는 데는 오곡과 담백한 채소를 먹는 것이 최고이며, 고량진미와 진수성찬은 별 도움이 안 된다. 특히, 죽을 쑤었을 때 위에 엉기는 부분이 가장 좋다.
(8) **[동의보감]** "정은 능히 기(氣)를 생하고 기는 능히 신(神)을 생하니 일신을 영위하는 데에 이보다 중요한 것이 없다. 따라서 양생하는 선비는 먼저 그 정을 보배로 여기나니, 정이 충만하면 기가 장실(壯實)해지고, 기가 장실해지면 신이 왕성해지고, 신이 왕성해지면 몸이 튼튼해지고, 몸이 튼튼해지면 병이 적어져서 안으로는 오장이 영화로워지고 밖으로는 살갗이 윤택해지며, 빛이 나고 이목이 총명해진다."

2) 정(精)의 생리기능

(1) 성장발육의 촉진과 노화의 억제
(2) 생식기능
(3) 기혈을 생화하는 물질적 기초(生氣의 근원)

(4) 외사의 방어(外邦)

3) 신(神)의 개념

신은 형체의 생성과 동시에 발현되어 생명현상의 정화라 할 수 있는 정신활동을 포함한 생명활동의 전 과정을 주재하는 것이다.

(1) 우주만유 삼라만상을 통해 발현되는 자연변화의 내재규율
(2) 일체의 생명활동을 통해 발현되는 인체의 생명력(神氣)
(3) 일체의 정신의식, 사유활동, 심리작용과 감정변화를 통해 발현되는 정신의 세 가지 측면에서 이해할 수 있다.

① 신명(神明)은 우주만유 삼라만상을 통해 발현되는 자연변화의 내재규율로 외부로 발현되며, 생명의 근원으로 인체의 안색, 안광, 언어, 기식, 동작, 맥상 등이 내부로 내재된다.
② 신지(神志), 신정(神情)이란 정신활동을 가리키며, 이는 신(神), 혼(魂), 의(意), 백(魄), 지(志)를 모두 포괄하며, 일체의 정신의식, 사유활동, 심리작용과 정서변화, 감정변화를 통해 발현된다.
③ 신(神)은 형체의 생성과 동시에 발현되어 생명현상의 정화라 할 수 있는 정신활동을 포함한 생명활동의 전과정을 주재하는 것으로 생명활동의 총체적 표현이라고 할 수 있다. 고로 사람은 형신일체적 존재를 가리키는 말이며, 형만 있고 신이 없으면 시체요, 신만있고 형이 없다면 귀신이니 이미 한의학의 대상이 아니다.
④ [영추–본신] "하늘이 나에게 있는 것이 성덕(性德)이고 땅이 나에게 있는 것이 기(氣)이니, 성덕이 흐르는데 기가 결합되어 태어난 것이다. 그러므로 생명의 근원이 되는 물질을 일러 정(精)이라 하고, 남녀의 두정이 서로 결합하여 생긴 생명력을 신(神)이라고 하며, 신을 따라 왕래하는 것을 혼(魂)이라 하고, 정과 함께 드나드는 것을 백(魄)이라 하며, 사물을 접수하는 것을 심(心)이라 하고, 마음에 생각이 떠오른 것을 의(意)라 하고, 의를 간직하는 것을 지(志)라 하며, 지(志)를 바탕으로 변화가 있게 하는 것을 사(思)라 하고, 사를 바탕으로 깊이 생각하는 것을 려(慮)라 하고, 려를 바탕으로 만사를 처리하는 것을 지(智)라고 한다."

- 정(精) – 생명활동 시작
- 신(神) – 정신작용
- 혼(魂) – 지각작용과 꿈
- 백(魄) – 본능적 감각과 동작
- 심(心) – 정보수집, 명령
- 의(意) – 생각이 일어나는 것
- 지(志) – 생각을 간직하고 관철하는 것
- 사(思) – 분별력, 계도하고 계획을 세우는 것
- 려(慮) – 思를 바탕으로 깊이 묵상하고 계획을 실행하는 것
- 지(智) – 려를 바탕으로 만사를 처리하는 것

⑤ **[소문 – 팔정신명론]** "기백이 말하기를 청컨대 神에 대해서 말씀드리겠습니다. 신묘하도다. 神이여! 귀로는 듣지 못하고 눈이 밝아지고 마음이 열리어 뜻이 앞서면 혜연(慧然)이 홀로 깨닫는데 입으로는 형용할 수 없어 함께 보아도 혼자만 알아서 마치 모르는 것 같으나 환하게 홀로 밝음이 마치 구름에 바람이 부는 것과 같으므로 神이라고 합니다."

⑥ **[소문 – 천원기대론]** "그러므로 물건이 생기는 것을 일러 화(化)라고 하고, 물건이 지극한 것을 변(變)이라고 하며, 음양으로 헤아리지 못하는 것을 일러 신(神)이라고 합니다."

⑦ **[영추 – 천년]** 「기백이 말씀드리기를 "… 신을 잃는 자는 죽고 신을 얻는 자는 삽니다." 황제께서 말씀하시기를: "무엇이 신이 됩니까?" 기백이 말씀드리기를: "혈기가 조화를 이루어 영위(營衛)가 이미 통하고 오장이 이루어져서 신기(神氣)가 심장에 머무르고 혼백(魂魄)이 모두 갖추어지면 비로소 사람이 됩니다."」

⑧ **[소문 – 육절장상론]** "하늘은 사람에게 오기(五氣)를 공급하고 땅은 사람에게 오미(五味)를 공급합니다. 오기는 코로 들어가 심폐에 저장되고, 위로는 얼굴빛이 맑고 깨끗하게 하며, 음성이 낭랑하게 합니다. 오미는 입으로 들어가 장위에 저장되는데 오미에 들어있는 영양소는 오기를 자양합니다. 오기가 조화함에 생기가 돌고 진액이 서로 형성되어 생명력이 이에 저절로 왕성해집니다."

⑨ **[유경 – 섭생류]** "비록 신이 정기(精氣)를 말미암아 생긴 것이지만 정기를 통어(統馭)

하여 운용(運用)하는 주체가 되는 것은 또한 나의 심장 가운데에 있는 신입니다."

⑩ [소문 – 탕액료례론] "「황제께서 말씀하시기를 "형체가 피폐하고 혈이 다하도록 공이 세워지지 않는 것은 어째서입니까?"
기백이 말하기를 "신이 역사하지 않았기 때문입니다." 황제께서 말씀하시기를 "신이 역사하지 않는다는 것은 무엇을 말한 것입니까?" 기백이 말하기를 "침석(鍼石)은 방법인데 정신이 나아가지 않고 뜻이 다스려지지 않으므로 병이 나을 수가 없는 것입니다. 이제 정이 허물어지고 신이 떠나서 영위를 다시 거둘 수가 없는 것입니다. 왜냐하면, 기욕(嗜慾)이 끝이 없어서 우환(憂患)이 그치지 않으니 정기가 풀리어 허물어지고 영이 엉기고 위기가 없어지므로 신이 떠나서 병이 낫지 않는 것입니다."」

⑪ [소문 – 음양응상대론] "음양은 천지의 도이니, 만물의 벼리이며, 변화의 근원이며, 생사의 근본 원리이며, 신명의 집입니다. ……청양(淸陽)은 하늘로 올라가고 탁음(濁陰)은 땅으로 돌아갑니다. 이러한 까닭으로 천지의 동정(動靜)은 신명(神明)이 그 벼리(綱紀)가 됩니다. 그러므로 능히 낳아서 자라게 하고 거두어들여 감추어지게 하며 끝나면 다시 시작하는 것입니다."

4) 칠정(七情)

칠정이란 7가지의 정서변화를 말한다. 일반적으로는 희로애락애오욕(喜怒哀樂愛惡慾)을 가리키고, 한의학에서는 희노우사비공경(喜怒憂思悲恐驚)을 가리킨다. 이러한 정서변화는 외부의 자극으로 인하여 발생하는 심리적 반응이지만 또한 인체의 생리병리적 상태가 외부로 표현되는 형태이기도 하다. 왜냐하면 칠정과 오장이 서로 밀접한 상관관계를 가지고 있는 하나의 정체를 형성하고 있기 때문이다.

(1) [소문 – 음양응상대론] "사람에게는 오장이 있어서 오기(五氣)를 화생하여 기쁨·성냄·생각·근심·두려움 등이 생기게 합니다."

(2) [소문 – 거통론] "성내면 기가 올라가고, 기뻐하면 기가 느슨해지고 슬퍼하면 기가 삭아지고 두려워하면 기가 내려가며 추우면 기가 움츠러들고 더우면 (땀으로) 기가 새나가고, 놀라면 기가 요란해지고, 수고하면 기가 모손(耗損)되고, 생각하면 기가 맺히게 됩니다.…성내면 기가 역(逆)하고 심하면 피를 토하고 설사를 하게 되므로 기가 올라가며, 기뻐하면 기가 화평해지고 뜻이 창달하여 영위가 잘 통하게 되므로

기가 느슨해지며,……"

(3) [영추－본신] "심장의 기가 부족하면 슬퍼하고 충실하면 잘 웃음을 그치지 않습니다."

(4) [소문－사시자역종론] "기혈이 상역(上逆)하면 화를 잘 냅니다."

(5) [소문－음양응상대론] "화를 내면 간(肝)을 손상하며, …생각을 많이 하면 비(脾)를 손상하며, …근심하면 폐(肺)를 손상하며, …."

5 영(營), 위(衛), 기(氣), 혈(血), 진액(津液)

영, 위, 기, 혈은 인체의 영양작용과 위기(衛氣)기능, 기혈의 순환을 말하는 기본 이론이며 동양의학의 생리 부분이다. 또 질병의 발전과정 중 반드시 위의 4가지 사이에 변화가 일어나며 증상에 따라 변화하는 병변에 대처해서 분류하고 치료의 기준을 세운다. 이것이 곧 후세의 온병학설에 있어서 영, 위, 기, 혈을 운용하여 병변을 분류하고 질병의 경중을 판별하는 변증논치의 근거로 삼는다.

1) 영(營)

영(營)은 운영(運營)과 영양의 뜻이 있으며 인체의 영양작용을 가진 또 하나의 물질이다. [영추－영위생회편]에 "사람은 음식물에서 기(氣)를 받고 음식물은 위(胃)에 들어가서 폐(肺)에 전해지며 오장육부는 모두 이 기를 받는다. 그중 청(淸)한 것을 영(營)이라 하고, 탁한 것을 위(衛)라 한다. 영(營)은 맥 속에 있고 위(衛)는 맥 밖에 있으며 위(衛)를 수곡의 정기라 했다" 그러므로 영(營)의 생성내원은 음식물이 비위에서 소화되어 그 속의 정미한 부분이 흡수됨으로써 일어나는 것이다. 따라서 영(營)의 본체는 음식물속의 정기이다. 그것은 위(胃)에서 폐로 전해지고 폐에서 혈맥 속으로 스며들어 분포되며 전신을 운행순환하는 것이다.

2) 위(衛)

위(衛)는 방위와 보호의 뜻이 있다. 이것 또한 인체의 보위작용을 하는 일종의 물질로써 위(衛)는 영(營)과 마찬가지로 음식물이 비위에서 소화 흡수되어 생성된 것이다. 그러나 영(營)과 다른 점은 영(營)은 맥 속에 있고 위(衛)는 맥 밖에 있는 것이다. [소문-비론]에 "위(衛)는 음식물의 강한 기로써 그 기는 신속하고 매끄럽다. 맥에 돌아갈 수 없는 것이다. 그러므로 피부 속과 분육 사이를 순행하고 횡격막에 훈증하여 흉복에 흩어진다"고 하였다. 또 [영추-사객편]에 "위기(衛氣)는 강한기의 신속성 때문에 사지의 분육과 피부사이로 가는 것을 쉬지 않는다"고 했다. 한마디로 위기의 본질은 음식소화물의 두껍고 강한 부분이다. 그 성질은 미끄럽고 운동은 신속하며 맥 밖에 분포하고 사지에 도달하며 피부 분육 사이를 순행한다. 횡격막과 흉복 사이에 산포되는 것이다.

3) 기(氣)

(1) 기의 개념

기는 인체를 구성하는 가장 기본적인 물질임과 동시에 인체의 생명활동을 영위하는데 필요한 가장 기본적인 물질 에너지로써 정신감정 작용을 함께 함축, 전달하여 물질적, 에너지적, 정신적, 정보적 속성을 아울러 갖는다.

① 기는 인체를 구성하는 가장 기본 물질이다.

[소문-보명전형론] "대저 사람은 땅에서 태어나고 목숨은 하늘에 달려 있으니 천지의 기가 합하여 이루어진 것을 이름하여 사람이라고 합니다. 하늘은 덮어주고 땅은 실어주어 만물이 모두 갖추어져 있으나 사람보다 더 귀한 것은 없습니다. 사람은 천지의 기에 의해 태어났으며, 사시변화의 법칙으로 이루어졌습니다."

[장자-지북유] "사람이 태어난 것은 기가 모인 것입니다. 모이면 태어나게 되고 흩어지면 죽게 됩니다."

[논형-논사] "氣가 사람을 낳는 것은 마치 물이 얼음이 되는 것과 같습니다. 물이 엉기면 얼음이 되고 氣가 엉기면 사람이 됩니다."

[소문-음양응상대론] "味는 形으로 돌아가고 形은 氣로 돌아가며, 氣는 精으로 돌아

가고 精은 化로 돌아가니, 精은 氣를 먹고 形은 味를 먹으며, 化는 精을 生하고 氣는 形을 생하며, … 精은 化하여 氣가 됩니다."

② **기는 인체의 생명활동을 유지하는 데 필요한 가장 기본적인 물질 에너지이다.**
[소문-육절장상론] "하늘은 사람에게 오기(五氣:오행의 기)를 공급하고 땅은 사람에게 오미(五味)를 공급합니다. 오기는 코로 들어가 심폐에 저장되고, 위로는 얼굴빛이 맑고 깨끗하게(修明)하며, 음성이 낭랑하게 합니다. 오미는 입으로 들어가 장위에 저장되는데 오미에 들어있는 영양소는 오기를 자양한다. 오기가 조화함에 생기가 돌고 진액이 서로 형성되어 생명력(神)이 이에 저절로 왕성해집니다."

③ 기는 물질적 속성과 에너지적 속성은 물론 정신적 속성과 정보적 속성을 아울러 갖는다. 따라서 기는 인체의 생리체계, 면역체계와 신호전달체계에 일관하여 작용하는 물질이며, 우리의 감정작용과 의념까지도 함축하고 전달한다.

④ 기는 각 장부 조직기관과 精・神・氣・血・진액의 기화작용이나 생리기능을 가리키기도 한다.

(2) 기의 생성과 근원

① 氣의 내원(來源)

㉠ 생식(生殖) 선천지기(先天之氣) : 수정(受精) 당시에 부모로부터 물려받아 인체의 생장발육 및 생식을 주관하는 근본 생명력이 되는 기를 말한다. 이것이 없다면 배태(胚胎)를 형성하여 이 세상에 태어날 수도 없을 뿐만 아니라 태어난 뒤에 호흡한다거나 음식을 섭취, 소화할 수도 없다. 이는 신(腎) 명문(命門)에서 주관한다.

㉡ 천공(天空) 호흡지기(呼吸之氣) : 부모로부터 근본 생명력을 물려받아 이 세상에 태어났다고 하더라도 태어난 뒤에 스스로 호흡을 통해 계속해서 산소공기를 들이마시지 못하면 곧 죽게 된다. 이는 腎中이 원기에 근본하여 이루어지며 폐에서 주관한다.

㉢ 수곡(水穀) 후천지기(後天之氣) : 마찬가지로 부모로부터 근본 생명력을 물려받아 이 세상에 태어나서 산소를 호흡한다고 하더라도 후천적으로 음식물(水穀)을 통해 생명활동에 필요한 영양공급을 계속해서 받지 않으면 얼마 못가서 결국 죽게 된다. 이는 음식물의 소화 흡수와 운화를 담당하는 비위(脾胃)에서 주관한다.

② 氣의 생성과정

사람의 氣는 부모로부터 물려받아 腎에 저장되어 있는 생식 선천지기(先天之氣)와 비위의 소화흡수와 운화작용을 통해 음식물에서 섭취 공급되는 수곡정기(收穀精氣)와 폐의 호흡을 통해 받아들인 청기(淸氣)가 결합하여 생성된다.

(3) 氣의 생리기능

① 추동(推動) 작용

에너지를 공급하여 인체의 생장발육, 각 장부 · 조직 · 기관의 생리활동, 정(精) · 혈(血) · 진액(津液)의 생성과 수송, 배설 등을 추진하고 촉진하는 작용을 말한다.

② 온후(溫煦) 작용

인체의 각 부분을 따뜻하게 해주는 작용으로 체온을 일정하게 유지하는 것을 기본으로 하여 각 장부 · 조직기관이 정상적인 생리활동을 영위할 수 있게 하고, 혈액과 진액이 응고되지 않고 온몸을 순환할 수 있게 해준다.

③ 방어(防禦) 작용

사기(邪氣)의 침범을 방어하거나 발생을 예방하고 정기(正氣)를 보호하기 위하여 사기와 투쟁하는 일체의 작용을 말한다. 따라서 인체의 면역기능과 항병(抗病)능력, 치유능력 등이 모두 氣의 방어작용에 의한 것이라 할 수 있다.

④ 고섭(固攝) 작용

정(精) · 혈(血) · 진액(津液) 등 체내의 물질이 유실되는 것을 방지하는 작용을 말한다. 구체적으로 혈액을 고섭하여 혈관 내에 흐르게 하여 밖으로 나가는 것을 방지하고, 땀 · 소변 · 정액 · 위액 · 장액 및 대소변 등을 고섭하여 분비량 · 배출량 · 배출시간 등을 통제함으로써 함부로 유실되는 것을 막는다.

⑤ 기화(氣化) 작용

기의 운동을 통하여 생겨나는 각종의 변화를 말한다. 구체적으로 精 · 氣 · 血 · 津液

및 각 장부 조직기관의 신진대사 및 상호간의 전화(轉化)를 모두 포괄한다. 한마디로 일체의 기의 생성변화 작용을 가리킨다. 따라서 일체의 생명활동과 생명현상이 모두 기화작용에 의한 것이라고 할 수 있다.

※ 영양(營養)작용

인체의 각 장부 조직기관에 영양을 공급하는 작용을 말한다. 이는 혈·진액의 작용과 상합되므로 보통은 기의 작용으로 보지 않고 혈과 진액의 작용으로 본다.

(4) 기화(氣化)와 기(氣)의 운동형식

① 기화란 기의 생성변화를 가리킨다. 이는 물질간의 전화와 에너지의 전화를 포괄한다. 광의적인 기화는 인체내 정미로운 물질의 소화, 흡수, 전수(傳輸), 부포(敷布)와 그 대사 산물을 체외로 배출하는 일련의 대사작용을 가리킨다. 협의의 기화는 삼초의 기가 인체내를 유주하는 것을 가리키며 일부 체액의 운행작용까지 포괄한다. 기화의 기본형식은 승강출입이다. 승강출입의 추뉴(樞紐)는 비위가 되고 그 원동력은 원양(元陽)이 된다.

② 기의 운동을 기기(氣機)라고 한다. 기의 운동변화는 다양하지만 기본형식은 승강출입(升降出入)으로 귀납할 수 있다. 승강출입은 체내의 신진대사와 체외의 환경 사이의 협조통일을 이룸으로써 생명활동이 지속될 수 있게 해준다.

③ 기화의 주된 내용을 보면 음식의 소화흡수, 수액대사, 장부의 기능활동 등을 들 수 있다.

㉠ [소문·육미지대론] "출입을 멈추면 신기(神氣)의 생화(生化)가 없어지고 승강을 쉬면 기립(起立)이 홀로 위태롭게 됩니다. 그러므로 출입이 없으면 나고 자라고 장성하고 늙고 죽을 수가 없으며, 승강이 없으면 생장화수장(生長化收藏)을 할 수가 없습니다."

㉡ 비주승청(脾主升淸), 위주강탁(胃主降濁)

㉢ 폐주선발숙강(肺主宣發肅降)

㉣ 폐주호흡((肺主呼吸), 신주납기(腎主納氣)

㉤ 수화기제(水火旣濟) – 심화하강(心火下降), 신수상승(腎水上升)

기의 운동이 원활하게 이루어지는 것을 기기조창(氣機調暢)이라 하고, 기의 운동이 저해되어 순조롭지 못한 상태를 기기불창(氣機不暢)이라고 한다.

(5) 기의 종류와 분포

① 원기(元氣 = 原氣, 眞氣)

㉠ 원기는 부모로부터 물려받은 선천적인 정기(精氣)로서 모든 생명활동의 근원이 되므로 인체의 여러 氣가운데 가장 중요하고 기본이 되는 기이며, 원기(原氣)는 진기(眞氣), 신간동기(腎間動氣), 생기(生氣)라 칭하기도 한다.

㉡ 원기는 선천지정이 화생한 것으로 신에서 발원하여 출생 후에는 수곡지기에 의해 끊임없이 자양되고 보충된다. 따라서 인체는 선천의 기를 바탕으로 후천의 기를 획득하게 되고 이 후천의 기의 공급으로 선천의 기를 보충하게 된다.

㉢ 원기는 선천 부모의 정을 품수한 신(腎)에서 발원하여 원기의 별사(別使)인 삼초를 통해 전신에 분산되며, 후천 수곡정기와 침구약물 및 호흡수련 등에 의해 부단히 충양된다.

㉣ 원기는 추동작용과 온후작용으로 안으로 장부조직, 밖으로 기부주리(肌膚腠理)에 이르기까지의 인체의 모든 생명활동의 원동력이 되며, 인체의 생장발육과 생식기능을 추동한다. 따라서 원기가 충족되면 각 장부경락의 기능활동이 왕성해지고 병에 대항하는 능력이 강해져서 건강하게 되므로 원기의 보양이 질병의 예방 치료에 매우 중요한 의의가 있다.

② 종기(宗氣)

㉠ 종기는 비위에서 수납, 부숙시켜 흡수한 수곡정기와 폐에서 흡입한 청기(淸氣)가 결합하여 형성된 기로서 흉중(단중혈부위)에 쌓여있으며 "大氣"라고도 칭한다.

㉡ 종기는 氣海(단중혈부위를 가리키며 기해혈을 가리키는 것이 아님)에서 출발하여 맥내(脈內)와 맥외(脈外)를 모두 순행하는데 맥내에서는 12경맥을 차례로 순환한다.

㉢ 종기는 호흡과 음성·언어의 강약 및 심맥(心脈)의 강약절률(强弱節律) 등을 조절하고 영위기혈을 운행하는 추동력이 된다.

㉣ 종기가 부족하면 숨이 짧아지고 호흡이 가빠지며 숨소리가 미약해지고 지체활동이 불편해지며 심장박동이 무력해지거나 부정맥이 된다.

③ 영기(營氣)

㉠ 비위에서 흡수된 수곡의 정기가 폐로 수송되면 그 중에서 정전(精專)한 부분이 혈맥에 들어가 변화하여 생성된다.

㉡ 영기는 12경맥의 유주순서에 따라 하루에 전신을 50번 순환한다.

㉢ 영기는 혈액을 화생하는 중요한 요소가 되고 전신의 각 장부 조직기관을 영양하는 작용을 한다.

㉣ 영기(營氣)는 榮氣라고도 칭하며 혈과 불가분의 관계에 있으므로 보통 "營血"이라고 합칭(合稱)하기도 한다.

④ 위기(衛氣)

㉠ 비위에서 흡수된 수곡의 정기가 폐로 수송되면 그 중 탁한 부분이 활동력이 매우 강하고 신속히 유동하는 성질의 위기가 되어 맥외에 분포된다.

㉡ 위기는 성질이 표질활리(慓疾滑利)하여 경맥에 속박되지 않고 맥외를 운행하며 피부, 분육(分肉), 사지, 황막(肓膜) 등에 분포한다.

㉢ 위기는 하루에 50번 전신을 순환하는데 낮에는 양 부위를 25회, 밤에는 음 부위를 25회 순환한다.

㉣ 위기의 주요 생리기능

* 피부를 보호하고 사기의 침범을 방어한다.
* 장부와 근육 등을 온양(溫養)한다.
* 살결의 개합과 땀의 분비를 조절하고 제어한다.
* 수면과 관계한다 → 위기가 체내로 들어가 영기와 합해질 때 잠이 든다.

⑤ 중기(中氣)

주로 비위가 음식물을 소화흡수하고 승청강탁(升淸降濁)하는 생리기능을 가리킨다. 중기는 비위에 의해 생기지만 또 비위의 생리기능을 유지하게 하기도 한다. 중기가 충족하면 비위기능이 건왕(建旺)하지만 중기가 부족하면 비위기능이 쇠약해져서 운화가 실상(失常)되어 얼굴색이 누렇게 되고 식욕이 떨어지며 식후에 배가 더부룩하고 힘이 빠지며 변이 묽어진다. 심하면 중기부족으로 승거(升擧)하는 힘이 없어져 탈항, 탈장, 탈음(脫陰), 소아신함(小兒顖陷) 등의 증상이 생기는데 이를 중기하함증(中氣下陷證)이라고 한다.

⑥ 천기(天氣)

천기란 인체가 호흡을 통하여 받아들인 大氣를 말한다. 이는 인체의 대사과정을 거쳐 생성되어 체외로 배출되는 탁기에 비교하여 청기(淸氣)라고도 한다. 인체는 폐의 호흡을 통하여 하늘의 오기(五氣)를 받아들여 심폐에 저장한다.

⑦ 장부경맥지기(臟腑經脈之氣)

심기(心氣), 간기(肝氣), 신기(腎氣), 위기(胃氣), 경기(經氣) 등

4) 혈(血)

혈은 풍부한 영양성분을 함유하는 붉은 액체로서 체내에서 끊임없이 순환하면서 인체를 구성하고 생명활동을 유지하게 해주는 기본물질이다. 혈은 수곡의 정기와 신정(腎精)이 변화하여 생기며, 심, 폐, 비, 간의 협조에 의해 전신을 순환하면서 전신의 각 장부조직기관을 영양, 자윤(滋潤)하며 정신활동의 물질적 기초가 된다.

(1) 혈의 개념

① 혈은 풍부한 영양성분을 함유하는 붉은 액체로서 맥중에 운행하며 체내를 끊임없이 순환하면서 인체를 구성하고 생명활동을 유지하게 해주는 기본 물질이다.

② 출혈(出血)

③ 어혈(瘀血)

(2) 혈의 생성

① 비위의 소화 흡수를 거쳐 얻어진 수곡의 정기에서 화생된 영기(營氣)와 진액이 맥중(脈中)으로 삼입(滲入)하여 적색으로 변화하여 생성되거나, 신정(腎精)이 기화작용을 통해 혈액으로 변화하여 생긴다.

② 영기와 진액은 모두 비위에서 운화(運化)한 수곡의 정기에 근원하고 신정(腎精) 또한 수곡 정기의 끊임없는 보충에 의뢰하게 되므로 비위기능의 강약과 음식영양물의 우

열이 모두 혈액의 생성에 직접 영향을 미치는 중요한 요소이다. 따라서 비위의 운화기능이 저하되거나 장기간 영양섭취가 불량하게 되면 모두 혈액의 생화부족으로 혈허의 병변을 형성하게 된다.

(3) 혈의 운행

혈의 운행은 주로 심기(心氣)의 추동작용에 의하며, 동시에 폐의 선발(宣發)과 조회백맥(朝會百脈), 간(肝)의 소설작용에 의해 혈액의 운행이 촉진되는데, 간은 장혈(藏血)하여 혈류량을 조절하고, 비(脾)는 통혈(統血)하여 혈액이 맥외로 유실되는 것을 방지한다. 따라서 혈액의 운행은 심, 폐, 비, 간의 상호협조 평형에 의해 결정되므로 어느 한 장기라도 이상이 있으면 혈액의 운행에 이상이 올 수 있다.

(4) 혈의 생리기능

① 인체를 영양하고 자윤(滋潤)하는 작용을 한다.

혈은 맥중에 순행하면서 장부로부터 피육·근골에 이르기까지 전신의 각 장부조직기관에 대하여 충분한 영양작용과 자윤작용을 발휘하여 그 정상적인 생리활동을 유지하게 한다. 예컨대 체내의 혈액이 충족하면 얼굴색이 불그스레하고 기육(肌肉)이 풍만하며 피부와 모발이 윤택하고, 감각이 예민하며 운동이 자유로우나, 만약 혈이 부족하면 영양 및 자윤 작용이 감약되어 얼굴색이 누렇게 뜬 것 같고 모발이 메마르며 잘 빠지고 피부가 건조하며 지체(肢體)가 남의 살 같이 된다.

② 혈은 인체의 정신·정지(情志)활동의 주요한 물질 기초가 된다. 혈액이 충성(充盛)해야 정신활동이 왕성하고 또렷또렷하다. 만약 혈이 부족하거나 운행이 불리하거나 혈이 뜨거워지면 모두 정신활동에 영향을 미쳐 비정상이 되게 하거나 감각이 둔해지고 눈이 침침해지면 번조증이 생기고, 심하면 미치거나 정신이 몽롱해지거나 혼미하여 인사불성하는 등의 여러 가지의 병증이 생기게 된다.

③ 여성에게는 월경을 형성하고 유즙(乳汁)을 화생한다.

④ 정액이나 진액, 유즙 등으로 변화할 수 있다.

(5) 혈의 병증

① 혈허(血虛) → 보혈(補血)

② 혈어(血瘀) → 활혈(活血)

③ 혈열(血熱) → 청열량혈(淸熱凉血)

5) 진액(津液)

진액이란 체내의 정상적인 수액을 통칭하는 것으로 전신의 각 장부 조직기관을 자윤, 유양시키는 작용을 하며, 신중정기(腎中精氣)의 증등기화(蒸騰氣化) 작용에 의해 진액이 생성, 수포, 배설되며, 그 통로는 삼초가 된다.

(1) 진액(津液)의 개념

진액은 체내의 일체의 정상적인 수액을 총칭하는 것으로 인체를 구성하고 인체의 생명활동을 유지하는 기본적인 물질이다. 진과 액은 성상과 분포부위 및 기능면에서 일정한 구별이 있다. 일반적으로 진(津)은 질이 묽어서 유동성이 비교적 크며, 주로 체표의 피부, 기육의 틈새 등에 분포하고 혈맥 중에 침투하여 인체의 각 부분을 자윤하는 작용을 한다. 액(液)은 질이 걸죽하여 유동성이 비교적 적으며 주로 뇌・수・골・관절・장부 등의 조직에 관주(灌注)하여 그 유양(儒養) 작용을 발휘한다. 이와 같이 진과 액은 서로 구분이 되긴 하지만 모두 수곡의 정기에 근원하고 수액에 속하며 서로 전화할 수 있기 때문에 병변과정 중에 항상 서로 영향을 미치게 되므로 통상 진액으로 통칭한다.

(2) 진액의 생리기능

① 인체를 자윤하고 유양하는 작용을 한다.

살갗, 피모(皮毛), 공규 등을 자윤하고 보호하며, 맥도(脈道)에 삼입하여 혈맥을 채워주고 혈관을 활리(滑利)하게 하며, 장부조직을 자윤하고 유양하며, 뼈속에 삼투하여 골격을 유윤(濡潤)하고 골수와 뇌수를 보익한다.

② 진과 액의 구분

구분	진(津)	액(液)
성상	묽은 편이라 유동성이 크다.	농탁하여 유동성이 적다.
분포	피주(皮腠), 기육(肌肉), 공규(孔竅)에 분포하며 혈액에 삼입(滲入)된다.	관절, 공규와 뇌수(腦髓) 등에 관주(灌注)된다.
작용	기육을 자윤하고 피부를 충양(充養)한다.	관절을 윤활하고 공규를 유양(濡養)하며 뇌수를 보익한다.
속성	양에 속한다.	음에 속한다.

③ 진액은 혈액이 부족하면 맥중으로 삼입하여 혈액의 조성성분이 되므로 "진혈동원(津血同源)"이라고도 한다.

④ **음양평형을 조절한다** : 여름에는 뇨다한소(尿多汗少)함으로써 체온을 일정하게 유지하는 데에 중요한 작용을 한다.

(3) 진액과 장부의 관계

비, 폐, 신(脾・肺・腎) – 비에서 진액을 전신에 분포하여 사방을 관개(灌漑)하는 작용과 진액을 위로 폐에 보내면, 폐에서 선발숙강(宣發肅降) 및 통조수도(通調水道) 작용을 통해 체표와 기주(肌腠)에 진액을 분포하고 아래로 신・방광에 보내면 전신을 자윤 유양하는 작용을 한다.

* 진액의 배설은 폐의 선발숙강, 통조수도(通調水道) 작용과 함께 신의 증등기화(蒸騰氣化) 작용에 의해서 완성된다.

(4) 진액의 병증

① 진액부족

② **담음(淡飮)** : 체내의 비생리적 수액인 음사와 그것이 내정(內停)되어 응결된 담을 통칭하는 말로 진액대사의 병리산물을 말한다.

6) 기・혈・진액의 상호관계

기혈진액은 모두 수곡정미(水穀精微)에 근원을 두고 있으며, 상호자생의 협조관계에 있다. 따라서 어느 하나가 부족해지면 나머지 두 가지가 따라서 부족해지기 쉽다. 진액과 혈은 모두 기의 추동에 의해 작용을 하지만 기는 또 진액과 혈액에 의지하여 있다.

(1) 기와 혈

① [영추－위기생화] "기와 혈은 매우 밀접한 관계를 가지고 있어서 이름은 다르지만 동류(同類)라고 하였다."
혈은 기를 실어주고 기는 혈을 행하게 한다. 생리상 기가 왕성하면 혈이 충실해지고 혈이 왕성하면 기가 왕성해지며, 병리상 기가 부족해지면 혈도 부족해지고 기가 체하면 혈어(血瘀)가 된다. 또한 임상상 혈병은 기병(氣病)을 일으키는데, 예를 들면 혈이 부족하면 늘 기가 부족하고 실혈을 많이 하면 탈기(脫氣)가 되며, 어혈이 있으면 기가 막혀서 가슴이 답답해진다든지 부종과 통증을 수반한다든지 하는 것들이 있다.

② 임상상 기가 부족해지면 섭혈(攝血)이 되지 않아 붕루(崩漏), 변혈(便血), 뉵혈(衄血) 등의 증이 생기는데 보기하면 낫는다.

(2) 기와 진액

① 기와 진액은 모두 음식에 근원할 뿐 아니라 서로 자생하고 상호작용한다. 수곡에서 화생된 정미로운 물질이 비기(脾氣)의 산정포진(散精布津), 폐기의 선발 숙강, 신기(腎氣)의 기화(氣化), 분별청탁(分別淸濁) → 청(淸)한 것은 경맥(經脈)에 주입하여 전신으로 수포(輸布)되고 탁한 것은 방광으로 보내져서 체외로 배출된다.

② 액이 영기와 결합되어 중초의 작용에 의해 혈액으로 전화되거나 기화작용에 의해 땀, 콧물, 눈물, 침[연(涎), 타(唾)] 등의 오액(五液)으로 전화될 수 있다.

③ 액의 체내에서의 순환 및 수포배설(輸布排泄)은 모두 기의 추동작용에 의한다. 기가 승강에 문제가 발생하면 부종이나 소갈, 담음 등이 생성될 수 있으며 이것이 2차적으로 다양한 질병을 일으킬 수 있다.

④ 기와 진액이 동원(同源)이므로 진액이 모손(耗損)되면 기혈의 부족을 초래할 수 있고, 기혈의 부족은 또 진액의 부족을 초래할 수 있다. 가령 땀을 많이 흘리거나 크게 토하거나 크게 설사를 하거나 온병(溫病) 등으로 진액을 모손하게 되면 이어서 기단(氣短), 기소(氣少), 맥미세(脈微細), 심계(心悸)·정충(精忡), 사지궐랭(四肢厥冷) 등의 증상이 나타날 수 있다.

(3) 혈과 진액

혈과 진액은 동원(同源)이다.

6 오장(五臟)

1) 심(心)

심은 흉중에 위치하고 있고 심포가 그 밖을 둘러싸고 있으며 심의 주요기능은 신(神)을 주관하고 혈맥을 주관한다. 심의 관규는 혀이고 심의 표상은 얼굴에 있고 감정의 변화는 희(喜)에 있고 심의 액은 땀이다. 심과 소장은 표리관계에 있다.

(1) 심장의 형상

[내경]에 "심장의 형상은 아직 피지 않은 연꽃과 같고 그 중앙에는 9공이 있어 천진(天眞)의 기(氣)를 끌어 당기니 그것이 신의 집이다"고 했다. 또 [난경]에 "심장의 무게는 12냥으로 그 가운데 7공과 3모(三毛)가 있어 정즙(精湒) 3홉을 담고 장신(臟神)을 위주로 한다"고 했다.

심포락은 심을 싼 막(膜)이며 다시 말해 심의 밖을 둘러싸고 있다.

(2) 심장의 위치

"심은 폐와 간의 중간에 위치하고 있다." [입문]

오장계는 심에 통하고 심은 또한 오장계에 통한다. 심의 계통과 오장 계통이 서로 연결되어 있어서 오장에 병이 있으면 제일 먼저 심을 괴롭히고, 그 계통이 위로는 폐에 이어져 있으며 또 다른 계통이 폐의 양엽 속에서 뒤를 향하여 척(脊)을 통한 것이 신(腎)이며 신에서부터 방광으로 가서 수뇨 하는 곳까지 내린다.[입문]

거궐혈은 심의 모혈이 되고 배수혈은 심수혈 인데 오척추하에 있으니 이것이 심이 있는 위치가 된다.[동인]

(3) 심(心)의 한의학적 기능

① 신(神)을 주관한다.

신명이란 인간의 정신 사유 활동으로 현대의학에서 말하는 대뇌의 기능에 해당된다. [소문－영한비전론]에서 "심은 군주의 관으로 정신 의식 사유 활동이 여기서 나온다"라 하여 심이 인간의 정신 사유활동을 주재하고 아울러 기타 장부를 통솔함을 설명한다.

심주신명의 기능이 상실하면 불면, 다몽, 건망 등이 생기고 정신활동이 활발하지 못하다. 혈열이 심을 침범하면 의식이 명료하지 못하고 헛소리를 하는 등 신지계통의 병변이 생긴다.

② 혈맥(血脈)을 주관한다.

심은 혈액을 운반하여 혈관 내를 운행하게 해서 전신에 영양을 공급한다. 심의 혈액 운행은 심기(心氣)가 원동력으로 혈액이 정상적으로 운행하려면 혈액은 충만 되고 심기가 충족되어야 한다. 만약 심기가 충만하고 혈맥이 충만하면 안색이 불그스레 윤기가 나고, 심기가 부족하여 혈맥이 공허하면 맥이 세약하거나 부정맥이 생기며 안색 또한 창백하다.

③ 표상－얼굴, 관규－혀

심의 표상은 얼굴에 있어 심 기능의 정상여부는 얼굴색에 나타나는데 심기가 있고 심혈이 충만하면 얼굴이 붉고 윤기가 나며 심기와 심혈이 부족하고 충만하지 못하면 얼굴이 창백하고 윤기가 없다.

심경(心經)의 별락은 혀에 상행하므로 심의 기혈은 혀에 상통한다. 그러므로 정상적인 사람은 혀의 운동이 원활하고 색은 홍윤(紅潤)한데 만약 심에 병변이 있으면 혀에 반영되어 심혈이 부족하면 설질은 엷고 심경에 열이 있으면 설질이 홍강하고 심하면 혀끝이 문드러지며 심혈이 정체(停滯)되면 설질이 암자색을 띠고 혹은 점반이 생기며 담이 심규를 어지럽히면 혀가 강직되어 말을 못하게 된다.

④ 감정－기쁨, 분비액－땀

심의 생리기능은 정신과 기쁨으로 즐거움은 심의기능에 유익하나 과하면 심과 신(神)

이 손상되며 땀은 진액이 변화한 것으로 땀을 과도하게 흘리면 심의 기혈이 손상되어 가슴 두근거림이나 울렁거림, 불안함 등의 증상이 나타나며 자한(自汗)이나 도한(盜汗)이 나타난다.

참조 심포(心包)

심포는 심포락이라고도 하며 심장을 애워 싸고 있는 사발모양의 적황색으로 단중 또는 전중이라고 하며 삼초와 표리가 된다. [난경-25난]에 "심주여삼초위표리(心柱與三焦爲表裏) 구유명이무형(俱有名而無形)"이라고 한 후로 학자들간의 유(有), 무형(無形)의 논란이 있었으나 여기서 무형(無形)이란 말은 무형질(無形質)의 의미가 아니고 무정형(無定形)의 의미로 보아야 한다.
심포락은 심장의 외위(外圍)에서 심장을 보호하고 외부의 사기를 방어하는 신사의 관(臣使의 官)으로 심장의 희락(喜樂)은 심포에 의해 밖으로 나타난다.
실제 임상에서 사기가 심을 침범할 때 먼저 심포를 침범하게 된다. 예를 들어 온사가 침범하면 고열, 신혼(神昏), 헛소리 등의 증상이 출현하는데 이를 두고 열입심포라 한다.

(4) 정서(감정) 및 신지활동이 심장에 속하는 이유

① **뇌** : 신호전달 및 정보처리장치
② **심장** : 정서(감정) 변화로 인한 생리적 작용변화를 직접느낌
③ **신(神)** : 생명활동의 주재. 모든 생명활동은 뇌사가 아닌 심장사로 종결된다.
④ **우(憂)** : 가슴(심장)이 졸아든다.
⑤ **비(悲)** : 가슴이 아프다. (저리다. 찢어진다.)
⑥ **희(喜)** : 가슴이 벅차 오른다.
⑦ **노(怒)** : 가슴이 끓어 오른다. (피가 끓는다.)
⑧ **공(恐)** : 가슴이 철렁 내려 앉는다. (두근두근, 콩닥콩닥, 뜨끔뜨끔)
⑨ **사(思)** : 머리가 쥐가난다. (골치 아프다.)
⑩ **긴장, 초조, 불안 등등** : 가슴이 탄다. (숯검댕이)

2) 폐(肺)

폐는 흉중에 위치하며 인후에 통하고 주요기능으로는 기를 주관하고 호흡을 관할하며

전신의 맥과 연결되어 폐기를 발산, 숙강하는 것을 주관하며 수분대사를 조절한다. 체표로는 피부와 관계되며 폐의 관규는 코이다. 감정에서는 근심에 속하고 분비액은 콧물이다. 폐와 대장은 표리관계에 있다.

(1) 폐의 형상

폐의 형상은 어깨와 같고 이대포엽(二大布葉)이며 가운데에는 24구멍이 줄지어 있다. 제장(諸臟)의 맑고 탁한 기를 분포하며 장백(藏魄)을 주관한다.[내경]

폐의 무게는 3근 3냥이고 6엽과 양이(兩耳)를 합하면 모두 8엽이 된다.[난경]

폐는 오장의 위에 매달려 있다.[입문]

(2) 폐의 위치

폐는 우측에 달려있다.[내경]

폐계(肺系)가 둘이 있는데 하나는 목구멍을 거쳐서 심계(心系)에 통해있고 또 하나는 심(心)에서부터 폐(肺)의 양대엽 사이로 들어가서 구부러져 다시 뒤로 향하고 있다.[입문]

중부(中腑)의 두 혈은 폐의 막이므로 유방에서 바로 올라가 늑골의 세 개의 중간에 있으며 등에서는 폐유가 제3척수골의 밑에 위치한다.[동인]

(3) 폐의 한의학적 기능

① 주기(主氣)

폐는 인체의 기를 주관하므로 종기(宗氣)와 밀접한 관계가 있다. 종기는 수곡(水穀)으로부터 변화된 정기(精氣)와 폐로 흡입한 청기(淸氣)가 결합하여 생성되는 것으로 흉중에 있다가 위로 호흡을 하게 하여 정상적인 생리활동을 유지시킨다. 폐기가 부족하면 호흡기능이 약화되고 진기의 생성이 감퇴되므로 전신성의 기허가 유발되어 권태무력, 자한 등의 증상이 생긴다.

② 기의 선발숙강을 주관하고 수분대사를 조절한다.

선발이란 폐기의 펴짐을 말하며 숙강이란 맑게 하여 아래로 내린다는 뜻이다. 기혈진액은 폐기의 선발작용에 의하여 전신에 산포되며 안으로는 장부경락과 밖으로는 기육피모를 충실하게 한다. 외사가 폐를 침범하면 폐기 불선하여 오한, 발열, 비색, 해수 등의 증상이 나타난다. 폐기가 숙강하지 못하고 상역하면 흉민, 해수, 천식 등의 병변이 나타난다.

수분대사를 조절한다는 것은 폐의 발산, 숙강을 통해 체내 수분의 수송, 운행, 배설을 진행하고 조절하는 작용을 말한다. 만약 폐기가 울체되어 산강, 통조하는 기능이 상실되면 담음이 생기고 부종이 나타난다.

③ 피부, 모발과 관계되고 코에 관규한다.

폐기는 선발, 수포(輸布)작용에 의해 위기(衛氣)의 진액을 피모에 수송하여 피부를 온양하고 모발을 윤택하게 하여 외사에 대한 방어작용을 하여 인체의 정상적인 생리작용을 유지시켜준다. 코는 호흡의 통로로서 공기를 흡입하고 냄새를 맡는 등의 기능은 폐와 직접적인 관계가 있는 것이다.

외사가 폐에 침범하면 입이나 코, 피모를 따라 들어가며 코의 질환은 폐를 치료하여야 한다.

④ 감정은 근심과 관계되고 분비액은 콧물이다.

근심과 슬픔은 폐의 기능과 관계되어 너무 근심하거나 슬퍼하면 폐기를 소모하여 폐기가 허하면 근심과 슬픔에 빠진다.

폐의 병변은 콧물에 반영되며 콧물이 누르고 걸쭉한 콧물은 폐열이며 맑은 콧물이 흐르는 것은 폐한증이다. 콧물이 적고 코안이 건조한 것은 폐조이다.

3) 비(脾)

비는 중초에 위치하여 운화를 주관하고 정기를 상승시키고 혈액을 통제하는 기능이 있다. 비의 관규는 입이고 표상은 입술에 나타나며 근육과 사지를 주관한다.

감정에서는 사고와 관련되며 그분비액은 침이다. 비와 위는 표리관계이며 후천의 근본이 된다.

(1) 비(脾)의 형상

비의 형상은 말굽과도 같고 위완(胃脘)을 내포하고 있으므로 토형(土形)을 닮은 것이다. 경락의 기가 속으로 돌아가서 진령(眞靈)의 기운(氣運)을 운영하니 의(意)의 사(舍)가 된다.[내경]

비의 무게는 2근 3냥이며 넓이는 3치이고 길이는 5치인데 혈을 쌓고 오장을 따뜻하게 하여 의(意)를 간직한다.[난경]

비는 위장의 아래에 있으면서 위기(胃氣)를 도와주고 수곡(水穀)의 소화를 맡는다. 위는 받아들이는 것을 위주로 하며 비는 소화시키는 일을 위주로 한다.[강목]

(2) 비의 위치

비의 길이는 1척으로 위의 상구(上口), 즉 중완혈이 된다.[동인]

비는 중완에서 1치 2푼, 위와 심에서 3치 6푼 밑에 위치하고 신(腎)과는 3치 6푼 떨어져 있으며 중간쯤 되는 곳을 황정(黃庭)이라고 하는데 하늘(天)에서는 태양이며 땅(地)에서는 태음이고 인(人)에서는 중황조기(中黃組氣)가 된다. 황(黃)은 그 중앙의 색을 말하고, 정(庭)은 그 사방의 중앙을 의미하는 것이다. 비가 몸의 중앙에 있기 때문에 황정이라고도 했다.[입문]

비와 위는 막으로서 서로 이어져 있다.[내경]

장문혈은 비의 막이며 등에서는 11척추하에 위치한다.[동인]

(3) 비의 한의학적 기능

① 주운화(主運化)

비는 운화를 주관한다. 이는 음식물의 소화흡수와 그 수곡정미의 운수기능을 가리키며 기혈생성의 중요한 요소이며 원천이다. 비는 수액의 대사와 운반에 관여하는데 비기가 강건하지 못하면 식욕부진, 복부팽만, 권태, 쇠약, 수종, 기혈휴허(氣穴虧虛) 등의 증상이 나타난다.

② 주통혈(主統血)

비기는 혈액을 통섭(統攝)하여 맥도(脈道)로 순행하게 하는 기능이 있다. 만약 비기가 허쇠하면 통섭작용을 잃어 혈이 맥외로 넘쳐 출혈증상이 나타난다. 변혈(便血)이나 붕루 등은 비주통혈이 기능 실조된 증상이다.

③ 근육, 사지를 주관하고 입에 개규한다.

비는 생화지원(生化之源)으로 수곡의 정미를 수송하여 기육과 사지를 영양한다. 비기가 강건하면 입맛이 좋고 식욕이 왕성해지며 구순(口脣)이 홍윤하며 광택이 있고 기육은 풍만하며 사지가 가볍고 건강하다. 반대로 비기가 허약하면 식욕은 저하되고 구순은 담백(淡白)하며 광택이 없고 기육은 마르면서 사지는 늘어지고 무력한 증상이 나타난다.

④ 지(志)는 사(思)이고 액은 침(연; 涎)이다.

사고가 지나치고 생각을 많이 하면 기체(氣滯), 기결(氣結)을 초래하고 비의 운화와 승청에 영향을 미쳐 식욕이 떨어지고 배는 더부룩하며 머리가 어지럽고 눈이 아찔한 증상이 나타난다. 침은 소화를 돕고 구강을 윤택하게 하는데 타액이 급격히 증가하여 입에서 침이 저절로 나오는 것은 비위가 불화한 까닭이다.

4) 간(肝)

간은 우측 늑부에 위치하고 담과 연접해 있는데 주요기능으로는 혈의 저장 및 소설(疏泄)을 주 기능으로 한다. 간은 눈에 개규하고 근을 주관하며 그 빛은 손톱에 있고 지(志)는 노(怒)하는데 있고 액은 눈물이다. 간과 담은 서로 표리관계에 있다.

(1) 간의 형상

간(肝)에는 2포엽과 7소엽이 있는데 왼쪽이 3엽이고, 오른쪽이 4엽으로 나뉘며 마치 목갑(木甲)이 벌어진 것과 같은 형상이고, 포엽(布葉)마다 지락(支絡)맥이 있으며 그 거처하는 맥은 온화한 기를 선발하니 혼(魂)의 관(官)이 된다.[내경].[입문]

간의 무게는 4근 4냥이며 혼(魂)을 간직한다.[난경]

(2) 간의 위치

간은 왼쪽에 달려 있다.[내경]

간의 계(系)가 들어가서 흉협에서부터 왼쪽 갈비와 갈비뼈위에 붙어 있으며, 폐속으로 들어가 격락(膈絡)한다.[입문]

두 개의 기문혈이 간의 막이니 양 젖가슴 직하 1치5푼 떨어진 곳에 있고 등에 있어서는 간수가 제9협추 하에 위치한다.[동인]

(3) 간의 한의학적 기능

① 혈을 저장한다.

간은 혈액의 저장과 혈량 조절작용이 있다. 다시 말해 혈액은 인체가 휴식하거나 수면 시에는 혈액이 간으로 들어가고 활동 시에는 혈액이 경락을 운행한다. 만약 기행(氣行)이 지체되면 흉협이나 유방아래쪽 배가 더부룩하며 압통이 나타난다. 혈행(血行)이 막히면 흉협자통이나 간에 징적이나 종괴가 나타난다. 간의 승발이 지나쳐 간기가 거슬러 올라가면 면홍목적, 두목창통하게 되고 혈이 기를 따라 거슬러 올라가면 통혈, 객혈 등이 나타나며 심하면 감정의 혼란으로 인해 기절하는 경우가 생긴다.

② 소설을 주관한다.

소설(疏泄)의 소는 소통(疏通)이며 설은 발설(發泄), 승발(昇發)의 뜻으로 간주소설이란 소산(疏散), 선전(宣展), 유화(柔和), 조달(調達)의 생리기능을 지칭하며 인체로 하여금 기기조창(氣機調暢), 기혈화순(氣血和順)하여 정상적인 정신활동을 유지하게 한다. 또한 비위의 승강기능과 담즙의 분비와 배설을 도와 비위의 정상적인 운화기능을 유지시킨다. 만약 간이 소설기능을 상실하면 흉협창만, 월경실조, 불면다몽, 두훈목현, 복통, 설사 등의 증상과 트림 등의 증상이 나타난다.

③ 근(筋)과 배합되고, 빛은 조(爪)이며, 눈에 개규한다.

간혈은 근육을 유양하고 근막으로 하여금 정상적인 굴신운동이 될 수 있도록 한다. 조(爪)는 근에서 자라난 것이므로 그 영화는 조에서 나타나며 간혈이 충분하면 힘이 세고 근육이 강하며 손톱은 단단하고 튼튼하며 간혈이 부족할 때는 근육이 무력하고 손톱은 얇고 무력하다.

간의 정기는 눈으로 개규하고 눈은 혈을 받아야 볼 수 있으므로 간은 눈을 통한다.

임상에서 야맹이나 목예 등은 대부분 간혈 부족과 관계가 있다.

④ 간은 노정(怒情)을 주관한다.

간은 장군지관(將軍之官)으로 임상에서 간기능이 상역하면 노기가 충만된다.

5) 신(腎)

신은 선천(先天)의 본(本)으로 요부에 위치하며 좌우에 각각 하나씩 있는데 주기능으로는 정(精)을 간직하고 생장발육 및 생식을 주관하며 수(水)를 주관하고 납기를 주관한다. 골수의 생성을 주관하고 그 외형은 두발(頭髮)에 나타나고 귀와 이음(성기와 항문)에 개규하고 지(志)는 공(恐)이며 액은 타(唾)액이다. 신과 방광은 표리관계에 있다.

(1) 신의 형상

신장이 두 개인데 그 형상은 붉은 콩이 서로 엉킨 것 같으며, 척골(脊骨)의 근육에 붙어서 기름으로 쌓여있고 정(精)을 저장한다.[내경]

하나의 무게가 9냥으로 합하면 1근 2냥이니 왼쪽은 수에 속하고 오른쪽은 화에 속하며 남자는 좌 신을 위주로 하고 여자는 우 신을 위주로 하는 것이다. 신은 등골뼈의 막 속에 붙어 있는데 속은 희며 겉은 자색이다. 두 개의 신장이 서로 통해서 밑으로 가고 위로는 심장계통과 통해서 합일이 된다.[입문]

(2) 신(腎)의 위치

신장은 배꼽과 서로 마주 보면서 허리와 대응하고 있으니, 허리는 즉 신장의 외후(外侯)이다. 신이 열녀(烈女)같이 앞에 나오지 않고 뒤편에 있으면서 2개로 되어있다.[장씨류경]

경문(京門)의 두 혈은 신의 막이니 허리에 붙어서 척추와 늑하의 1치8푼에 있으며, 14척추하에 배꼽과 서로 마주하고 있다.[동인]

명문의 계(系)는 즉, 심포락이므로 그 경은 수궐음이고 그 부는 3초이다. 그 부위는 심장 아래와 횡경막의 위에 있고, 격막의 밑에 종으로 떨어져서 횡막과 같이 서로 틈도 없이 붙어 있으며 그 자리에 황지(黃脂)가 여러 겹으로 둘러싸고 있는 것이 심장이다. 황지 밖으로 가는 근막이 실오라기와 같이 심폐와 서로 연결되어 포락이 된다.[입문]

다른 장은 모두 하나뿐인데 유독 신장만 둘이니 왼쪽은 좌신이고 오른쪽은 우 명문이다. 명문(命門)이란 정신과 원기가 들어있고 신(腎)이 아니다. 남자는 정을 간직하고 있으며 여자는 포가 달려 있기 때문에 신은 하나로 볼 수가 있다.[난경]

명문은 정식 장(臟)이 아니고, 삼초는 정식 부(腑)가 아니다.[입문]

(3) 신의 한의학적 기능

① 정을 저장하고 생장발육 및 생식을 주관한다.

정(精)은 인체를 구성하는 기본물질로 인체 기능 활동의 기초가 된다. 선천의 정은 부모로부터 물려받은 것이며 후천의 정은 비위에서 소화 흡수하여 만들어진 수곡의 정으로 모두가 신(腎)에 저장된다. 이 두 가지는 상호 촉진하며 상호 의존하는 바 선천의 정은 후천의 정에서 계속하여 보충되고 후천의 정은 선천의 정으로서 화생된다. 신의 정이 기로 화생된 것을 신기(腎氣)라 한다. 신의 정기는 인체의 생식과 생장 발육 등을 주관한다. 성년이 되면 정기가 충만해지고 성기능이 점차 성숙하여 생식능력을 가지게 되며 노년에는 신기가 쇠약해져 머리카락이 빠지고 흰색으로 변하며 치아가 흔들려 빠지고 약해지며 형체는 점점 노화하여 진다. 신의 정기 허쇠와 관계가 있는 병증으로는 불임증, 소아발육부전, 유정, 조루, 발기부전 등이 나타난다. 음양의 속성에 따라 신정은 음에 속하고 신기는 양에 속하며 신정은 원음(진음)이라 하고 신양은 원양(진양)이라 한다. 신음과 신양의 성쇠는 다른 장부의 음양의 변화에 영향을 많이 주게 된다. 예를 들어 신음이 부족하면 간목이 자양을 못하고 신양이 허쇠하면 비토가 온후하지 못하는데, 반대로 다른 장부의 음양변화도 신음과 신양에 영향을 미친다.

신양허는 요슬냉통, 소변불리, 유노실금, 양위, 수종, 척맥약 등이 나타나며 신음허에는 현기증, 요슬산연, 오심번열, 조열도한, 유정, 몽교, 조루, 맥세삭을 나타낸다.

② 수액을 주관한다.

신은 인체의 수액대사를 주관하고 조절하는 기능이 있다. 정상인의 상태에서는 수음(水飮)이 위(胃)로 들어가 비(脾)의 전수(轉輸)와 폐의 산포(散布), 삼초의 기화(氣化), 신의 증화와 개합작용에 의해 맑은 것은 장부와 전신에 운행되며 탁한 것은 방광으로 가서 체외로 배출된다. 만약 신의 기화작용에 의해 맑은 것은 장부와 전신에 운행되며 탁한 것은 방광으로 가서 체외로 배출된다. 만약 신의 기화작용이 상실되면 관문의 개합이 잘되지 않아 수액대사에 장해가 생겨 소변불리, 수종, 다뇨, 빈뇨 등의 증상이 나타난다.

③ 납기를 주관한다.

납이란 고섭, 수납(受納)으로 폐로 흡입된 공기는 신으로 들어가게 되며, 신기가 충만하면 이런 기능이 정상적으로 이루어져 호흡이 균일하지만 신허하여 납기하지 못하면 호흡곤란이 생기며, 특히 많이 움직이면 천식이 심해진다. 호흡도 호기가 많아지고 흡기는 적어진다.

④ 골(骨)과 수(髓)를 주관한다.

[소문-사시자역총론]에 "신은 전신의 골수를 주관한다"고 하여 신의 정기가 충만하면 골격이 실해지고 발육이 정상적이며 신의 정기가 부족하며 골수가 공허하면 머리가 나른하고 무력해지며 소아의 신문(囟門)이 늦게 폐합되고 노인의 뼈가 쉽게 부서지고 치아도 무력하며 쉽게 흔들리고 탈락한다.

⑤ 귀와 이음(二陰)에 개규하고 그 영화는 머리에 미친다.

신기는 귀로 통하여 신기가 충만하면 귀가 건실하고 잘 들리며 두발은 검고 윤택하다. 신정이 부족하고 혈허하면 머리가 희게 되고 잘 빠지며 청력이 떨어지고 이명, 이롱 등이 나타난다. 이음이란 전음과 후음으로 외생식기와 항문을 말한다. 인체의 생식, 소변, 대변의 배설은 모두 신의 기화작용과 관계가 있다. 신기가 부족하면 생식 능력에 영향을 미치고 대소변에 이상이 생긴다.

⑥ 지(志)는 공(恐)이고 액은 타액이다.

너무 두려워하면 신기가 손상되며, 타액은 신정에 의해서 화해지므로 [동의보감]에 "아침에 일어나 타액을 삼켜 신정을 자양해야 한다"고 해서 침을 자주 뱉거나 장기간 뱉으면 신정이 소모된다.

참조 여자포

여자포는 포궁(胞宮)이라 하여 월경과 임신, 태아의 생육을 주관한다. 신과 충맥, 임맥은 여자포와 밀접한 관계에 있다. 신기가 충만하고, 충임맥의 기혈이 왕성하면 월경이 정상이고 생식과 포태(胞胎)를 자양한다. 만약 신기가 허약하며 충임맥이 실조되면 월경이 순조롭지 못하고, 경폐, 불임 등의 증상이 나타난다.

7 육부(六腑)

1) 담(膽)

담은 간에 부착되어 있으며 담즙을 저장하고 저장한 담즙으로 음식물의 소화를 도와준다. 담의 주요기능은 소설을 주관하고 결단을 주관한다. 담과 간의 소설이 정상적이면 기기가 자유롭고 기혈이 잘 통한다. 담의 승발이 너무 과도하여 열이 있으면, 성을 잘 내고 이명이나 이롱, 두통이 나타나며, 입이 쓰며, 담즙이 밖으로 넘치면 황달이 된다. [영추-본수]에 "담은 중정(中精)의 부(腑)이다"고 했다. 그러므로 담은 결단을 주관하므로 경계(驚悸), 불면, 다몽 등의 정신계통의 병변과 항시 밀접한 관계가 있다. (중정지관-中正之官)

(1) 담의 형상

담낭의 색은 현(玄)하고 그 형태는 매달린 박과 같은데 간의 단엽사이에 붙어 있으며, 무게는 2냥이고, 정즙(精汁) 3홉이 담겨져 있으며, 출입하는 구멍은 없다.[입문]

간의 남은 기가 담에 모여들면 정이 되어 안으로는 정(精)을 간직하여 설(泄)하지 않게 하고 밖으로는 사물을 보는데 밝으니 청정(淸淨)의 부(腑)가 되며 눈으로 통한다.[맥결]

(2) 담의 위치

담은 액(液)을 주관하므로 양쪽 겨드랑이와 결분(缺盆)이 담의 통로가 된다.[입문]

일월(日月)혈의 두 구멍은 담의 막이니, 젖가슴 밑에 삼늑단(三肋端)과 기문(期門) 밑의

5푼이 떨어진 곳에 있고, 등에 있어서는 담수가 제10척추하의 양방에 있으니 이것이 담의 위치가 된다.[동인]

2) 위(胃)

위는 횡격막의 아래인 중초에 위치하여 위로는 식도와 연결되고, 아래로는 소장과 통하며 상구를 분문(噴門)이라 하고, 하구를 유문(幽門)이라 하여 소장과 통한다. 위의 주요 생리기능은 음식물을 수납하고 부숙시키는데 있다. 음식물은 위로 들어간 다음 부숙되어 소장에 전해지며 그 정미로운 것은 비의 운화기능에 의해 전신을 영양하게 된다.

위기는 하강하행하는 것이 정상인데, 만약 위기가 상역하면 하강하지 못하여 속이 더부룩하고 구토, 딸국질, 트림, 다식선기(多食善飢) 등의 증세가 나타난다.

위는 강탁을 주관하므로 만약 위에서 내려 보내지 못하면 식욕에 영향을 미치고 탁기에 의해 구취, 동통, 변비 등이 나타나게 된다. (창름지관-倉廩之官)

(1) 위의 형상

위의 길이는 1자 6치가 되는데, 우곡굴신한 길이는 2자 6치가 되며, 크기는 1자 5치이고, 지름은 5치로서, 수곡 3말 5되를 받을 수 있으며, 유장(留藏)되어 있는 곡(穀)이 2되이고, 저장된 물이 1말 5되가 있다.[영추]

위의 무게는 2근 14냥이 된다.[난경]

위는 수곡이 들어갈 때에는 오미가 같이 들어가니 시장과 같은 것이다. 라고 하였다.[내경]

위를 태창(太倉)이라 하고, 속칭 밥통이라고도 한다. 수곡 3말 5되를 받는데, 보통 사람이 하루에 두 번 대변을 보면 한 번은 2되 반이고, 하루는 5되를 배설하며, 7일이면 3말 5되의 수곡이 나오기 때문에 7일 동안 음식을 먹지 않으면 죽는 것이니, 위속의 수곡과 진액이 절핍되는 증세를 말한다.[입문]

(2) 위의 위치

인문(咽門)에서 위에 닿기까지의 길이는 1자 6치인데 위는 심폐골(心肺骨)과 배꼽과의 중간 위아래 각 4치에 뻗쳐서 위치하고 있다.[난경]

중완의 한 구멍이 위의 막으로 심폐골과 배꼽의 중간 위아래 각 4치에 뻗처 있고 등에

는 위수가 제12척추하에 있으니 이것이 위의 위치가 된다.[동인]

3) 소장(小腸)

소장은 복강 내에 위치하고 있으며, 위로 유문(幽門)과 접하고 아래로는 대장과 연결된다.

소장의 생리기능은 수성화물(받아서 변화시킴)과 청탁(淸濁)을 구분하는 것이다. 소장은 위에서 내려온 음식물을 한층 더 소화시켜서 정미로운 것을 흡수하여, 비의 운화작용에 의하여 오장으로 보내지고, 탁한 것은 (음식물의 찌꺼기) 대장으로 전하며, 쓸모없는 수액은 방광으로 보낸다.

그러므로 소장에 병변이 발생되면 소화흡수 기능과 소변의 이상을 초래한다. (수성지관-受盛之官)

(1) 소장의 형상

소장의 길이는 3장 2척이고, 넓이는 2치반이며, 지름은 8푼반에서 조금 모자라고, 무게는 2근 14냥이 된다. 배꼽 근처의 왼쪽으로 돌아서 16곡(曲)으로 쌓여서 곡(穀)을 2말 5되, 물을 6되 3홉반이 되는 분량을 담을 수 있다.[영추]

(2) 소장의 위치

소장이 뒤로는 척추에 붙어있고, 배꼽에 와서는 왼쪽으로 돌아서 잎처럼 쌓이어 내려간다.[영추]

위(胃)의 하구(下口)가 소장의 상구(上口)가 되는데, 유문(幽門)이라 하고, 배꼽 위로 한 치의 수분혈이 소장의 하구가 된다.[입문]

관원혈이 배꼽 밑 3치에 있으니, 이것이 소장의 막(膜)이며, 등에서는 소장수가 18척추하의 양방에 있으니, 이것이 소장의 위치가 된다.[동인]

4) 대장(大腸)

대장은 복강 내에 위치하며, 위는 소장과 통하고, 아래로는 항문에 접해있다.

대장의 생리기능은 조박(糟粕)을 전도하는 기능을 한다. 소장을 통해 내려온 내용물을 받아 나머지 수분을 흡수한 후 분변으로 변하게 하여, 마지막으로 항문을 통해 체외로 배출 하게 된다.

대장의 전도기능이 상실되면 주로 변비, 복통, 설사 등 대변의 이상이 나타난다.

(1) 대장의 형상

대장은 일명 회장(廻腸), 또는 광장(廣腸)이라고도 하는데, 길이가 무려 2장 1척이고, 넓이는 8치며, 지름이 2치 5푼이며, 무게는 2근 12냥이고, 오른쪽으로 돌아서 16곡(曲)을 거듭 쌓이고, 곡(穀) 2되와 수(水) 7되 반을 담을 수 있다.[난경]

장(腸)과 위(胃)가 들어가는 곳에서부터 나오는 곳까지의 길이가 6장 4치 4푼이고, 회곡(廻曲)한 구비가 32곡이며, 장과 위가 합해서 수곡(水穀) 8말 7되 6홉 8푼의 1홉을 받게 된다.[난경]

(2) 대장의 위치

대장이 뒤로는 척(脊)에 붙어서 소장의 찌꺼기를 받고 배꼽에서부터 오른쪽으로 돌아서 위 아래로 거듭 쌓이고, 하구는 항문에 이어져 있다.[동인]

천추(天樞)의 두 혈은 대장의 막이니 배꼽근처의 각 3치 되는 곳에 있고, 등에 있어서는 대장수가 제16척추하의 양옆에 있으니 이것이 대장의 위치가 된다.[동인]

5) 방광(膀胱)

방광은 하복부에 위치하며, 주요 생리기능으로는 요를 저장하고 소변을 배설하는 것이다. 수액은 신의 기화를 거쳐 요가 된 다음 방광에 수송되는데, 방광내의 요가 일정한 요량이 되면 신과 방광의 기화작용에 의하여 체외로 배출된다. 만약 방광의 기화작용이 실조되면 소변불리, 임증, 요통, 요실금, 유뇨 등의 증상이 나타나게 된다. (주도지관-州都之官)

(1) 방광의 형상

방광은 비어 있기 때문에 물을 받아서 진액의 부(腑)가 된다. 상구는 있고, 하구는 없으며, 기해(氣海)의 기를 얻어서 시화(施化)를 하면 대소변이 유주설사(幼主泄瀉)하고, 기해의 기를 토(吐)하여 모자라면 비삽(泌澁)해서 통하지 못한다. 상구의 넓이가 2치 반이고 중간 넓이가 9치인데, 오줌을 9되 9홉을 담고 무게가 9냥 2수가 된다.[난경]

(2) 방광의 위치

방광은 소복(小腹)속에 있다.[영추]

중극(中極)혈이 방광의 막이 되는데, 배꼽 아래로 4치 떨어진 곳에 있다. 등에 있어서는 방광수가 제19척추하의 양옆에 있다. 이것이 방광의 위치가 된다.[동인]

6) 삼초(三焦)

삼초란 상초, 중초, 하초의 총칭이다. 신체에서 횡격막의 위쪽은 상초라 하여 심, 폐의 장기를 포괄하며, 횡격막 아래에서 배꼽까지는 중초라 하여 비, 위 등의 장기를 포괄하며 배꼽이하를 하초라 하여 간, 신, 대장, 소장, 방광 등이 포괄한다.

삼초의 주요한 생리기능은 원기(元氣)를 유통시키고 수곡(水穀)을 운행하며 수도(水道)를 소통시키는 기능이다.

다시 말해 상초는 선발 산포하니 심폐의 수포작용을 거쳐서 음식물의 정기를 전신에 퍼지게 하고 근육과 피부, 뼈 등을 온양하며, 주리(腠理)의 기능을 조절하며, 중초는 음식물을 소화 흡수하여 정미로운 물질로 영혈(營血)을 만들게 하고, 하초는 청탁을 구분하여 조박과 대사된 수액을 체외로 배설한다. 그러므로 삼초의 기능은 음식물의 정미와 수액의 소화흡수, 수포와 배설 등의 전 과정에 관여하며, 삼초의 기능이 상실되면 수액이 저류(貯溜)되어 소변불리, 수종 등의 증상이 나타나게 된다. (결독지관-決瀆之官)

(1) 삼초의 형상

상초는 안개와 같으며, 중초는 거품과 같고, 하초는 도랑과 같은 것이다.[영추]

상초는 주로 양기를 내어서 피부와 분육(分肉 : 피부와 뼈의 중간부분의 살을 말함)의 사이를 따뜻하게 하여 무로(霧露)가 증발하는 것과 같으니, 상초는 안개와 같다고 말하는 것이다. [입문]

중초는 주로 수곡을 변화시켜서 그 정미한 기운이 위로 폐에 들어가게 하고, 피가 되어 경수(經隧)에 운행을 하며, 오장을 번영하게 해서 전신을 두루 돌고 있는 것이 마치 거품과 같으므로, 중초는 거품과 같다고 말한 것이다. 하초는 주로 대소변을 통리하여 적기에 전해 내려서 배출하면, 다시 받아들이지 않고, 비색(秘塞)한 것을 개통하니, 하초를 도랑과 같다고 말한 것이다.[입문]

(2) 삼초의 위치

상초는 심하와, 하격과, 위의 상구에 있어서 주로 받아들이는 것을 맡아서 내보내지는 않으며, 그의 주관하는 부분은 단중과 옥당혈 밑의 1치 6푼, 즉 양쪽 젖 사이의 움푹한 곳의 전중에 위치한다.

중초는 위의 중완을 주관해서 수곡을 소화시키므로 그의 주관은 배꼽 곁에 있다.

하초는 배꼽 아래와 방광의 위에 있어서 맑고 탁한 것을 분별하여 반출해가는 전도의 역할을 맡고 있기 때문에, 그의 위치는 배꼽 아래의 1치에 위치한 것이다.[입문]

상.중.하 삼초가 통해서 일기(一氣)가 되어 신체의 전부를 호위한다. 삼초는 정부(正腑)가 아니기 때문에 형태는 없고, 기능만 있다.[동인]

8 기항(奇恒)의 부(腑)

기항의 부(腑)란, 인체에 대한 작용이 일반 장부와 같지 않기 때문에 기항이라 하며 기이한 현상이란 뜻이다. 기항의 부에는 뇌, 수(髓), 골(骨), 맥, 담, 여자포(자궁)를 포괄한다.

이들의 형체는 부(腑)와 유사하고, 작용은 장(臟)과 유사하지만, 장도 아니고, 부도 아니며, 또한 장이기도 하고 부이기도 하다. 기항의 부는 오장육부와 구별이 되어 있으나, 이것들 역시 오장육부와 서로 밀접하게 관련이 되어 있다.

특별히 담은 육부에 속하면서도 기항의 부에 속한다.

1) 뇌(腦)

뇌는 두개골 안에 있으며 수(髓)가 모여서 이루어진다. [영추-오장생성편]에서 "모든 수는 모두가 뇌에 속한다."라고 하였고 [영추-해론]에서는 "뇌는 수의 바다이다"라고 하였다. 또 [입문]에 "뇌는 수의 바다이며 모든 수가 뇌에 속하기 때문에 위로는 뇌에 이르고 아래로는 꽁무니 끝에 닿기까지가 모두 정수의 오르고 내리는 길이 된다"고 했다. 또 [내경]에 "수(髓)란 것은 뼈가 가득 쌓이니 수가 상하면 뇌수가 소삭하고 신체가 풀려서 가지 못하는 것이다.(주(註)에 말하기를 가지 않는다는 것은 충분히 행하지 못한다는 뜻)"고 했다.

뇌의 주요 기능으로는 정신, 사고, 감각을 주관한다. 이는 [소문-맥요정미론]에서 "머리는 정명의 부다"고 한 것과 [영추]에 "수해가 부족하면 머리가 어지럽고 귀가 울리며 정강이가 시큰거리고 현기증이 나타나며 눈앞이 컴컴하고 전신이 무력하며 편안히 눕기를 좋아 한다"고 했고 또한 "눈의 상부는 뇌에 속한다"고도 했다.

오장을 중심으로 하는 장상학설은 뇌의 기능을 오장에 분속시키고 심에 통일적으로 귀속 시켜 심(心)은 신(神)을 저장하고 희(喜)를 주관하며 간(肝)은 혼(魂)을 저장하고 노(怒)를 주관하며 비(脾)는 의(意)를 저장하고 사(思)를 주관하며 폐(肺)는 백(魄)을 저장하고 비(悲)를 주관하며 신(腎)은 지(智)를 저장하고 공(恐)을 주관하는 것은 모두가 신(神)과 관계가 된다. 이중 특히 심, 간, 신과 뇌는 더욱 밀접한 관계가 있다. 심이 신을 주관하기 때문에 오장의 신을 저장하는 것은 모두가 심의 통솔 및 협조아래 작용을 발휘하는 것이다. 또 간은 소설을 주관하여 정신 감정을 조절하고 신이 정을 저장하고 정이 수를 생성하며 수가 모여서 뇌가 된다. 그러므로 정신, 사고, 감각 등의 병증은 항상 심을 위주로 하고 오장에 따라서 변증논치 하는 것이다.

2) 수(髓)

[소문-사시자역총론]에 "신은 전신의 골수를 주관한다"고 하였다. 신의 정기가 충족하고 골수가 충만되면 골격의 발육이 자연스러워지며 견고하고 유력해진다.

수에는 골수, 척수, 뇌수가 있으며 삼자모두 신의 정기로부터 화생한 것이다. 골수는 골격을 자양하는 작용이 있다. [소문-해정미론]에 "수는 골수를 채우는 것이다"고 한 것으로 만약 골수가 충실하면 골격은 강장하나 혹 충실하지 못하면 골격의 성장에 불리하다. 척수는 위로 뇌에 통하고 뇌는 수해이며, 수가 모여 이루어 진 것이며, 뇌수는 신의 정기로 화생된 것으로 뇌수의 정상과 병변은 신장의 허실이 중요한 것이다. 신(腎)은 골수를 낳으므로 실제 임상에 있어서 뇌와 골수의 부족으로 생긴 어떤 종류의 증상을 발견하게 되면 치료에 있어서는 먼저 신(腎)을 보해야 하며 신이 충만하면 수 또한 실해지는 것이다.

3) 골(骨)

[내경]에 "골은 신정(腎精)으로 화생되고 신(腎)의 합(合)은 골이다. 소음(少陰)은 동맥이니 복행(伏行)하면서 골수를 추켜준다"고 하였다. 또 "골은 수(髓)를 간직하는 곳이니 수(髓)는 음식과 오미의 결과로 수(髓)가 허하면 골(骨)이 따라서 허해지는 것은 꼭 있는 증세이다."[직지]

[영추]에서 말하기를 "척골에서 맨 끝 뼈에 닿기까지 21추이고, 길이가 3자이다. 척절을 추라하고 척의 다된 것을 저(底)라고 한다. 척골은 몸의 대골(大骨)이다." 했다. 또 "광대뼈가 크면 뼈가 크고 작으면 뼈가 작다"고도 했다.

4) 맥(脈)

맥은 경맥과 혈맥을 가리키니, 기혈운행의 통로이다. 혈맥은 전신에 분포하며 심폐 두 장기와 직접 연계되어 있으며, 서로 상대적인 독립된 계통을 이루어 중요한 생리기능을 하고 있다. 혈맥은 맥관 즉 혈관을 가리키며, 경맥은 곧 맥기를 가리킨다. 맥기란 혈관 안에서 혈액의 운행을 추동하는 기운을 말한다.

(1) 맥의 생리기능

맥은 기혈을 운행시키는 길이며 전신의 상태를 반영한다.

"사람 몸의 맥은 혈기의 작용을 얻어 움직이면서 그의 주류불식(周流不息) 하는 것을 저절로 알지 못하는 이유는 이른바 건도건건(乾道乾乾)의 뜻이고, 또한 이치가 기에 붙어 움직이는 것과도 같은 것이다. 그러므로 혈기의 선(先)이 된다는 깊은 뜻이 있다."[강목]

"맥이란 선천의 유일한 기(氣)가 되니, 그 영감은 심청(心淸), 기정(氣定)한 사람이 아니면 능히 살펴서 알지 못하는 것이다. 의원이 평소에 선천도(先天圖)에 대해서 조용히 앉고 편히 쉬면서 기의 오고 가는 것을 살펴보면 능히 알 수가 있다. 팔이나 눈의 한곳을 상해도 생명은 유지하지만 맥이 약간만 이상이 생겨도 병이 바로 따르는 것이니 신중하게 해

야 한다."[입문]

(2) 맥기와 경기(經氣-진기)

맥기는 경기 또는 진기라고도 하며 진기란 경맥 중에 운행하는 정기를 말하므로 선천정기에 근원하고 후천 정기의 부단한 보충을 받으며 혈맥이나 경맥을 따라 운행하여 전신에 수포한다.

"영(營)은 맥 속에서 움직이고 위(衛)는 맥 밖에서 움직이니, 맥이라는 것은 영위(榮衛)를 주제하면서 잠시라도 정상을 벗어나면 아니 된다. 월(月)과 영(永)이 합하여 영(營)자가 되는데, 월(月)은 즉 육자부(六字部)의 월(月)이므로 육(肉)을 뜻하는 것으로서, 육체를 의지하여 능히 세월을 오래 산다는 뜻이요, 또 옛 글자에는 혈(血)과 과(瓜)를 합하여 맥(脈)자로 썼으니, 기혈이 각각 나뉘어진 갈래를 따라서 경락에 운행한다는 뜻이다."[단심]

5) 여자포(자궁)

여자포란 일명 자궁 또는 명문(命門)이라 하며 소복(小腹)에 위치한다. 여자포의 주요 기능은 월경을 주관하고 태아를 임신하는 것이다.

[동인]에 "남자의 포는 정(精)을 간직하여 시화(施化)하도록 하고 여자의 포는 잉태를 하는데, 모두 생화의 근원이 되기는 하나 오행은 아니다. 물도 아니고 불도 아닌 천지의 색다른 이름으로써 곤토(坤土)의 만물생성을 상징하는 것이다"고 했고, [내경]에 "포는 음에 간직되어 지(地)를 상징하니 기항(奇恒)이라고 일컫는다." 여기서 말하는 포는 방광속의 오줌을 담는 포는 아니다.

또 [자생]에 "포는 일명 단전(丹田)이라 하는데, 배꼽밑의 3치, 등골뼈의 두 신(腎) 사이의 중앙에 붙어 있는 붉은 곳이 된다. 왼쪽은 청색이며 오른쪽은 희고, 위는 누렇고 아래는 검다. 양쪽에 있는 신을 대해(大海)라고 하는데 혈기(血氣)를 저장하기 때문에 대중(大中)이라고도 부른다. 즉 사람의 몸 위아래 사방 중의 가장 중심이 되는 것이다"고 했다. 또 [중경]에 "포는 일명 자궁이라고 하는데 한(寒)이 있으면 잉태하지 못한다."고 했다.

(1) 월경을 주관한다.

여자는 14세가 되면, 신의 정기가 왕성하여 천계에 이르고 임맥이 통하여 충맥이 성하고 여자포의 발육이 성숙하여 월경이 나타난다. 42세가 되면 신의 정기가 점차 쇠퇴하여 천계가 점차 소모되고 49세에 이르러 월경이 불규칙해 지다가 끊어지게 된다. 심은 혈을 주관하고 간이 혈을 저장하며, 비가 기혈과 생화의 근원으로 혈을 통괄하므로 심, 간, 비와 밀접하게 관련된다.

(2) 태아를 양육한다.

월경이 정상적으로 시작된 다음 여자포는 생식과 태아를 양육하는 능력을 갖추게 되며, 임신후의 여자포는 배태(胚胎)를 보호하고 태아를 양육하는 주요기관이 된다. 태아의 양육은 기혈의 충분한 공급과 혈액의 정상적 조절에 의하기 때문에 여자포도 신, 심, 간, 비, 충, 임맥과 더욱 밀접해 진다.

6) 담(膽) – 육부에서 언급했으므로 참조바람

9 장부(臟腑)사이의 상호관계

1) 오장사이의 관계

(1) 심(心)과 폐(肺)

심폐는 상초에 위치하고 있으며, 심은 혈을 주관하여 혈의 운행을 주관하고 폐는 기를 주관하며, 호흡을 주관한다. 그러므로 임상에서 심과 폐사이의 관계는 기와 혈의 관계이다. 또 심은 혈맥을 주관하며 혈액은 폐에 모인다. 폐는 종기(宗氣)를 주관하고, 종기는 심맥을 통과한다. 혈의 운행은 비록 심이 주관하나 반드시 폐의 촉진기능에 의해야 하며, 종기가 심맥을 통과하려면 반드시 혈에 실려 운반되어야만 전신에 퍼질 수가 있다. 폐가 모든 맥을 모아서 심장을 도와 혈을 운행시키는 것은 정상적인 혈액운행의 필요조건이다. 또 반드시 정상 혈액운행이 있어야만 폐가 호흡을 주관하는 작용이 정상적으로 유지할 수가 있는 것이다. 종기는 심맥을 관통하고 호흡을 주관하는 기능을 가지고 있으므로 혈액순환과 호흡사이의 협조 평형을 강화한다. 실제 임상에서 폐기가 허약하고 종기가 부족하면 혈액운행이 무력하고, 심혈이 막혀 흉통, 심계(心悸), 순청(脣靑), 설자(舌紫)가 나타난다. 만약 심기가 부족하여 심양이 부진하고 혈액운행이 잘 되지 않으면, 폐가 선강(宣降)할 수 없게 되어 폐기가 거슬러 올라가서 기침이나 천식, 가슴답답증 등이 나타난다.

(2) 심(心)과 비(脾)

심은 혈맥을 주관하고, 비는 혈을 통괄하고, 기혈생화의 근원이 되므로 심과 비 사이에는 주로 혈액의 생성과 운행방면에서 나타난다. 심혈은 비기가 정상적으로 운화되어야 화생할 수 있고 비기의 운화기능은 심혈의 자양과 심양의 촉진에 의해야 한다. 혈이 맥안에서 순행하는 것은 심기의 촉진에 의한 것뿐만 아니라 비기의 통괄에 의하여 혈로 하여금 맥 중에서 운행하게 하고, 맥 밖으로 넘쳐나지 않게 하는데 있다. 인간의 과도한 사려는 심혈을 소모하고 상하게 하며 비의 운화기능에 착오가 생겨 피의 화원이 부족하거나 비가 혈을 통괄하지 못하여 혈액이 함부로 나가면 모두 심혈부족을 일으킬 수 있다. 만약 심혈이 부족하고 혈이 허하여 비를 자양하지 못하면 비기허약을 일으킨다. 이는 결국 심비양허(心脾兩虛)를 형성하는바 심계, 건망(建忘), 실면다몽, 식소무력(食少無力), 복창(復脹), 묽은변, 면색위황(面色萎黃), 현기증, 출혈 등이 나타난다.

(3) 심(心)과 간(肝)

심은 혈을 주관하고 간은 혈을 저장한다. 심은 신(神)을 주관하고, 간은 소설(疏泄)을 주관하여 정신감정을 조절한다. 심과 간 사이의 관계는 주로 혈맥과 정신감정, 두 방면에서 표현된다. 심이 혈을 주관하는 기능이 정상이고, 간에 혈이 저장되어 있어야만 혈량을 조절하는 작용을 발휘할 수 있다. 간의 소설기능이 정상이고 혈행이 막히지 않으면 심이 혈맥기능의 정상적 진행을 주관할 수 있다. 심의 혈이 충족하면 간의 혈도 왕성해지고, 간이 음혈의 영양을 얻어야 소설기능이 정상으로 될 수 있다. 따라서 심혈부족과 간혈 결핍은 늘 함께 한다. 사람의 정신활동은 비록 심이 주관하지만 간의 소설기능과 밀접한 관계가 있는 것이다. 혈액은 신의 물질적 기초이고 심, 간이 모두 혈액의 자양에 의지한다. 심, 간이 모두 양으로써 일을 하므로 정지(精志)가 상하면 쉽게 화로 변하여 음을 상하게 한다. 그러므로 심, 간 음허나 심, 간 화왕은 늘 상호 영향을 미치거나 동시에 나타나며, 심계심번(心悸心煩), 경계불안(驚悸不安), 실면다몽, 급조이노(急躁易怒) 등의 정신 이상 증상을 나타낸다.

(4) 심(心)과 신(腎)

심은 오행에서 화에 속하고 상부에 위치하며 양에 속하는데 신은 오행에서 수에 속하고, 하부에 위치하며 음에 속한다. 음양, 수화의 승강 이론으로 말하면, 아랫것은 올라가야 하고 위에 것은 내려가야 조화를 이룬다. 심화는 반드시 신에 하강하여 신양(腎陽)과 함께 신음(腎陰)을 온후하면서 신수(腎水)를 차갑지 않게 해야 하고, 신수(腎水)는 반드시 심에 올라가 심음(心陰)과 심양(心陽)을 함양하여 심화(心火)를 항진하지 않게 해야 한다. 이렇게 심신 음양 승강의 동태적 평형이 심신 생리기능의 협조를 유지하는바 심신상교(心腎相交) 또는 수화기제(水火旣濟)라고 한다. 이런 심신 음양승강의 평형이 실조되면, 심신의 생리기능이 협조를 잃게되어 병이 발생되며 또한 심양의 부진으로 내려가서 따뜻하게 하지 못하면 신의 양허수범(陽虛水泛)이 일어난다. 기타 심이 혈을 주관하고 신이 정을 저장하며, 생수통뇌(生髓通腦) 하므로 심신은 모두 사람의 정신 사고활동과 관계가 있다. 그러므로 신정결핍과 심혈부족에서 모두 경계(驚悸), 건망, 실면, 다몽 등이 나타난다.

(5) 폐(肺)와 비(脾)

폐는 기를 주관하고 수도를 조절하며, 비는 운화를 주관하고 기혈생화의 근원이 된다. 그러므로 폐와 비 사이의 관계는 주로 기의 생성과 수액의 수포 두 방면에서 표현된다.

폐가 흡입하는 청기와 비가 화생하는 수곡의 정기는 기를 조성하는 중요한 물질적 기초이다. 비는 폐기를 돕는데 폐기는 수곡정기의 끊임없는 자양에 의존한다. 그러므로 비는 기를 만드는 근원이고, 폐는 기를 주관하는 근본이다. 폐의 선강과 수도를 소통, 조절하는 기능은 비의 수액운화를 돕는다. 비가 수액을 폐에 수송하는 것은 폐가 수도를 소통 조절하는 전제조건일 뿐만 아니라 폐의 진액의 내원이기도 한다. 만약 비기가 쇠약해 진다면 항상 폐기의 부족을 일으키게 된다. 비가 정상적으로 운화하지 못하여 수액이 정체되면, 담(痰)과 음(飮)을 형성하여 폐의 선강에 영향을 미쳐 해천(咳喘), 다담(多痰) 등이 나타난다. 그러므로 비는 담을 만드는 근원이고, 폐는 담을 저장하는 그릇이다. 반대로 폐병이 오래되면 비의 운화가 정상이 아니거나 허약해져서 납식불화(納食不化), 복창(腹脹), 변당(便溏), 수종(水腫) 등이 나타난다.

(6) 폐(肺)와 간(肝)

폐는 상초에 있어 그 기를 아래로 보내고, 간은 하초에 있어 그 기를 위로 보낸다. 폐와 간 사이의 관계는 주로 기기의 조절 방면에서 표현된다. 간승폐강(肝昇肺降)과 상호협조는 인체 기기(氣機)의 정상적 승강(昇降)을 유지하는 중요한 고리이다. 만약 간승이 너무 과하거나 폐강이 부족하다면 기화가 거슬러 올라가서 해역상기(咳逆上氣), 객혈(喀血) 등이 나타나며, 이는 간화가 폐를 침범하여 나타난다. 반대로 폐가 깨끗함을 다하지 못하면 간의 소설불리를 일으키게 되어 해수(咳嗽)와 흉협창통, 두훈, 두통, 면홍목적(面紅目赤) 등이 나타난다.

(7) 폐(肺)와 신(腎)

폐와 신의 관계는 주로 수액대사, 호흡운동, 폐신 음액의 상호 자생의 세 방면에서 표현된다. 신은 수를 주관하고, 폐는 수의 상원이다. 폐의 선강과 수도를 소통, 조절하는 기능은 신의 증등기화(蒸騰氣化)에 의존하며, 신의 수를 주관하는 기능은 선강과 수도를 소통, 조절하는 폐의 기능에 의존한다. 만약 폐의 선강, 소통, 조절기능이 장애가 오면 반드시 신에 악 영향을 끼쳐 소뇨, 수종 등을 일으킨다. 신의 기화가 장애가 되고 관문이 불리하면 수종(水腫)이 생겨 폐의 숙강에 영향을 미쳐 천촉(喘促), 해역(咳逆) 등으로 인하여 숨이 고르지 못하고 편안히 누워 있을 수 없는 등의 증후가 나타난다. [소문-수혈혈론]에서 "수의 근본은 신에 있고 그 표말은 폐에 있으며 모두 적수(積水)이다"라고 했다.

폐는 호기를 주관하고, 신은 납기를 주관하며, 폐가 호흡을 주관하는 것은 신의 납기작용의 협조를 받아야 한다. 신기가 충분해야 흡입한 기가 폐의 숙강을 거쳐 신에 들어간다. 따라서 "폐는 기의 주인이고 신은 기의 뿌리이다"라고 말한다. 신의 정기가 부족하여 받아 들이지 못하면 기가 위로 뜨게 되고, 폐기가 오래 동안 허하여 신을 상하게 하면 신이 납기하지 못하게 되는데 모두 기천(氣喘)이 나타나며 움직이면 더 심해진다. 폐는 오행에서 금에 속하고 신은 수에 속하는데 금은 수를 생성하며, 폐음이 충분하면 정이 신에 수송되어 신음이 충만해진다. 수는 금을 윤택하게 할 수 있고, 신음은 전신 음액의 근본 이므로 신음이 충족되면 폐를 윤택하게 하여 깨끗하게 보존하게 된다. 그러므로 폐신음허는 늘 함께 보게 되며 골증조열(骨蒸操熱), 관홍(觀紅), 도한(盜汗), 건해음아(乾咳音啞), 요슬산연(腰膝酸軟) 등이 나타난다.

(8) 간(肝)과 비(脾)

간은 소설을 주관하고, 비는 운화를 주관하며, 간은 혈을 저장하고 비는 혈을 생산하고 혈을 통한다. 그러므로 간과 비 사이의 관계는 주로 소화와 혈액 두 방면으로 표현된다. 비의 운화는 간의 소설에 의존하는데 간의 소설이 정상이면 비의 운화도 건전하고 왕성하게 된다. 만약 간이 소설작용을 하지 못하면 비의 운화기능에 영향을 미쳐 간비불화(肝脾不和)를 일으킨다. 만약 비의 운화가 정상적으로 되지 못하여 수습(水濕)이 안에 정체되고 습열(濕熱)이 맺치면 간담이 소설기능에 영향을 미쳐 담즙이 혈액 중에 거꾸로 들어가서 근육과 피부를 훈증하여 황달(黃疸)을 형성한다. 간혈은 비의 자생에 의존한다. 왜냐하면 비기가 정상적으로 운화하면 생혈(生血)에 내원이 있고, 또 혈을 통괄하여 맥외로 넘쳐 나가지 않게 하면 간에 저장할 것이 남아있게 되기 때문이다. 만약 비기가 허약하여 생혈의 내원이 없거나 또는 비가 혈을 통제, 조절을 못하여 실혈(失血)이 과다하면 모두 간혈부족 현상을 일으키고, 결국 간비양허(肝脾兩虛)를 형성한다.

(9) 간(肝)과 신(腎)

간과 신은 모두 하초에 있으며 간은 혈을 저장하고, 신은 정(精)을 저장한다. 간과 신 사이의 관계는 바로 정(精)과 혈(血)사이의 관계이다. 혈의 화생은 신의 정기의 기화에 의존하고 신의 정기가 충족되려면 혈의 자양에 의존하여야 한다. 정은 생혈할 수도 있고 혈이 정으로 화할 수도 있으므로 정, 혈은 상호 자생하고 상호 전환하는 바 "정혈동원"이라고 한다. 신정이 손상되면 간혈 부족을 일으키며, 반대로 간혈 부족도 신정의 손상을 일으킬 수 있다. 간, 신의 음은 관계가 매우 밀접하고 서로의 생성을 돕는다. 신음은 간음을 함양할 수 있고 간음은 신음을 도울 수 있다. 따라서 간신음허(肝腎陰虛)는 항상 동시에 보인다. 간음(肝陰)과 신음(腎陰) 사이에서는 신음이 중요하다. 신음이 충만하고 간음이 충족해야만 간양상항(肝陽上亢)을 일으키지 않는다.

신음(腎陰)이 쇠약하면 간음(肝陰) 부족을 일으켜 음이 양을 억제하지 못하여 간양상항을 일으키는데 이것을 수불함목(水不涵木)이라 한다. 동시에 간음부족도 신음 쇠약을 일으켜 상화상항(相火上亢)을 초래한다. 그러므로 간신 사이의 관계는 극히 밀접한 것을 알 수 있다.

(10) 비(脾)와 신(腎)

비는 후천의 본이고 신은 선천의 본이다. 그러므로 비와 신 사이의 관계는 후천과 선천이 서로 돕고 촉진하는 관계이다. 비가 정미를 운화, 화생하고 수액을 운화하는 기능은 신양의 온후에 의존한다. 그러므로 비양의 근원은 신양이라고 말한다. 신의 정기는 또 비가 운화한 수곡정미의 배육(培育)과 자양에 의존해야만 충만 될 수 있다. 말하자면 선천이 후천을 온양하고 후천이 선천을 자양한다. 신양이 부족하면 비양이 온후하지 못하고, 비양이 오래 허하고 나아가서 신양을 손상하면 모두 비신양허를 초래하고 복부냉통, 하리청곡(下利淸穀), 오경설사, 수종(水腫) 등이 나타난다.

2) 오장과 육부 사이의 관계

오장과 육부 사이의 관계는 음, 양, 표, 리 등 상호 조화의 관계이다. 오장이 음이고 육부는 양이며 표는 양이고 리는 음이다. 각각의 장부가 서로 호응하고 그 경맥으로 서로 결속하며, 생리기능이 서로 연관되어 병리변화에서 서로 영향을 미친다.

(1) 심과 소장

심과 소장은 서로 표리관계로, 심과 소장은 경맥의 상호간에 밀접한 관계를 형성한다. 병리적으로 만약 심에 실화가 있으면 소장에 열이 전도되어 요소(尿少), 요열적소, 요통 등을 일으키고 소장에 실열이 있으면 경을 따라 올라가 심을 훈증하여 번뇌, 설적(舌赤), 구설생창(口舌生瘡) 등이 나타난다.

(2) 폐와 대장

폐와 대장은 서로 표리관계로, 경맥 상호간에 낙속을 통하여 밀접히 연관되어 있다. 폐기의 숙강은 대장 전도기능의 발휘에 도움이 되고 대장의 전도기능이 정상이면 폐의 숙강에 도움이 된다. 폐가 숙강하지 못하면 대변이 굳어지고 폐기가 허약하여 기허로 인해 추진할 힘이 없어지면 대변의 배설이 곤란해 지는데, 그것을 기허변비라 한다. 반대로 대장의 실열에 의해 기가 통하지 못하면 폐의 숙강에 영향을 미쳐, 흉만, 해천(咳喘) 등이 나타난다.

(3) 비와 위

비와 위는 서로 표리관계로 경맥 상호간에 낙속을 통하여 밀접히 연관되어 있다. 비와 위는 창름지관(倉廩之官)으로 운화와 수납을 맡아 서로 협조하고, 승강이 서로 인과로 되며, 조습으로 서로 도와주어 음식의 소화, 흡수 및 수곡정미의 수송, 분포를 공동으로 완성한다. 때문에 비위를 후천의 부, 또는 기혈생화의 근원이라고 한다. 비기는 상승을 주관하고 위기는 하강을 주관하며, 비는 승청을 주관하고 위는 강탁을 주관한다. 비승위강은 수곡정미를 수송, 배분하고 음식 찌거기를 하행시키는 동력일 뿐만 아니라, 인체의 기에 중추적인 역할을 하기도 한다. 비는 음장기로서 양기로 활동하고 비양이 건강하면 온화할 수 있으므로 따듯하고 건조함을 좋아하고 습한 것을 꺼리는 성질이 있다. 위는 양부로서 음액에 의해 촉촉하게 길러지고 위음이 충족하면 수납, 부숙 할 수 있기 때문에 부드럽고 촉촉함을 즐기고 건조함을 꺼리는 성질이 있다. 비조위윤(脾燥胃潤)의 특성은 상호작용과 상호 협조이다. 비와 위는 병리방면에서도 서로 영향을 미치는데 비가 습에 의해 시달려 운화기능을 잃어 청기가 올라가지 못하면 위의수납과 화강에 영향을 미치고, 구토나 구역질, 또는 완복창통이 나타나고 음식부절, 또는 식체위완(食滯胃脘) 등이 비의 운화와 승청에 영향을 미칠 수 있어 복창(腹脹), 설사 등이 나타난다. 임상에서 비위의 병증은 종종 나타나는 증상이다.

(4) 간과 담

간담은 서로 표리관계로 경맥 상호간의 낙속을 통하여 밀접히 연관되어 있다. 담즙은 간에서 오고 담즙의 저장과 배설은 간의 소설에 의존한다. 반대로 담의 정상적 소설, 담즙의 막힘없는 배설은 간의 정상적인 소설작용의 발휘에 유리하다. 그러므로 간과 담은 생리적, 병리적으로 상호 밀접한 관계와 영향을 미친다. 간병은 늘 담에 미치고, 담병 또한 늘 간에 파급되어 종종 간담이 함께 병에 이완된다. 예를 들면 간담화왕, 간담습열 등이다. 장과 부가 가까울수록 같은 병증이 생길 수 있는 것이다. 이 외에 간은 사려(思慮)를 주관하고 담은 결단(決斷)을 주관한다. 정지의식(情志意識) 과정으로 보면 사려한 후에 결단하게 되며 결단은 사려로부터 오므로 간담은 긴밀한 관계인 것이다.

제 3 장

한의학 기초

1 한의학 특성

1) 한의 4진법(四診法)

(1) 문진(問診) : 환자나 그 보호자에게 물어보고 병 상태를 알아보는 진찰법
과거의 병력, 생활력, 가족력/ 오한과 열나는 상태, 땀, 머리와 몸 상태, 대소변, 음식과 식욕, 가슴과 배, 귀와 눈, 잠, 월경 상태 등

(2) 문진(聞診) : 소리를 들어보거나 냄새를 맡아보는 진찰법
환자의 말소리, 숨소리, 기침소리, 트림이나 딸꾹질 소리, 신음소리
입냄새, 방귀 냄새와 대변, 소변, 가래, 고름, 월경혈 등

(3) 망진(望診) : 환자의 의식상태, 얼굴의 빛깔과 윤기, 체격, 영양상태, 몸가짐, 피부, 혀, 눈, 손톱, 대소변과 기타 분비물의 빛깔과 성질, 형태를 살펴보는 진찰법
* 설진(舌診) : 4진법 중 비교적 객관적이며 정확한 진단법 중 하나

(4) **절진(切診)** : 환자의 몸을 만져보면서 병적 증상을 찾아내는 진찰법
맥상(脈像)의 변화, 몸 겉면이 찬가 더운가, 가슴과 배 등 몸의 일정 부위에 생긴 여러 가지 종물(腫物)의 형태와 크기 및 움직임 정도, 아픈 부위, 부은 상태
* **평맥**(平脈) : 1 호흡 시 맥 4~5회, 1분에 65~80회(일반적으로 70회 전후)

2) 팔강변증(八綱辨證)

① 표(表), 리(裏)　② 한(寒), 열(熱)
③ 허(虛), 실(實)　④ 음(陰), 양(陽)

3) 사기(四氣)

사기는 음식물의 성질을 사계절의 기운으로 비유한 것인데 온화, 뜨거움, 시원함, 찬 것으로 나뉜다.

(1) 온화한 성질(溫性)

온성은 봄의 기운과 비슷한 성질이 있다.
① 몸의 양기를 보한다. 인삼, 황기, 감초, 대추, 녹용, 호두, 구채자 등이 있다.
② 한(寒)증을 치료한다. 계지, 자소엽, 생강, 파 등이 있다.
③ 기혈을 소통한다. 진피, 장미, 잇꽃, 산사, 해백 등이 있다.

(2) 뜨거운 성질(熱性)

여름의 기운과 비슷한 성질을 가지고 있어 왕성하게 뻗어나가는 성질이 있다.
① 복용하면 열감을 느끼며 한증을 치료한다. 부자, 마른 생강, 계피, 후추 등이 있다.
② 발산 및 발한 효과로 사기를 쫓는다.

(3) 시원한 성질(涼性)

가을의 기운과 비슷하다.
① 음을 보한다. 더덕, 맥문동, 둥굴레, 구기자, 귀갑, 별갑 등이 있다.

② 열을 없앤다. 열로 인한 감기에 효과가 있다. 박하, 상엽, 국화, 갈근 등이 있다.

(4) 찬 성질(寒性)

겨울의 기운과 비슷하다.

열을 끄는 작용, 즉 소염, 해열, 항균작용이 있다. 석고, 갈대 뿌리, 죽엽, 연자심, 결명자, 황련, 민들레, 야국화, 쇠비름, 생지황 등이 있다.

4) 오미(五味)

(1) 신 맛

수렴, 고섭하는 작용이 있다.

석류, 사과, 오미자, 산수유, 복분자, 연자 등이 있다.

(2) 쓴 맛

오행에서 화에 속한다.

① 기운을 아래로 사하는 작용이 있다. 대황, 행인, 치자 등이 있다.

② 습을 제거하여 건조시키는 작용이 있다. 황련, 황백, 사철쑥 등이 있다.

(3) 단 맛

오행의 토에 속하며 대부분의 식품들이 감미이다.

쌀, 찹쌀, 밀, 율무, 팥, 검은깨, 미역, 뱀장어, 옥수수, 두부, 복숭아, 수박, 앵두, 대추, 잣, 호두, 밤, 땅콩, 대두, 미꾸라지, 닭고기, 계란, 돼지고기, 쇠고기, 우유, 양고기, 호박, 고사리, 가지 등이 있다.

① 보하는 작용이 있다.

인삼, 황기는 양과 기를 보하고 사삼, 구기자 등은 음을 생성하여 진액을 보한다.

② 해독, 통증 완화, 약성의 조화 등의 작용이 있다. 감초, 대추, 꿀 등이 있다.

(4) 매운 맛

① 발산작용이 있다. 계지, 생강, 파, 박하, 갈근, 담두시 등이 있다.

② 기와 혈의 운행을 촉진한다. 진피(陳皮), 장미, 익모초, 잇꽃, 당귀 등이 있다.

(5) 짠 맛

동물과 해산물 등이 이에 속한다.

① 딱딱한 것을 부드럽게 하는 작용이 있다.

② 짠 맛은 신과 통하며 신기를 보한다.

(6) 담담한 맛

담담한 맛은 이뇨 작용이 있어 진액대사의 배설을 촉진한다.

복령, 율무, 수박, 호박 등이 있다.

(7) 떫은 맛

떫은 맛은 신맛보다 수렴 작용이 더 강하다. 용골, 모려, 오징어 뼈, 연자 등이 있다.

5) 체질

체질이란 현재 내 몸의 상태, 즉 각 세포, 조직, 기관, 계가 가지고 있는 특성이다. 어떤 환경 속에서는 건강하게 잘 살아갈 수 있고 어떠한 상황 속에서는 아프고 병에 잘 노출되는 지 등의 성질을 나타낸다.

2 음양오행론

1) 음양론(陰陽論)

(1) 음양의 원리

음양론은 모든 사물이 서로 대립되고 상반되는 속성을 가진 두 개의 측면 즉, 음과 양으로 이루어졌다고 보는 것으로 사물 현상의 발생, 변화, 발전의 원인을 설명한다. 여기서 음과 양은 땅과 하늘, 물과 불, 찬 것과 더운 것, 밤과 낮, 장(臟)과 부(腑)와 같이 상대적이고 대립되는 속성을 표시하는 개념이다. 그런데 이 음과 양은 상호 대립하는 관계에 있을 뿐만 아니라 동시에 서로 의존하고 통일되어 있다. 또한 음과 양은 고정 불변하는 것이 아니라 시간, 장소 및 조건에 따라 달라지며 음과 양 사이에는 뚜렷한 한계가 없고 상호 전화하여 음은 양에, 양은 음에 서로 포함되어 있다. 그런데 음과 양은 끊임없이 변하지만 정상적인 조건에서는 그 어느 쪽도 치우치지 않고 상대적 균형을 유지한다. 만약 몸에서 음양의 상대적 균형이 무너지면 병이 생기게 되는데 이에 대한 치료는 무너진 음양의 균형을 바로 잡는데 있다.

① 자연에서의 음양

음 : 수, 지, 야, 추동, 여, 한, 중, 암, 월, 하강, 내향, 정지, 우

양 : 화, 천, 주, 춘하, 남, 열, 경, 명, 일, 상승, 외향, 운동, 좌

② 인체에서의 음양

음 : 리, 흉복부, 하반신, 사지내측, 근골, 오장, 혈, 억제, 쇠퇴, 정지

양 : 표, 잔등부, 상반신, 사지외측, 피부, 육부, 기, 흥분, 항진, 활동

③ 질병에서의 음양

음 : 한, 허증, 지맥, 만성, 감퇴, 과이완, 위축, 저림, 부종, 물렁함

양 : 열, 실증, 삭맥, 급성, 증진, 과긴장, 팽창, 통증, 종창, 딱딱함

④ 음허, 양허, 망음, 망양

음양변증의 다른 일면으로, 인체의 음액과 양기의 편쇠(偏衰)를 변별하는 것이다. 음액부족이 음허이고 음액폭탈(陰液暴脫)이 망음이다. 양기부족이 양허이고 양기폭탈(陽氣暴脫)은 망양이다. 음허, 양허, 망음, 망양의 4가지 모두 허증이지만 한열의 구분이 있다. 즉, 음허, 망음은 열상이 있고, 양허, 망양에는 한상이 있다.

망음은 땀이 많고 피부에 작열감이 있으며, 사지는 따뜻하고, 정신정서는 번조하고, 심하면 의식이 몽롱해지고, 구갈하여 냉음을 좋아하고, 호흡이 짧고 촉급해서 잘 이어지지 않고, 설질은 붉고 건조하며, 맥은 삭인데 힘이 없다.

망양은 땀이 나서 피부가 냉하고, 사지궐냉하고, 정신정서가 희미하고 번조할 수도 있으며, 심하면 의식이 몽롱하고, 구갈은 없으나 따뜻한 음수를 좋아하며, 맥은 침세삭(沉細數)하다.

망음, 망양은 음허, 양허에 비하면 병정이 급하고 위중하다. 예로 고열, 대한, 급격한 구토와 설사, 대출혈 등으로 인체의 양기와 음혈이 크게 모손되면 망음, 망양의 증후가 발생한다. 이때 인체의 양기와 음액이 다 같이 손상되는데 이는 음양이 호근이기 때문이므로 음액이 망실되면 양기도 의지할 곳을 잃고 산월하고, 양기가 망실되면 음액도 화생되지 못해서 쇠갈하게 된다. 그래서 망음은 곧 바로 망양으로 전화되고, 망양 후에도 종종 상음이 나타난다.

(2) 건강생활을 위한 음양평형 섭생

① **과일의 균형식** – 배, 사과
② **채소의 균형식** – 배추 뿌리와 줄기
③ **곡류의 균형식** – 쌀, 현미, 잡곡
④ **단백질 균형식** – 생선, 육류

2) 오행론(五行論)

(1) 오행의 속성

오행론은 사물 현상의 발생, 발전의 근원을 목, 화, 토, 금, 수라는 5가지 물질의 상호작용으로 본 것이다. 여기서 오행은 나무, 불, 흙, 쇠, 물이라는 물질 그 자체만을 가리키는 것이 아니라 우주의 모든 사물현상들 속에는 오행과 같은 속성(=성질)이 있다고 파악한 일종의 범주론이라고 할 수 있다. 그런 점에서 오행론은 5가지 물질의 속성에 따라 인체의 장기계통은 물론 모든 자연계의 사물현상들을 연관시켰다.

오행(五行)	木	火	土	金	水
오장(五臟)	간(肝)	심(心)	비(脾)	폐(肺)	신(腎)
오부(五腑)	담(膽)	소장(小腸)	위(胃)	대장(大腸)	방광(膀胱)
오지(五志)	노(怒)	희(喜)	우사(憂思)	비(悲)	경공(驚恐)
오미(五味)	신맛(酸)	쓴맛(苦)	단맛(甘)	매운맛(辛)	짠맛(鹹)
오관(五官)	눈(眼)	혀(舌)	입술(口脣)	코(鼻)	귀(耳)
오체(五體)	근(筋)	혈맥(血脈)	기육(肌肉)	피모(皮毛)	골수(骨髓)
오색(五色)	청(靑)	적(赤)	황(黃)	백(白)	흑(黑)
오기(五氣)	풍(風)	서(暑)	습(濕)	조(燥)	한(寒)
오액(五液)	눈물(淚)	땀(汗)	연액(涎)	콧물(涕)	타액(唾)
오성(五聲)	고함(呼)	웃음(笑)	노래(歌)	울음(哭)	신음(呻吟)
오성(五性)	정(靜)	조(燥)	역(力)	견(堅)	지(智)
오방(五方)	동(東)	남(南)	중앙(中)	서(西)	북(北)
오계(五季)	봄(春)	여름(夏)	장하(長夏)	가을(秋)	겨울(冬)
오취(五臭)	조(臊)	초(焦)	향(香)	성(腥)	부(腐)
오곡(五穀)	보리	기장	조	벼	콩
오축(五畜)	닭(鷄)	양(羊)	소(牛)	말(馬)	돼지(猪)
오맥(五脈)	현맥(弦脈)	구맥(鉤脈)	홍맥(洪脈)	모맥(毛脈)	석맥(石脈)

이러한 인체 각 장부의 오행적 분류와 자연현상과 인체 내에서의 그 성질의 규정은 우리 선조들의 질병치료 경험과 생활 경험에 깊이 뿌리박고 있는 것이다.

실제 동양의학에서는 각 장부의 생리와 병리를 이러한 오행질서속의 자연현상과 인체 각 부위와의 관련 속에서 설명해 왔고 이에 기초하여 질병을 치료해 왔다. 예를 들면 간은 눈과 관계가 있기 때문에 눈병이 나면 간을 다스리고, 간은 노여움의 감정과 밀접한 관계가 있기 때문에 노여움이 지나치면 간이 상하기 쉽다고 보았다. 간이 청색과 관련이 있으므로 간을 치료하기 위해서는 청(녹)색 약재와 음식을 섭취하였다.

음양과 오행의 두 학설은 불가분의 관계에 있으며 실제 임상에서는 상호 결합되어 운용되어 왔다. 이는 오행이 음양을 내포하고 있고, 음양이 오행을 내포하고 있기 때문이다. 그래서 인체의 장부에서도 음(陰)인 장(腸)으로서 간, 심, 비, 폐, 신이 있고 양(陽)인 부(腑)로서 담, 소장, 위, 대장, 방광이 있으며 오행가운데서도 간은 음중의 양, 심은 양중의 양, 비는 음중의 양, 폐는 양중의 음, 신은 음중의 음을 띠고 있는 것으로 파악하여 인체의 복잡한 생리현상을 유기적으로 이해하고 있다.

(2) 오행을 이해하고 건강생활에 적용하기

① 화를 잘내는 사람 – 신맛
② 건, 인대가 뻣뻣한 사람 – 짠맛
③ 몸에 열이 있는 사람 – 쓴맛
④ 초기 감기 – 매운맛
⑤ 火형의 열 있는 사람 불면증 – 북쪽

3) 음양으로 체질 분류

한의학을 배우고 한의술을 이용하는 데는 음양(陰陽)을 구분하는 것이 기본이다.

체질에도 음양의 구별이 있고, 병증에도 음양의 구별이 있으며, 약의 성질에도 음양의 구별이 있으니, 체질상의 음양을 분간하고 겉으로 나타난 증세의 음양을 살펴서 그 음양의 균형을 맞추면 병적현상은 자연스럽게 제거된다.

이 음양이 잘 조화되어야만 평상시 건강한 몸을 유지할 수 있고, 음양의 조화가 균형을 잃으면 병적현상이 나타나는 것이다.

음양은 체질구분에 가장 기본이 되는 체질학의 기초가 된다.

음양으로 체질을 구분하는 방법에는 여러 가지가 있으나 여기에서는 아래와 같은 방법으로 구분해 본다.

(1) 형태로 본 음양

① 양적인 사람은 비교적 마르고 강단이 있는 편이나, 음적인 사람은 비교적 뚱뚱하고 무른 편이다.
② 양적인 사람은 대개 이마가 넓고, 음적인 사람은 대개 이마가 좁다.
③ 양적인 사람은 얼굴 전면이 돌출된 형이 많고, 음적인 사람은 얼굴 전면이 움푹 들어간 사람이 많은 편이다.
④ 양적인 사람은 하체보다 상체가 발달되어 있고, 음적인 사람은 상체보다 하체가 발

달되어 있다.

⑤ 양적인 사람은 대게 목소리가 우렁차고 크며, 음적인 사람은 그와 반대이다.

⑥ 양적인 사람은 말수가 많은 편이고, 음적인 사람은 말수가 대개 적은 편이다.

⑦ 양적인 사람은 매우 활동적이고, 음적인 사람은 약간 소극적인 면이 보인다.

(2) 생일로 본 음양

① 양적인 사람은 태어난 생일이 따뜻할 때 이고, 추울 때 태어난 사람은 대개 음적이다.

② 양적으로 활동적인 사람은 태어난 시간이 낮시간이 많고, 밤시간대에 태어난 사람은 대게 음적이다.

(3) 맥상으로 본 음양

① 양인의 경우 촌구맥에서 부대한 맥이 뛰고, 음인은 침지한 맥이 잡힌다. 부대한 맥이란 박동이 비교적 크고 힘이 있으며, 침지한 맥이란 박동이 비교적 약하고 느린 맥을 말한다.

(4) 병증으로 본 음양

① 양인은 가슴위의 질병이 발생할 빈도가 높으며, 음인은 가슴아래에서 하반신까지의 질병에 노출되기 쉬운 편이다.

② 양인의 경우 심장병이나 고혈압, 중풍 등에 노출되기 쉬우며, 음인의 경우 암이나 치매 등에 노출되기 쉽다.

건강은 건강할 때 체질을 개선해 나가는 것이 중요하므로 정확하게 자기의 체질을 알아야 하며, 체질에 맞게 삶을 살아야 한다.

(5) 약성의 음양

① 양인은 시원한 음식을 좋아하는 편이고, 음인은 따뜻한 음식을 좋아하는 편이다.

② 양인에게 좋은 약은 쓴맛이 많으며, 음인에게 좋은 약은 매운맛이 많은 편이다.

3 사상체질

조선말기 시대에 동무 이제마 선생은 사상의학이란 학설을 주장하게 되는데 그 학설에 의하면 사람은 누구를 막론하고 태어나면서부터 4가지 형의 체질범주를 벗어날 수 없으며, 그 체질의 차이는 각 장기의 기능상의 강약에서 오는 상호 균형 상태에 따라 구분된다고 하였다.

인간은 태어나면서부터 천부적으로 받은 장부의 허실이 있고, 이에 따른 희노애락의 성정이 작용하여 생리현상을 이룬다고 하였으며, 사람의 생김새와 거동, 식성, 심리상태 까지도 이러한 체질적인 요인에 의해서 작용된다고 하였다.

그러므로 체질에 따라 사람마다 독특한 체질생리와 병리설이 성립되고, 약물, 치법, 음식물은 물론 양생법과 성격의 구성까지도 체질적인 요소가 좌우한다고 하였다.

따라서 동일한 병이라도 그 치료는 자연체질에 맞게 달라져야 할 것이며, 병을 미리 예방할 수 있는 양생법도 또한 체질에 따라 각기 달라져야 한다는 것이다.

여기서 4가지 체질이란 태양, 소양, 태음, 소음인데, 각 체질에 따른 장부의 허실이 상대적으로 작용하고 있고, 만일 허가 더욱 허해지거나 실이 더욱 실할 때에 병적상태로 나타난다고 하였으며 이를 장부의 대소로 칭하였는데, 대소란 해부학적 의미가 아니라 하나의 기능을 말한 것이다.

- 태양인 – 폐대간소
- 소양인 – 비대신소
- 태음인 – 간대폐소
- 소음인 – 신대비소

다시 말하면 태양인은 간기능이 약하고, 소양인은 신장기능이 약하며, 태음인은 폐기능이 약하고, 소음인은 소화기능인 비장이 약하다고 말하며, 이러한 체질에 따라 체질을 구별하는데 체격과 심리상태와 생리적, 병적 특징을 설명하고 있고, 각 체질별 식성과 적용음식이 기록되어 있다.

이러한 내용들을 다음과 같이 구분하였다.

1) 태양인

태양인은 상체가 발달하고 하체가 허약하며, 폐의 기능이 왕성하고 간의 기능이 약한 체질이다. 또한 발산하는 기운이 강하고, 항상 앞에서 나아가려는 성질이 강하고, 안에서 흡수해서 저장하는 기운이 약하며, 뒤로 물러서려 하지 않는 성격이 강하다. 적극성이 지나치고, 어떤 일이든 실패한다는 생각을 안 하기 때문에 어려움을 과소평가하는 경향이 있다. 따라서 이 군에 속한 사람은 일을 착수하기 전에 충분히 조사하고 대비책을 마련해야 하며, 능력에 맞지 않는 일은 서두르지 말아야 한다고 권고하고 있다.

(1) 이로운 음식

① 생랭한 음식, 담백한 음식

㉠ 곡류 : 메밀, 냉면

㉡ 해물 : 새우, 조개류(굴, 전복, 소라), 게, 해삼, 붕어

㉢ 채소 : 순채나물, 솔잎

㉣ 과일 : 포도, 머루, 다래, 감, 앵두, 모과, 송화(가루)

㉤ 주류 : 청주

(2) 해로운 음식

① 맵고 뜨거운 음식, 지방질 많은 음식

② 칼로리 많고 중후한 음식

③ 콩, 쇠고기, 우유

(3) 건강차

모과차, 감잎차, 오가피차

2) 소양인

소양인은 비위의 기능이 왕성하고, 신장 및 비뇨기계의 기능이 약하며, 상체가 강하고 하체가 약한 체질이다. 평소 열이 많고 성격이 적극적이고 외향적이며, 자신의 생각을 잘

표현하고, 용감하고, 예리하며, 동작이 민첩하고, 빠른 체질이다. 또한 평소 일을 잘 벌이는 편이며, 임기응변에 강하고, 여러 가지 일을 동시에 잘 소화해 내는 특징이 있다.

그러나 소양인은 피곤하면 쉽게 심리적으로 불안해지고 초조해지며 별일도 아닌 것을 확대해서 받아들이는 성격이고, 특히 패쇄 공간이나 무더운 환경에서는 답답함을 느낀다.

소양인은 자주 새로운 일을 시작하지만 끈기가 없어 쉽게 포기하므로, 건강한 생활을 하기 위해서는 일을 할 때 마무리 지을 확고한 의지가 없으면 벌이지 말아야 하고, 밖으로만 눈을 돌리지 말고 항상 안을 살피고 뒤돌아보는 자세가 필요하다.

소양인은 평소에 대변이나 소변을 매일 규칙적으로 보고 충분한 수면을 확보하여 피로를 풀고 여유를 갖고 맑은 기운을 확보하는 것이 건강을 지키는 방법이다.

(1) 이로운 음식

① 싱싱하고 찬 음식

㉠ 곡류 : 보리, 팥, 녹두

㉡ 육류 : 돼지고기, 계란, 오리고기

㉢ 해물 : 생굴, 해삼, 멍게, 전복, 새우, 게, 가재, 복어, 잉어, 자라, 가물치, 가자미

㉣ 채소 : 배추, 오이, 상치, 우엉(뿌리), 호박, 가지, 당근

㉤ 과일 : 수박, 참외, 딸기, 바나나, 파인애플

㉥ 주류 : 맥주, 뽕나무, 창포, 감주, 오가피주

㉦ 기타 : 생맥주, 빙과

(2) 해로운 음식

① 열을 내는 음식

② 맵거나 자극적인 음식

③ 겨자, 후추, 카레, 고추, 생파, 마늘

④ 닭고기, 개고기, 염소고기

⑤ 꿀, 인삼

(3) 건강차

구기자차, 당근즙, 녹즙

(4) 소양인에게 좋은 보약재

숙지황, 산수유, 구기자, 생지황, 영지버섯

3) 태음인

태음인은 간기능은 왕성하고, 폐기능은 약하며, 체형 중 허리 부분이 발달한 체질이다.

태음인은 거두어들여서 저장하는 기운이 강하고, 소모하여 발산하는 기운이 약하다. 따라서 항상 저장하려고만 하고, 에너지를 사용하려고 하지 않아 비만이 많다.

태음인은 제자리를 지키는 것을 좋아하며, 끈기가 있고, 밖에 돌아다니는 것을 별로 좋아하지 않는다. 태음인은 다른 체질에 비해 체중이 쉽게 증가하고, 평소 피곤하면 눈이 피로하며, 입이 마르거나 쓰고 냄새가 많이 나게 되고 갈증을 느껴 물을 많이 마시는 경향이 있으며, 스트레스를 받게 되면 아랫배에 가스가 차서 답답하거나 평소보다 식욕이 왕성해져 배고픈 것을 못 참는 경우가 많다. 태음인은 새로운 일을 시작하는 것을 두려워하고 귀찮아한다. 그러나 일단 일을 시작하면 끈기가 있어 마무리를 잘 짓는다.

따라서 태음인은 새로운 일에 너무 두려워하지 말고 바깥을 살피는 자세가 필요하며, 몸을 많이 움직여야 한다. 태음인은 탐욕이 있는데, 항상 욕심을 버리는 생활을 하고, 평소 운동을 많이 하여 체중을 조절하여야 한다.

(1) 이로운 음식

일반적으로 체구가 크고 위장기능이 좋은 편이므로, 동・식물성 단백질이나 칼로리가 높고 맛이 중후한 식품이 좋다. 또한 호흡기와 순환기 계통이 약하므로, 허약한 폐의 기능을 보호해 줄 수 있는 식품이 좋다.

① **곡류** : 밀, 콩, 고구마, 율무, 수수, 땅콩, 들깨, 설탕, 현미

② **육류** : 쇠고기, 우유, 버터, 치즈

③ **해물** : 간유, 명란, 우렁이, 뱀장어, 대구, 미역, 다시마, 김

④ **과일** : 밤, 잣, 호두, 은행, 배, 매실, 살구, 자두

⑤ **채소** : 무, 도라지, 당근, 더덕, 고사리, 연근, 토란, 마, 버섯, 알로에

⑥ **주류** : 복분자술, 맥주

(2) 해로운 음식

비만이 되거나 고혈압과 변비에 걸리기 쉬운 체질이므로, 자극성이 있는 식품이나 지방질이 많은 음식은 피해야 한다. 따라서 닭고기, 개고기, 돼지고기, 삼계탕, 인삼차, 굴, 생강차는 좋지 않으니 되도록 삼가시고 드시게 되더라도 과식하지 않도록 한다.

(3) 평소 즐기면 좋은 차

들깨차, 율무차, 칡차가 좋다. 시중에 파는 율무차는 보통 율무와 들깨가 섞여 있는데, 둘 다 태음인에게 적합한 곡물이다. 칡은 갈근이라고도 하는데, 맛이 다소 씁쓸하면서도 단맛이 있다. 해열과 발한 작용이 있어서 감기약 처방에 대표적으로 들어가는 약재이다. 달여서 차로 마셔도 좋고, 생즙을 내어 마셔도 좋다. 생즙은 숙취에도 효과가 있다.

(4) 태음인에게 좋은 보약재

녹용, 웅담, 오미자, 맥문동, 갈근

4) 소음인

소음인은 비위 기능이 약하고, 신장이나 비뇨기계통이 너무 강한 체질이다.

평소 추위를 많이 타고, 소화가 잘 안 되는 사람이 많다. 소음인은 대체적으로 차분하고, 신중하며, 섬세한 장점이 있다. 하지만 너무 조심스럽거나 소극적인 생각을 갖다보면 불안해지기 쉬우므로 항상 적극적이고 긍정적인 생각을 갖도록 하는 것이 좋다.

소음인은 평소 소식하는 습관을 들이고, 찬 음식을 주의하여 위의 부담을 줄이고 먹은 음식이 소화가 잘 되도록 운동을 규칙적으로 하는 것이 좋다.

하지만 기운이 부족하기 쉬운 허약한 체질이므로 과도한 운동이나 목욕으로 땀을 많이 내는 것을 피하고, 손발과 몸을 따뜻하게 하고 마음을 편안하게 유지하는 것이 중요하다.

(1) 이로운 음식

소음인은 소화기능이 약하고 냉한 체질이므로, 소화하기 쉽고 따뜻한 성질의 식품이 좋다. 조리할 때에는 자극성 있는 조미료를 사용해서 식욕을 북돋워 주는 것이 소화에 이롭다.

① **곡류** : 쌀, 차조, 감자

② **과일** : 사과, 귤, 토마토, 복숭아, 대추
③ **육류** : 닭고기, 개고기, 노루고기, 참새, 꿩, 양젖, 염소고기, 양고기, 벌꿀
④ **해물** : 명태, 도미, 조기, 멸치, 민어, 미꾸라지
⑤ **채소** : 시금치, 양배추, 미나리, 파, 마늘, 생강, 고추, 겨자, 후추, 카레
⑥ **주류** : 탁주, 인삼주

(2) 해로운 음식

소화하기 힘든 지방질 음식이나 찬 음식과 날음식(생랭한 음식은 설사를 유발하기 쉽다. 냉면, 참외, 수박, 냉우유, 빙과류, 생맥주), 보리밥, 돼지고기, 오징어, 밀가루 음식(특히 라면)이 좋지 않다.

(3) 평소 즐기면 좋은 차

소음인에게는 좋은 차가 많다. 계피차, 인삼차, 생강차, 꿀차, 쌍화차 등이 소음인에게는 좋은 차이다. 겨울철에 뜨거운 계피차를 마시면 발한과 구풍 작용이 있어 감기를 예방하는 효과가 있다.

(4) 소음인에게 좋은 보약재

인삼, 부자, 황기, 계피, 당귀

4 음양오행 체질

현재의 몸상태를 저체중, 정상, 과체중으로 분류하고, 체중별 몸 속이 뜨거운지, 따뜻한지, 차가운지로 구별하여 목형, 목화형, 화형, 화토형, 토형, 토수형, 금형, 금수형, 수형 등 9가지 체질로 구분한다.

1) 17가지 설문으로 몸 안의 열(熱), 평형(平衡), 한(寒) 상태 체크

(1) **혀 색깔** : 진한 빨강, 옅은 빨강, 자주색

(2) **혓바닥 색** : 황색, 얇은 흰색, 두꺼운 흰색

(3) **얼굴** : 붉은색, 보통, 창백

(4) **손** : 뜨겁다, 따뜻하다, 차다

(5) **발** : 뜨겁다, 따뜻하다, 차다

(6) **찬물** : 좋아한다, 보통, 싫어한다

(7) **대변** : 딱딱하다, 보통, 묽다

(8) **소변색** : 노란색, 보통, 투명색

(9) **추위** : 안탄다, 보통, 탄다

(10) **맥박** : 빠름(85 이상), 보통(65~85), 늦음(65 이하)

(11) **눈** : 건조, 보통, 눈꼽잘낌

(12) **인후(목)** : 건조, 보통, 가래많음

(13) **얼굴피부** : 건조, 보통, 부은감

(14) **발목 위 10cm 피부** : 건조, 보통, 부은감

(15) **머리카락** : 건조, 보통, 유분감

(16) **갈증** : 쉽게 느낌, 보통, 느낌 없음

(17) **하복부** : 열감있음, 따뜻함, 차가움

음양오행체질		
저체중	몸이 차가운 체질	목(木)형
	몸이 따듯한 체질	목화(木火)형
	몸에 열이 있는 체질	화(火)형
정상체중	몸에 열이 있는 체질	화토(火土)형
	몸이 따뜻한 체질	토(土)형
	몸이 차가운 체질	토수(土水)형
과체중	몸에 열이 있는 체질	금(金)형
	몸이 따뜻한 체질	금수(金水)형
	몸이 차가운 체질	수(水)형

2) 음양오행 체질별 건강 생활법

체질	물(음료수)	과일
① 목형	따뜻하게 많이	큰 과일
② 목화형	따뜻하게 많이	큰 과일
③ 화형	미지근하게 많이	큰 과일
④ 화토형	미지근하게 적당히	중간크기 과일
⑤ 토형	미지근하게 적당히	중간크기 과일
⑥ 토수형	뜨겁게 적당히	중간크기 과일
⑦ 금형	미지근하게 소량	작은 과일
⑧ 금수형	뜨겁게 소량	작은 과일
⑨ 수형	뜨겁게 소량	작은 과일

3) 음양오행 체질별 건강 식생활법

체질	오미(五味)	사기(四氣)
① 木형	단맛, 매운맛	온성, 열성
② 木火형	단맛, 신맛	온성, 량성
③ 火형	신맛, 쓴맛	량성, 한성
④ 火土형	쓴맛, 짠맛	량성, 한성
⑤ 土형	짠맛, 단맛	온성, 량성
⑥ 土水형	매운맛, 단맛	온성, 열성
⑦ 金형	담담한맛, 쓴맛	량성, 한성
⑧ 金水형	담담한맛, 매운맛	온성, 량성
⑨ 水형	담담한맛, 매운맛	온성, 열성

5 병인과 병기

1) 병인(病因)의 이해

(1) 병인의 개념

병인(病因)이란 병의 원인을 뜻하는데, 『의학원류론(醫學原流論)』〈병동인별론(病棟因別論)〉에서는 '범인지소고 위지병, 소이치차병자 위지인(凡人之所苦 謂之病, 所以致此病者 謂之因)'이라 표현하였다. 이것은 보통 사람이 괴로워하는 것을 일컬어 '병(病)'이라 하고, 이 병을 일으키는 것을 일컬어 '인(因)'이라 한다는 말이다.

다른 말로는 '발병인자(發病因子)'나 '병사(病邪)'라고도 한다. 육음이나 칠정, 음식 실조, 방실, 과로, 외상 등이 주요한 발병 원인이다. 이러한 것들이 병을 일으키는 원인이 되어 병이 들면, 체내에 노폐물이 쌓이고 이것이 다시 새로운 병의 원인으로 작용하는 경우를 '계발 원인(繼發原因)'이라 하고, 대표적으로 담음, 어혈, 결석 등이 이에 해당된다.

이러한 병인학설은 한의학 이론의 중요한 부분으로, 각종 질병이 생기는 근본 원인을 연구하고 그 특징을 파악하는 것을 목적으로 한다.

(2) 병인의 분류

병인의 분류 방법은 시대에 따라 차이가 있었다. 『황제내경(黃帝內徑)』〈소문(素問)〉 제62편 '조경론(調經論)'에서는 병인을 외부로부터 침범한 외부 인자인 양사(陽邪)와 음식의 부절제와 방사 등의 내적인 원인인 음사(陰邪)로 분류하였다. 이후 장중경(張仲景)은 『금궤요략(金匱要略)』에서 병인을 크게 세 가지로 분류하고 있다. 첫째는 경락을 통해서 장부로 들어오는 것, 둘째는 사지오관과 혈맥끼리 서로 전이되고 영향을 주어 혈맥이 막히는 것, 셋째는 방사나 외상, 독충 등에 의한 것이라고 보았다.

하지만 오늘날은 외부 원인과 내부 원인, 계발 원인, 불내외인(원인 불명) 등으로 분류하는 것이 일반적이다.

① 외부 원인(外因)으로는 풍(風), 한(寒), 서(暑), 습(濕), 조(燥), 화(火)의 여섯 가지

기후 변화, 즉 육기(六氣)가 원인이 된 '육음(六淫)'과 오늘날 세균의 개념인 '역기(疫氣)'가 있다.

② 내부 원인(內因)으로는 칠정(七情), 음식의 부절제, 과로 등이 있다.

③ 계발 원인(繼發原因)으로는 담음(痰飮), 어혈(瘀血), 결석(結石) 등이 있다.

④ 불내외인(不內外因)은 매우 다양하지만, 일반적으로 외상, 기생충, 유전 등의 요인으로 볼 수 있다.

2) 주요 외인(外因) – 육음(六淫)

(1) 육음의 특징

① 밖에서 안으로 들어오는 원인으로, 피부와 입, 코 등을 통해 우리 몸속에 들어오고 전신을 돌며 질병을 일으킨다. 이것은 급하게 발병하고 초기에는 오한이나 발열, 두통 등의 증상이 많이 나타난다.

② 육기의 기운이 넘치거나 부족할 때, 또 시기에 맞지 않는 기후 환경으로 인해 인체의 적응력이 한계를 넘거나 정기가 약하여 저항력이 떨어졌을 때 질병이 주로 발생한다.

㉠ 육음은 대부분 갑작스러운 기후 변화의 영향이 크다.

㉡ 인체의 정기 강약과도 연관이 있는데, 정기가 약해질 때 발병한다.

③ 육음은 외감성, 계절성, 지역성, 동시성, 전화성을 가지고 있다.

㉠ 피부, 입, 코 등을 통해 외부에서 침입하므로 '외감성(外感性)'이라 한다.

㉡ 자연의 기후 변화가 주요 원인이므로 계절별로 잘 나타나는 특정한 병이 있다. 이를 '시령병(時令病)'이라 하고, '계절성(季節性)'이라고도 한다.

㉢ 해안 지역은 습병이 많고, 산간 지역은 한사가 많은데, 이처럼 생활이나 직업 환경과 밀접한 관련이 있는 것을 '지역성(地域性)'이라 한다.

㉣ 단독으로 발병하기도 하지만, 두 가지 이상이 동시에 인체를 침범하여 발병하기도 하므로 '동시성(同時性)'이 있다고 한다.

㉤ 육음이 인체에 침범하여 작용할 때는 다른 성질의 사기로 변하기도 하는데, 이것을 '전화성(轉化性)'이라 한다. 예를 들면, 한사로 인한 감기가 시간이 지나면서 열사와 조사로 변하는 경우가 해당된다.

(2) 육음과 질병

육음은 인체의 발병 과정 중에 나타나는 증상의 특징을 자연계의 기후 현상과 서로 비교하여 개괄, 분류, 추리 과정을 거쳐 정리된 개념이다.

[표 3-1] 계절과 육음의 관계

계절	봄	여름	장마철(長夏)	가을	겨울
육음	풍사(風邪)	서사(暑邪), 화사(火邪)	습사(濕邪)	조사(燥邪)	한사(寒邪)

① 풍사(風邪)

풍사는 봄철의 주요 기운으로, 사람에게 발병할 때도 풍사라 한다. 바람은 사계절 모두 있으므로, 풍사의 병증은 봄에 주로 나타나지만 사계절 언제라도 나타날 수 있다.

[표 3-2] 풍사의 특징 및 병증

성질	특징	주요 병증
풍사양사(風邪陽邪)라 하여, 가볍고 닫힌 것을 열고 배출한다.	• 발병 위치는 위에 있다. • 발병 부위는 겉에 있다.	• 두통, 코 막힘, 목 가려움증 등이 있다. • 오한, 발열, 땀 흘림 등이 있다.
풍성선행수변(風性善行數變)이라 하여, 잘 움직이고 자주 변한다.	• 발병 위치가 자주 움직인다. • 증상의 변화가 빠르다.	• 관절염의 통증 부위가 자주 변하고, 따로 고정된 통증 부위가 없다. • 피부병이 나타나고 가라앉기를 반복한다.
풍성주동(風性主動)이라 하여, 풍사의 성질은 움직임에 있다.	• 사지 운동이 비정상적이다.	• 파상풍의 사지 뒤틀림과 위축, 얼굴 마비 등이 온다.
풍위백병지장(風爲百病之長)이라 하여, 모든 병의 우두머리가 된다.	• 다른 병사와 결합하고 옮겨가는 데 주도적 역할을 한다.	• 풍한, 풍습, 풍열, 풍조 등 다른 병사와 자주 결합한다.

② 한사(寒邪)

한사는 겨울철의 주요 기운으로, 냉기가 심해져서 병을 일으킨다. 이것은 자연계의 한랭(寒冷), 빙동(氷凍), 응결(凝結) 등의 현상과 질병의 특징이 유사하다. 특히 겨울철에 많이 나타나는 병인으로, 급격한 기온 하강이나 비에 젖거나 땀이 난 후와 같이 체온이 떨어지는 경우 풍사에 이어 한사가 들어오게 된다.

[표 3-3] 한사의 특징 및 병증

성질	특징	주요 병증
한성한랭(寒性寒冷)이라 하여, 한사는 차갑고 음사이다.	• 차갑고 냉하다. • 양기가 손상을 입는다.	• 오한, 발열 등이 있다. • 복부 냉통, 설사, 손발 차가움 등이 있다.
한사응체(寒邪凝滯)라 하여, 한사는 응결(凝結)한다.	• 기혈의 운행이 느리고, 더뎌져서 통증이 생긴다.	• 온몸이 춥고 관절이 아프다. • 머리와 전신, 아랫배 등에 통증이 심하다.
한사수인(寒邪收引)이라 하여, 한사는 수축한다.	• 피부를 수축하여 땀구멍을 막는다. • 근육이 수축되고 경련이 일어난다.	• 오한과 발열이 있지만, 땀은 나지 않는다. • 경락과 관절에 한사가 침범하여 펴고, 구부리는 것이 불편하다.

③ 화사(火邪)

화사는 여름철에 가장 왕성한 기운으로, 서사(暑邪)와 다르게 계절성이 명확하지 않다. 다시 말해, 사계절 모두 발생할 수 있다. 온열병에는 온사(溫邪), 열사(熱邪), 화사(火邪)가 있는데, 모두 양사(陽邪)이며, '온열지사(溫熱之邪)'라고 부른다. 온열병의 이 세 가지 병인은 양사라는 본질은 같지만, 온사가 심해지면 열사가 되고 열사가 더 심해지면 화사가 된다는 점에서 차이가 있다.

[표 3-4] 화사의 특징 및 병증

성질	특징	주요 병증
상부열상명현(上部熱象明顯)이라 하여, 열사의 성질은 위로 올라간다.	• 실열증은 상부 열감이 명확하다. • 양사(陽邪)로 양기가 왕성하면 열이 난다.	• 고열, 심번, 구갈, 땀 흘림, 안면 홍조, 안구 충혈 등이 있다.
이요심신(易橈心神)이라 하여, 쉽게 심신을 침범한다.	• 심장은 오행 중 화에 해당한다. • 심장은 화사에 취약하다.	• 불면증, 심번, 고열, 혼절, 광증 등이 나타난다.
이상진모기(易傷津耗氣)라 하여, 진액을 쉽게 손상한다.	• 화사는 진액을 손상시킴과 동시에 땀을 배설시켜 진액을 말린다.	• 구갈, 변비, 피로, 권태 등의 증상이 나타난다.

성질	특징	주요 병증
이생풍동혈(易生風動血)이라 하여, 쉽게 풍사를 일으키고 혈액 흐름을 빠르게 한다.	• 화사가 왕성하면 간장에서 풍사를 일으키게 된다. • 혈액의 흐름이 비정상적이다.	• 고열이 나고 사지가 뒤틀리고, 몸이 뒤로 꺾이는 증상이 나타난다.
이치종창(易致腫瘡)이라 하여, 종기가 쉽게 생긴다.	• 화사는 피부를 무르게 한다. • 화사가 심하면 피부 질환 중 대표적으로 종기가 잘 생긴다.	• 피부병 중 붉고, 붓고, 열이 나며, 종기가 생긴다.

④ 습사(濕邪)

습사는 장마철의 주요 기운으로, 음력 6월에 해당한다. 이때는 여름과 가을이 교차하는 시기로, 무덥고 비가 많이 오며, 공기 중의 습도가 1년 중 가장 높은 계절이다. 따라서 주로 비위를 침범해 병을 일으키게 된다. 습기가 많은 주거 환경, 차가운 음식 섭취 등이 대표적인 원인이 되며, 자연계의 조습(潮濕), 수습(水濕)이 정체하여 쌓이는 현상과 유사하다.

[표 3-5] 습사의 특징 및 병증

성질	특징	주요 병증
습위음사(濕爲陰邪)라 하여, 습사는 쉽게 정체된다.	• 무겁고 탁하고 끈적이며 쉽게 정체된다. • 신진대사를 막고 양기를 손상시킨다.	• 비위를 손상시켜 식욕부진, 소화불량, 묽은 변을 보는 등의 증상이 생긴다. • 심해지면 설사, 부종 등이 생긴다.
습성중탁(濕性重濁)이라 하여, 습의 성질은 무겁고 탁하다.	• 전신이 무겁고 시리며 아프다. • 분비물과 배설물이 탁하다.	• 머릿속이 아프고, 사지고 무거우며, 관절에 침범해 관절염이 생긴다. • 얼굴이 잿빛이고, 소변이 탁하며, 설사를 한다.
습성점체(濕性粘體)라 하여, 습사는 끈적거린다.	• 입안 등이 끈적거린다. • 발병 시간이 길고 은근히 아프다.	• 배변과 소변 배출이 어렵고, 입이 끈적거린다. • 습진, 관절염과 같이 발병 시간이 길고, 자주 재발하며 완치가 어렵다.
습성추하(濕性趨下)라 하여, 습사는 아래로 내려간다.	• 물의 성질로 아래로 내려가 주로 증세가 하지에서 나타난다.	• 소변이 탁하다. • 여성의 대하, 설사, 이질, 하지부종, 하지 궤양 등이 나타난다.

⑤ 서사(暑邪)

서사는 여름철의 주요 기운으로, 여름에만 생기는 계절성이 있다. 여름철의 열기가 심하여 발생하는 질병으로, 이 시기는 24절기 중 하지에서 입추까지가 해당된다. 크게 상서(傷暑)와 중서(中暑)로 구분하는데, 상서는 병세가 가볍고 완만한 반면, 중서는 병세가 급하고 위중하다.

[표 3-6] 서사의 특징 및 병증

성질	특징	주요 병증
서성염열(暑性炎熱)이라 하여, 서사의 성질은 뜨거운 열이다.	• 여름철의 열기로 발생한다.	• 고열, 번잡, 구갈, 안면 홍조, 안구 충혈 등이 나타난다.
서성승산(暑性升散)이라 하여, 서사의 특징은 위로 발산한다.	• 머리와 눈을 침범한다. • 심신을 침범한다. • 피부와 모공을 연다. • 진액을 손상시킨다.	• 머리가 맑지 못하고, 눈이 아른거리며, 얼굴이 붉어진다. • 혼절, 인사불성 등이 나타난다. • 땀을 많이 흘린다. • 갈증으로 물을 많이 마신다.
서다협습(暑多夾濕)이라 하여, 서사는 습사와 잘 결합한다.	• 서습(暑濕) 협잡증이 나타나다.	• 몸에 열이 나면서 무거움을 느낀다. • 가슴이 답답하고 구토나 설사 등의 증상이 나타난다.

• 비교적 경증인 상서는 열이 살을 상한 것이고, 위중한 중서는 열이 폐경에 있는 것이다.

⑥ 조사(燥邪)

조사는 가을철의 주요 기운으로, 이 시기에는 강수량이 적고 공기 중에 수분이 적어 건조해진 기후가 병을 일으킨다. 초가을의 온조(溫燥)와 늦가을의 양조(凉燥)로 구분한다. 온조는 여름의 열기와 결합하여 화사의 조사가 결합한 온조증(溫燥症)을 뜻하며, 양조는 가까운 겨울의 냉기와 조사가 결합한 양조증(凉燥症)을 뜻한다.

[표 3-7] 조사의 특징 및 병증

성질	특징	주요 병증
이상진액(易傷津液)이라 하여, 쉽게 진액을 상하게 한다.	• 진액을 손상시키고, 각종 건조 증상이 나타난다.	• 입과 입술이 건조하다. • 코와 인후가 마른다. • 피부가 건조해서 갈라지고, 변비가 있다. • 소변의 양이 줄어든다.

성질	특징	주요 병증
조이상폐(燥易傷肺)라 하여, 조사는 주로 폐를 상하게 한다.	• 가을철의 건조함이 폐기를 상하게 한다.	• 마른기침이 난다. • 가래는 적고 배출이 잘 되지 않으며, 끈적거린다. • 심하면 천식이 생기고, 가슴이 아프다.

3) 주요 내인(內因) – 칠정(七情)

(1) 칠정의 특징

① 칠정이란 정신과 정서 활동을 희(喜), 노(怒), 우(憂), 사(思), 비(悲), 경(驚), 공(恐)으로 나누어 지칭하는 말이다. 정서는 외부의 자극에 따라 반응하는 감정으로, 누구에게나 있다. 이러한 감정과 정서는 정상적인 생리와 심리 활동으로, 직접적으로 병을 일으키지는 않는다. 하지만 오랜 시간 동안 이러한 자극을 받거나 갑자기 강한 정신적 충격을 받으면, 인체의 생리 활동이 저하되어 장부 기능에 문제가 발생할 수 있다.

② 칠정은 장부의 기혈에 의존하고, 이것은 오장의 활동이 밖으로 표출된 것이다.

㉠ 『황제내경(黃帝內徑)』에서는 '사람의 정서 활동은 오장에 기인한 것으로, 기쁨(喜)은 심장의 감정이고, 분노(怒)는 간의 감정이고, 생각(思)은 비장의 감정이고, 슬픔(悲)은 폐의 감정이고, 두려움(恐)은 신장의 감정이다.'라고 하였다.

㉡ 〈소문(素問)〉 제66편 '천원기대론(天元紀大論)'에서는 '인유오장화오기, 이생, 희, 노, 사, 우, 공(人有五臟化五氣, 以生, 喜, 怒, 思, 憂, 恐)'이라 하였다. 이것은 '사람에게는 오장이 변한 오기가 있는데, 이것이 기쁨, 분노, 생각, 걱정, 두려움을 만들어 낸다.'는 말이다.

③ 질병의 변화와 칠정의 변화는 서로 영향을 주고받는 관계이다. 첫째는, 질병의 회복에 도움을 주는데, 정서가 안정되고 마음이 편안하면 신진대사가 원활해지기 때문에 질병 회복에도 긍정적인 효과를 미친다. 둘째는, 질병 회복에 장애가 되는 측면이다. 정서가 불안하고 우울하여 감정의 변화가 심해지면, 장부의 신진대사에도 장애가 생겨 질병이 악화되는 경향이 크다.

㉠ 『황제내경(黃帝內徑)』〈영추(靈樞)〉 제66편 '백병시생(百病始生)'에서는 '희노부절칙상장(喜怒不節則傷臟)'이라 하여 '기쁨과 분노가 절도에 맞지 않으면 오장을 상

한다.'라고 하였다.

㉡ 〈영추(靈樞)〉제8편 '본신(本神)'에서는 '우수자, 기폐색이불행(憂愁者, 氣閉塞而不行)'이라 하여 '우울하고 근심하면 기가 막혀 움직이지 않는다.'라고 하였다.

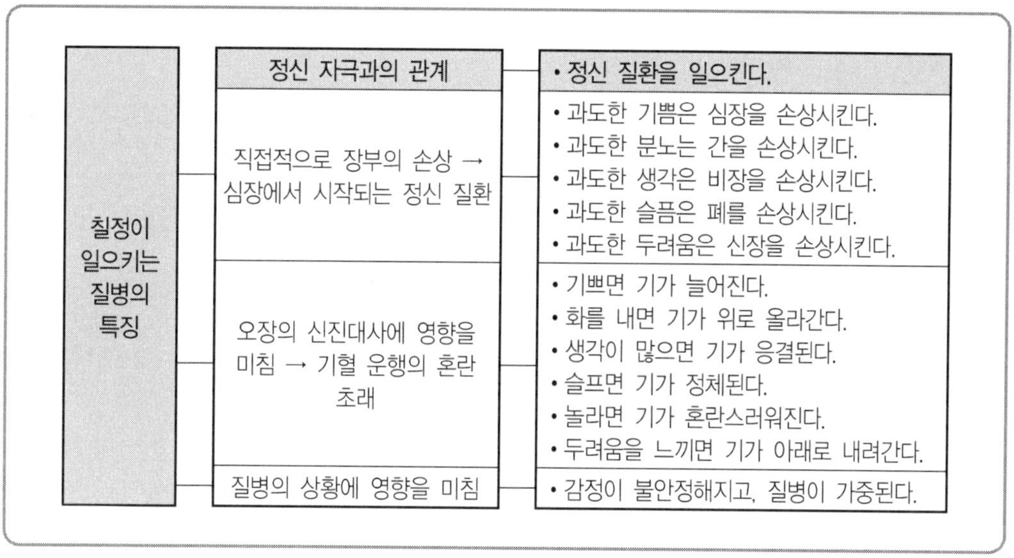

[그림 3-1] 칠정과 질병과의 관계

(2) 칠정에 영향을 받는 장부와 질병

칠정은 '희(喜), 노(怒), 우(憂), 사(思), 비(悲), 경(驚), 공(恐)'의 감정 변화에 따라서 각기 영향을 주는 장부가 다르며, 발병의 특징에도 차이가 있다.

① 과도한 경(驚)과 희(喜)는 심장을 상하게 한다. 희는 기를 늘어지게 하고, 경은 기의 작용에 혼란을 준다.

[표 3-8] 과도한 기쁨과 놀람이 일으키는 병과 특징

병인	일으키는 병과 특징	주요 병증
과도한 기쁨	• 가벼운 경우 심기가 흩어진다. • 심한 경우 정신을 잃는다.	• 가슴 두근거림, 불면증, 정신 집중 곤란 등이 있다. • 웃음이 멈추지 않고, 경거망동하게 된다.
과도한 놀람	• 심기가 혼란해지고 정신이 안정되지 못한다.	• 가슴 두근거림, 불면증, 정신 혼란 등이 있다.

② 『황제내경(黃帝內經)』〈소문(素問)〉 제3편 '생기통천론(生氣通天論)'에서는 '대노칙형기절, 이혈울우상, 사인박궐(大怒則形氣絕, 而血菀于上, 使人薄厥)'이라 하여 '크게 노하면, 기가 끊어지고 혈은 위로 치밀어 사람을 혼절하게 한다.'고 하였다. 또한 제5편 '음양응상대론(陰陽應象大論)'에서도 '노상간(怒傷肝)'이라 하여 '성을 내는 것은 간을 상하게 한다.'고 보았다.

[표 3-9] 과도한 분노가 일으키는 병과 특징

병인	일으키는 병과 특징	주요 병증
과도한 분노	• 간기가 위로 올라간다. • 피가 기를 따라 위로 올라간다. • 목극토(木克土)로 비위에 영향을 준다.	• 조급하고 쉽게 화를 내며, 두통, 안면홍조와 충혈 등이 나타난다. • 피를 토하거나 혼절하는 경우가 있다. • 구토, 설사, 식욕부진, 더부룩함 등이 있다.

③ 『황제내경(黃帝內經)』〈소문(素問)〉 제5편 '음양응상대론(陰陽應象大論)'에서는 '사상비(思傷脾)'라 하여 '과도한 생각은 비장을 상하게 한다.'고 하였다.

[표 3-10] 과도한 생각이 일으키는 병과 특징

병인	일으키는 병과 특징	주요 병증
과도한 생각	• 비기가 응결된다. • 심신이 불안해진다. • 간과 신장이 약해진다.	• 식욕부진, 더부룩함, 설사 등이 있다. • 가슴 두근거림, 불면증, 다몽, 치매 등이 있다. • 발기 부전, 유정, 생리 불순, 대하증 등이 있다.

④ 『황제내경(黃帝內經)』〈소문(素問)〉 제5편 '음양응상대론(陰陽應象大論)'에서는 '우상폐(憂傷肺)'라 하여 '과도한 근심은 폐를 상하게 한다.'고 하였다.

[표 3-11] 과도한 슬픔과 근심이 일으키는 병과 특징

병인	일으키는 병과 특징	주요 병증
과도한 슬픔	• 폐기를 소모한다.	• 목소리가 작고, 숨이 차며, 정신이 피폐해진다.
과도한 근심	• 폐기를 가둔다.	• 우울하고, 가슴이 답답하며, 숨이 찬다.

⑤ 『황제내경(黃帝內徑)』〈소문(素問)〉 제5편 '음양응상대론(陰陽應象大論)'에서는 '공상신(恐傷腎)'이라 하여 '과도한 두려움은 신장을 상하게 한다.'고 하였다. 또한 제39편 '거통론(擧痛論)'에서는 '공칙기하(恐則氣下)'라고 하여 '과도한 두려움은 기를 아래로 내린다.'고 보았다.

[표 3-12] 과도한 두려움이 일으키는 병과 특징

병인	일으키는 병과 특징	주요 병증
과도한 두려움	• 기혈을 아래로 내린다. • 신기를 공고히 하지 못하고, 정기를 상하게 한다.	• 안색이 창백하고, 심하면 혼절한다. • 뼈가 약해지고, 요실금과 유정이 나타난다.

4) 그 밖의 내인(內因)

(1) 음식 실조(飮食失調)

음식은 인체가 섭식해서 영양분을 얻고 생명을 유지하여 건강한 삶을 사는 기본 조건이 된다. 이러한 음식은 적당한 양과 섭취 시간, 청결 그리고 다양한 영양의 구성 등이 중요한데, 이것이 잘못되었을 때 병을 유발하는 병인이 된다.

① 쉽게 생각하면 음식의 부절제를 의미하는데, 장시간 동안 충분한 음식 섭취를 하지 못하였을 때 병이 생긴다. 예를 들면, 극심한 배고픔(기아)이 해당된다.

㉠ 제 시간에 음식을 섭취하지 못하면 위통, 구토 등의 증상이 나타나고, 위장을 상하게 된다.

㉡ 섭취된 양이 충분하지 못하면 기혈 생성이 제대로 되지 않아 기허(氣虛), 혈허(血虛) 등의 증상이 나타난다. 이로 인해 장부의 기능이 약해지는데, 특히 소아기 때는 생장 발육에 많은 문제가 따를 수 있다.

㉢ 다양한 영양분을 제대로 섭취하지 못하면 정기가 약해져 몸이 마르고, 면역력이 떨어져 자주 병에 걸리게 된다.

② 장시간 동안 과식을 하거나 폭음, 폭식을 하면 질병이 생긴다.

㉠ 과식으로 인해 소화가 되지 않아, 위에 음식이 정체되어 비위를 손상하게 한다.

이로 인해 배가 더부룩하고, 구토나 설사 등이 나타날 수 있다.

ⓛ 폭음과 폭식으로 담(痰)과 습(濕)이 발생하면 비장 기능이 약해진다. 이로 인해 비만, 심혈관 질환, 기침, 고지혈증 등의 증상이 나타날 수 있다.

ⓒ 『황제내경(黃帝內徑)』〈영추(靈樞)〉 제63편 '오미론(五味論)'에서는 '곡불입, 반일칙기쇠, 일일칙기소의(谷不入, 半日則氣衰, 一日則氣少矣)'라 하여 '음식을 섭취하지 못하는 사람은 반나절이면 기가 쇠약해지고, 하루면 기가 적어진다.'고 하였다.

ⓔ 『황제내경(黃帝內徑)』〈소문(素問)〉 제43편 '비론(痺論)'에서는 '음식자배, 장위내상(飮食自倍, 腸胃乃傷)'이라 하여 '음식을 두 배로 먹으면, 위장을 상하게 한다.'고 하였다.

③ 지나치게 차갑고 더운 음식, 술이나 기호 식품 등을 과도하게 한 가지만 섭취할 경우, 영양의 편중으로 인한 음식의 부조화로 질병이 발생하기 쉽다.

㉠ '한열편식(寒熱偏食)'이라 하여 차갑고 뜨거운 음식 중 한쪽만 편식하게 되면 음양의 기운이 균형을 잃어서 질병이 발생한다. 『황제내경(黃帝內徑)』〈소문(素問)〉 제5편 '음양응상대론(陰陽應象大論)'에서는 '수곡지한열, 감칙해우육부(水谷之寒熱, 感則害于六腑)'라 하여 '음식의 차갑고 뜨거움은 육부를 손상시킨다.'고도 하였다.

ⓛ '오미편식(五味偏食)'이라 하여 장시간 동안 신맛, 쓴맛, 단맛, 매운맛, 짠맛을 편식하면 장부의 기혈 균형이 깨지면서 질병이 발생한다. 〈소문(素問)〉 제74편 '지진요대론(至眞要大論)'에서는 '부오미입위, 각귀소희, 고산선입간, 고선입심, 감선입비, 신선입폐, 함선입신(夫五味入胃, 各歸所喜, 故酸先入肝, 苦先入心, 甘先入脾, 辛先入肺, 咸先入腎)'이라 하였다. 이것은 '오미가 위장에 들어가면 각각 좋아하는 곳으로 들어가는데, 신맛은 먼저 간으로 들어가고, 쓴맛은 먼저 심장으로 들어가고, 단맛은 먼저 비장으로 들어가고, 매운맛은 먼저 폐로 들어가고, 짠맛은 먼저 신장으로 들어간다.'는 뜻이다.

ⓒ 장시간 동안 특정 음식을 과도하게 섭취하면 영양의 불균형을 가져 와서 각종 질환이 발생한다. 『황제내경(黃帝內徑)』〈소문(素問)〉 제3편 '생기통천론(生氣通天論)'에서는 '고량지변, 족생대정(高粱之變, 足生大丁)'이라 하여 '과도한 음식의 편

중은 다리에 큰 티눈이 생기게 한다.'고 하였다.

ⓔ 장기간의 과도한 음주는 비위를 상하게 하여 배가 더부룩하고, 식욕부진 등의 질병이 생기기 쉽다.

[표 3-13] 음식의 부절제가 일으키는 병과 특징

병인		일으키는 병과 특징	주요 병증
음식의 부절제	기아	• 위를 상하게 한다. • 기혈이 부족해진다. • 정기가 약해진다.	• 위통과 구토 증상이 온다. • 기허, 혈허 증상으로, 생장 발육에 영향을 준다. • 몸이 마르고, 면역력이 약해진다.
	과식	• 비위를 상하게 한다. • 담습이 생긴다.	• 배가 더부룩하여 구토나 설사가 생긴다. • 비만, 심혈관 질환, 기침, 고지혈증 등이 생긴다.
	편식	• 차가운 음식은 비위의 양기를 손상시킨다. • 뜨거운 음식은 위에 열이 쌓이게 하고, 위장의 음기를 손상시킨다. • 특정 맛을 편식하면 장부의 균형이 깨진다. • 특정 음식을 편식하면 영양의 불균형을 초래한다. • 과도한 음주는 비위를 손상시킨다.	• 복통, 설사, 손발의 차가움 등이 나타난다. • 입 마름, 구취, 변비 등이 나타난다. • 각종 질병을 일으킨다. • 비만, 고지혈증, 어지럼증, 중풍, 당뇨병, 야맹증, 암, 각기병 등이 나타난다. • 배가 더부룩하고, 식욕부진에, 심하면 알코올 중독까지 진행된다.

(2) 과도한 피로

① 노동과 휴식은 서로 합리적으로 조절해야 하지만, 과도한 노동이나 과도한 휴식은 질병을 발생시킨다.

② 장부의 정기가 손상되어 기능이 약해지면, 말소리가 작고 기침을 많이 하며 땀을 흘리게 된다. 이로 인해 정신적인 영향을 받고 신체적으로도 마르게 된다.

③ 근육과 뼈를 상하게 하고, 피로로 인한 손상 질환이 생긴다.

(3) 과도한 스트레스

① 과도한 스트레스는 심장을 상하게 하여 가슴 두근거림, 건망증, 불면증 등을 유발한다.

② 과도한 스트레스는 비장을 상하게 하여 식욕부진, 설사, 배가 더부룩한 증상 등을

유발할 수 있다.

③ 현대인에게는 만병의 근원으로, 특정 원인이 밝혀지지 않은 많은 질환에 직·간접적으로 영향을 준다.

(4) 과도한 성생활과 출산

① 과도한 성관계와 출산은 선천지본(先天之本)인 신장의 정기를 손상시켜 요통, 하지 무력, 이명, 성기능 감퇴, 생리 불순, 생리통 등을 유발한다.

② 『황제내경(黃帝內經)』〈소문(素問)〉 제23편 '선명오기(宣明五氣)'에서는 '오로소상 구시상혈, 구와상기, 구좌상육, 구립상골, 구행상근, 시위오로소상(五勞所傷 久視傷血, 久臥傷氣, 久坐傷肉, 久立傷骨, 久行傷筋, 是謂五勞所傷)'이라 하였다. 이것은 '다섯 가지 노동으로 생긴 손상이 있는데, 오래 보면 혈을 상하고, 오래 누워 있으면 기를 상하고, 오래 앉아 있으면 살을 상하고, 오래 서 있으면 뼈를 상하고, 오래 걸으면 근육을 상하는데, 이것을 다섯 가지 노동 손상이라 한다.'는 뜻이다.

(5) 과도한 휴식

과도한 휴식은 운동 부족으로 기혈 순환이 원활하지 않고 장부의 기능이 약해져서 식욕부진이나, 가슴 답답함, 무기력, 가슴 두근거림 등의 증상을 유발한다.

[표 3-14] 과도한 피로와 휴식이 일으키는 병과 특징

병인		일으키는 병과 특징	주요 병증
과도한 피로(과로)	과도한 노동	• 기가 소모된다. • 몸이 마른다.	• 숨이 차고, 사지에 힘이 없으며, 정신이 피폐해진다. • 근육 조직이 손상된다.
	과도한 스트레스	• 심장이 손상된다. • 비장이 손상된다.	• 가슴 두근거림, 건망증, 불면증 등이 있다. • 식욕부진, 설사, 더부룩함 등이 있다.
	과도한 성생활과 출산	• 신장의 정기가 손상된다.	• 요통, 하지 무력, 이명, 성기능 감퇴, 생리 불순, 생리통 등이 있다.
과도한 휴식	기혈 순환의 부조화	• 장부의 기능이 약해진다.	• 식욕부진, 가슴 답답함, 무기력, 가슴 두근거림 등이 있다.

5) 계발 원인(繼發原因)

(1) 담음(痰飮)

① 담음은 인체의 수액 대사에 장애가 생겨서 형성된 병리적 산물로, 담음이 다시 질병을 일으킨다. 주요 수액 대사 장애로는 '수(水), 습(濕), 담(痰), 음(飮)'의 네 가지가 있다.

㉠ 습이 모이면 수가 되고, 수가 모이면 음이 되고, 음이 모이면 담이 된다.

㉡ 담음을 '만병의 우두머리'라고 한다.

㉢ 담음은 비만, 고지혈증, 당뇨, 각종 암 어지럼증 등과 관련이 있다.

② 외감 육음과 칠정, 음식의 부절제, 과로 등이 1차 원인으로 폐, 비장, 신장, 삼초의 수액 대사에 장애를 일으키고, 이로 인한 수액 정체로 2차 병인이 발생한다.

㉠『고금의감(古今醫鑒)』에서는 '담속습, 내진액소화, 혹인풍한습열지감, 혹칠정, 음식소상, 이치기역액탁, 변위담음(痰屬濕, 乃津液所化, 或因風寒濕熱之感, 惑七情, 飮食所傷, 以致氣逆液濁, 變爲痰飮)이라 하였다. 이것은 '담은 습에 속하고, 진액에서 만들어지며, 혹은 풍사, 한사, 습사와 열, 칠정, 음식의 부절제로 기의 운동이 문란해지고 진액이 탁해져서 담음으로 변한다.'는 뜻이다.

③ 담음은 경락, 근육, 장부 등 전신 각처에서 발병할 수 있다. 또한 병증의 변화가 다양하고 증세가 복잡하며, 오랜 시간에 걸쳐 형성되는 특징이 있다.

[표 3-15] 담음이 일으키는 발병 부위와 특징

담음의 정체 부위	주요 병증
폐	기침, 가슴 답답증, 거담 등이 나타난다.
심장	가슴 두근거림, 심장 부위의 통증 등이 나타난다.
심혈관	혼절, 치매 등이 나타난다.
머리와 눈	어지럼증, 머리가 맑지 못함, 두통 등이 나타난다.
인후	매핵기라 하여 목에 이물질이 있는 느낌이 올 수 있다.
경락	사지 저림, 반신불수, 구안와사 등이 나타난다.
피하 조직	피하에 혹이 생길 수 있다.
뼈와 근육	각종 종양이 발생할 수 있다.
관절	관절 통증과 강직, 변형 등이 올 수 있다.

(2) 어혈(瘀血)

① 어혈은 체내에 혈액이 정체된 것으로, 경락을 벗어난 혈액을 포함하며 혈액 순환에 장애를 일으켜서 장부의 기능 이상을 초래한다. 결과적으로 이로 인해 질병이 발생한다. 역시 『설문해자(說文解字)』에서도 '어, 적혈야(瘀, 積血也)'라 하여 '어는 피가 정체된 것이다.'라고 하였다.

② 어혈은 육음의 체내 침범과 칠정, 음식의 부절제, 과로, 외상 등의 원인으로 형성된다. 이것이 장부 기능을 약화시키고, 혈액 순환을 막아 체내에서 정체가 된 것이다.

㉠ 각종 외상으로 출혈이 생기면 어혈이 형성된다.

㉡ 기가 허하면 혈액을 움직이는 기능이 약해지면서 어혈이 생긴다.

㉢ 기가 정체가 되면 혈도 정체가 되어 어혈이 생긴다.

㉣ 한기가 체내에 들어오면 기혈 순환이 약화되어 어혈이 생긴다.

③ 어혈이 생기면 바늘로 찌르듯이 아프고, 고정된 특정 부위가 아프며, 특히 밤에 통증이 가중되는 특징이 있다.

㉠ 붓고 혹이 생기고, 혹이 움직이지 않으며, 외부에서 덩어리가 잡힌다.

㉡ 출혈이 자주 되고, 출혈되는 피의 색은 어두우며 덩어리가 섞여서 나온다.

㉢ 얼굴과 입술 색이 어둡고, 손·발톱이 청자색을 띤다.

㉣ 『변설지남(辯舌之南)』에서는 '설색청자, 유어혈울조야(舌色青者, 有瘀血鬱阻也)'라 하여 '혀의 색이 청색이면 어혈에 막힌 것이다.'라고 보았다.

㉤ 『의림개착(醫林改錯)』에서는 '기무형불능결괴, 결괴자, 필유형지혈야(氣無形不能結塊, 結塊者, 必有形之血也)'라 하였다. 이것은 '기는 무형이라 덩어리를 만들지 못하고, 덩어리 혹은 형체가 있는 혈이 만든 것이다.'라는 뜻이다.

(3) 결석(結石)

① 결석은 체내에 생기는 모래나 돌 형태의 병리적 산물로, 형성된 후에 체내에 정체되어 새로운 병을 만들어 낸다.

② 결석은 형성 원인이 복잡한데, 주로 음식의 부절제나 칠정, 잘못된 생활 습관 등으로 인한 습열 정체가 오랜 시간에 걸쳐 형성시키고, 체질이나 나이, 성별과도 관계가 깊다.

㉠ 맵고 기름진 음식을 많이 섭취하여 습열이 정체되어 결석이 형성된다.

ⓛ 칠정으로 간 기능의 소설 작용이 약해지면 담즙 분비에 장애가 생겨 결석이 생긴다.
ⓒ 약물의 장복으로 인해 장부 기능이 약해지고 배설 기능이 나빠지면, 체내에 약물 성분이 정체되어 결석이 생긴다.
ⓔ 체질적으로 특정 음식이나 약물에 알레르기 반응이 있거나 대사 장애가 있는 경우 결석이 생길 수 있다.

③ 결석은 주로 간과 쓸개, 위장, 신장, 방광에서 발생하고, 비교적 오랜 시간 동안 형성된 것으로 환자에 따라 증세의 경감이 다르다.
ⓖ 신진대사를 막고, 혈관과 경락을 손상시킨다.
ⓛ 담석, 요석, 신장 결석, 방광 결석 등 주로 배설 기관에서 발병한다.

6) 병기(病機)의 개념

병기란 질병이 '어떻게 발생하고 심화되어 변화해 가는지'를 나타내는 일련의 원리를 의미한다. 따라서 우리가 병에 걸려 이겨내는 과정이나 병에 걸려 그 병이 심화되는 작용의 체제라고 쉽게 이해할 수 있을 것이다.

(1) 발병은 면역력을 담당하는 정기(正氣)와 발병의 원인이 되는 사기(邪氣)와의 투쟁 과정이다.
(2) 정사투쟁(正邪鬪爭)의 과정은 발병의 원인이 외부에만 있지 않고, 체내의 음양(陰陽), 기혈, 경락, 장부 등에서의 모순 운동이 어떻게 변화하는가에 있다는 것을 강조하고 있는 것이다.
(3) 인체의 정기에 의한 저항 능력과 더불어 병인의 조건을 함께 고려해야 한다.

7) 병기(病機)의 내용

병기는 질병의 발생, 발전, 변화에 대한 유기적인 관계 구조이고, 내용에는 질병의 성질, 병세, 장부 기혈의 허실 변화 등이 포함된다.

(1) 사정투쟁(邪正鬪爭)

① '정기(正氣)가 사기(邪氣)를 물리친다.'는 뜻의 정승사퇴(正勝邪退)라 하여, 인체의

병사 작용이 소멸되어 장부와 경락의 기능이 회복되고, 결과적으로 질병을 이겨내는 상황이다.

② '사기가 왕성하고 정기가 쇠한다.'는 뜻의 사성정쇠(邪盛正衰)라 하여, 정기가 허하고 사기가 왕성해진 것으로, 병증이 계속되고 있는 상황이다.

(2) 음양실조(陰陽失調)

① '음양편성(陰陽偏盛)'이라 하여 음이나 양이 평균보다 높은 상황이다. 만일 양이 강하면 실열증(實熱證)이, 음이 강하면 실한증(實寒證)이 온다.

② '음양편쇠(陰陽偏衰)'라 하여 음이나 양이 평균보다 낮은 상황이다. 만일 양이 허하면 허한증(虛寒證)이, 음이 허하면 허열증(虛熱證)이 온다.

③ '음양호손(陰陽互損)'이라 하여 음과 양이 모두 허한 상태이다.

제 4 장

본초학

1 본초(本草) 총론

1) 본초(本草)의 정의

본초라는 뜻은 옛날에 한약을 통틀어 이른 말로 한약에는 식물, 동물, 광물 등에서 기원한 것이 있는데, 그 가운데서 식물이 기원한 약이 제일 많기 때문에 한약을 본초라 불렀다.

한약이란 뜻은 우리나라에서 전통적으로 내려오면서 오랜 역사적 과정에 창조되고 발전하여온 동의학 치료 수단의 하나로, 병을 예방 치료하고 사람들의 건강을 증진시키며 수명을 늘리기 위하여 천연물을 그대로 또는 가공하여 만든 약을 말한다.

2) 본초의 시말

(1) 본초의 시작

하(夏)는 중국 최초의 나라로 기록되고 있으며, 기원전 2070년에 왕조를 개국하여 약 472년 동안 존속한 것으로 알려져 있다. 역사가들은 기원전 1600년까지 통치한 하(夏) 이후 상(商), 주(周)까지의 3개 왕조를 통칭하여 중국의 고대 왕조로 보고 있다. 이 시기의 본초로는 먼저 술이 있는데, 이것은 인류 최초의 흥분제이자 마취제로 사용되었다.

① 하(夏) 시대의 본초는 술로, '백약지장(百藥之長)'이라 하여 혈맥을 통하게 하고 약의 성분을 체내에 잘 전달시키는 역할을 하였다.

② 상(商) 시대의 본초는 이윤(伊尹)에 의해 만들어진 탕약으로, 복용이 편리하고 약효가 상승하며 부작용을 줄여 주는 효과가 있었다. 이후 본초에서 가장 많이 사용하는 형태가 되었다.

(2) 본초의 발전

① 기원전 4세기 전국 시대의 『산해경(山海經)』에는 126종의 약재가 나오는데, 생산지와 효용 등을 기록하였으며 약용법과 질병의 종류에 따라 약재가 분류되어 있다.

② 『황제내경(黃帝內徑)』에는 사기오미설(四氣五味說), 귀경설(歸經說), 승부강침설(昇浮降沈說) 등이 기록되어 있다.

③ 양나라 도홍경(陶弘景)은 『신농본초경(神農本草經)』의 내용을 추가하고, 730종의 약물에 주석을 달아 『본초경집주(本草經集註)』를 편찬하였다.

④ 남북조 시대 송나라 뇌효(雷斅)가 저술한 『뇌공포자론(雷公炮炙論)』에서는 약물 제조에 대한 기술을 발전시켰다.

⑤ 중국 문화의 황금기라 할 수 있는 수·당 시대에는 의약 분야에도 비약적인 발전이 있었다. 수나라의 의학자 소원방(巢元方)은 『제병원후론(諸病源候論)』에서 당시 중국에 있는 병인과 병리, 증후 등을 상세하게 기록하였다. 이후 659년 당의 소경(蘇敬), 이세적(李世勣), 공지약(孔志約) 등이 지은 『신수본초(新修本草)』가 있는데, 이것은 세계 최초의 약재 사전이라 평가되고 있다.

• 『신수본초(新修本草)』의 내용 중에 삼백초에 관한 언급이 있다.

- 대소변을 잘 나오게 하며, 가래를 삭이고 막힌 것을 뚫어 준다.

※ 삼백초는 변비, 이뇨, 고혈압, 부인병 치료에 좋고, 염증이나 피부 질환에도 효과가 있다.

(3) 본초의 완성

① 인쇄술이 발달한 송나라 때는 기존의 본초 서적들이 수정, 정리되어 널리 보급되는 본초학의 완성기라 할 수 있다. 주요 서적으로는『경사증류대전본초(經史證類大全本草)』,『중수정화경사증류비급본초(重修政和經史證類備急本草)』,『소흥교정경사증류비급본초(紹興校定經史證類備急本草)』등이 있다.

㉠ 우리나라에는 중국 인쇄본을 수입하여 16세기 후반에 조선에서 금속활자인 을해자(乙亥字)로 인출한『중수정화경사증류비급본초(重修政和經史證類備急本草)』판본 1권이 남아 있다.

- 『정화본초(政和本草)』라고 약칭하며, 우리나라 보물 제 1716호로 지정되어 있다.
- 본문에는 약재로 쓰이는 동물의 뿔이나 뼈 등이 이름과 그림이 수록되어 있는데, 약용뿔 중에는 녹용이 가장 먼저 등장한다.

② 12세기에서 13세기 금・원 시대에는 대표적인 대형 종합 본초 서적이 등장하였다. 당대의 명의로 알려진 금원사대가(金元四大家)인 유완소(劉完素), 장종정(張從正), 이고(李杲), 주진형(朱震亨)이 활발한 저술 활동을 하였다. 이로 인하여 본초학이 더욱 체계적으로 발전할 수 있었다.

㉠ 유완소는 성질이 차고 서늘한 약물을 잘 써서 한량파(寒凉派)라 불리며, 온열병 치료에 도움을 주었다.

㉡ 장종정은 유완소의 의술을 이어받았고, 사기(邪氣)가 사람들이 가장 쉽게 질병에 걸리는 요인이라고 보았다.

㉢ 이고는 성질이 더운 약으로 허증과 한증을 치료하는 온보(溫補)에 능하였고, 그로 인하여 보토파(補土派)라고 불린다.

㉣ 원의 주진형은 많은 책을 저술하였고, 그가 만들어 사용한 월국환(越鞠丸)이나 대보음환(大補陰丸), 경옥고(瓊玉膏) 등은 오늘날에도 자주 사용되는 방제이다.

③ 명나라 때는 관청에서 편수한 최초의 대형 본초 서적이 등장하였는데, 바로『본초품회정요(本草品滙精要)』이다. 당시 태의원 유문태(劉文泰) 등이 공동 저작하였고, 1700

년경 청나라 때도 속집이 편찬된 바 있다.

④ 청나라 때는 『본초강목(本草綱目)』의 부족한 부분을 수정하여 발전시켰는데, 주로 고대문헌을 재발간하였다.

㉠ 『득의본초(得宜本草)』는 1732년에 간행된 본초 서적으로, 왕자 접(接)이 편찬하였다.

㉡ 『옥추약해(玉楸藥解)』는 1754년 황원어(黃元御)가 편찬하여 간행된 본초학 서적으로 290종의 약재를 총 6가지로 분류하여 수록하였다.

⑤ 오늘날에는 20세기 본초학의 수준을 보여 주는 종합 서적인 『중화본초(中華本草)』가 있는데, 이것은 중국의 국가중의약관리국에서 편찬한 국책 도서이다. 1999년에 출판된 최대 규모의 전통 약물 총서로, 분류학적 계통 순으로 정리되어 있다.

[표 4-1] 역대 대표 본초 서적

시대	책명	저자	완성 시기	약종	특징
한	신농본초경(神農本草經)	미상	B.C.206~A.D. 220	365종	중국 최초의 전문 약학서
남북조	본초경집주(本草經集註)	도홍경(陶弘景)	A.D. 500년	730종	약성에 따른 최초 분류서
당	신수본초(新修本草)	소경(蘇敬) 외 20명	A.D. 659년	844종	세계 최초의 약재 사전
송	경사증류비급본초(經史證類備急本草)	당신미(唐愼微)	A.D. 1085년	1,558종	이전의 약방과 문헌의 수집, 배포
명	본초강목(本草綱目)	이시진(李時珍)	A.D. 1578년	1,892종	중국 역대 최고의 본초서
청	본초강목습유(本草綱目拾遺)	조학민(趙學敏)	A.D. 1765년	921종	『본초강목』의 증보판
현대	중화본초(中華本草)	국가중의약관리국	A.D. 1999년	8,980종	최대 규모의 전통 약물 총서

3) 약재의 채집

(1) 도지약재(道地藥材)

약재는 같은 품종이라 하더라도 지역의 환경과 재배 방법에 따라 형태와 약효에 차이가 있다. 따라서 최적의 재배지에서 알맞은 재배 방법에 따라 채집된 약재가 최상의 약성(藥

性)을 함유하게 된다. 이것이 '도지약재(道地藥材)'이다.

① 우수한 품질과 진품의 대명사로 산지, 품종, 질량 등과 관련이 있다.
② 생태 환경, 재배 기술에 따라 영향을 받는다.
③ '약방의 감초'라는 말처럼 약재의 조화와 균형을 위해 사용하는 감초의 경우는 98% 이상이 수입산이다.
④ 등록된 도지약재의 대부분은 중국과 아시아 지역에서 생산되고 있다.
⑤ 장기적으로 임상 효과가 증명된 약재로 황련과 천궁, 부자 등이 있는데 중국 쓰촨(四川)의 것들이 도지약재이다.
⑥ 우리나라에는 구례의 산수유, 진도의 구기자 등이 도지약재이다.

(2) 채집 시기

채집 시기는 약재의 효능에 많은 영향을 미친다. 이것은 동식물의 생장 발육 시간이 다르기 때문인데, 이에 따라 약성의 함량에 차이가 난다. 또한 독성이나 부작용 등에도 주의할 점이 있으므로 매우 중요하다.

[표 4-2] 종류별 채집 가능 시기

약재 종류	채집 가능 시기
전초(全草)	식물의 가지와 잎이 무성하고 꽃이 피기 시작할 때
엽류(燁類)	꽃대가 나오기 시작하거나 무성할 때
꽃	완전히 피기 전이나 막 꽃잎이 열릴 때
뿌리(根莖)	늦가을이나 2월의 초봄
수피(樹皮), 근류(根皮)	봄, 여름 등 식물의 발육이 왕성할 때
동물	약성을 보장할 수 있을 만큼 발육이 성숙할 때
광물	4계절 어느 때나
과실, 종자	과실이 완전히 성숙하였을 때

한(寒)이나 량성(凉性)을 가진 약은 열(熱)증을 치료하고 열(熱)이나 온성(溫性)을 가진 약은 한(寒)증을 치료한다.

쉽게 말해 차가운 성질을 가진 약들은 인체에 열로 인해 생긴 병들을 차갑게 식혀서 치료하는 역할을 하고 뜨거운 성질을 가진 약들은 인체가 찬 기운으로 생긴 병들을 따뜻하게 데워서 치료하는 것이다.

① 온약(溫藥) – 만물성장기인 봄(春)에 응(應)하여 발육을 위주

② 열약(熱藥) – 만물번영기인 여름(夏)에 응(應)하여 창달(暢達)을 위주(爲主)

③ 량약(凉藥) – 만물수렴기인 가을(秋)에 응(應)하여 숙청(肅淸)을 위주

④ 한약(寒藥) – 만물칩거기인 겨울(冬)에 응(應)하여 살벌(殺伐)을 위주

• 한량(寒凉)은 음(陰)이 되고, 온열(溫熱)은 양(陽)이 되니, 이들은 약성이 부동(不同)하고 작용이 상반(相反)된다.

한량약물(寒凉藥物)은 청열(淸熱), 사화(瀉火), 량혈(凉血), 해독(解毒), 평간(平肝), 안신(安神), 진경(鎭驚) 등의 작용이 있어 양증(陽證), 실증(實證)과 열증(熱證)을 치료하며 석고, 지모, 황련, 황금, 황백 등이 이에 속한다.

온열약물(溫熱藥物)은 산한(散寒), 해표(解表), 회양(回陽), 통락(通絡), 활혈(活血), 산어(散瘀) 등의 작용이 있어 음증(陰證), 한증(寒證), 허증(虛證)을 치료하며 부자, 건강, 육계, 계지 등이 이에 속한다.

(3) 오미(五味)

맛(味)은 약을 혀에 댔을 때 느껴지는 맛과 복용하여 몸에서 나타나는 효능에 따라서, 다섯 가지로 구분되며 신맛(酸味), 쓴맛(苦味), 단맛(甘味), 매운맛(辛味), 짠맛(鹹味)으로 구분된다.

① 신맛이 나는 약

'수렴시키는 작용'과 '밖으로 나가려는 흐름을 고정시키는 작용'을 한다. – 석류, 오미자, 산수유 등

아주 신 식초를 먹은 사람의 표정을 떠올려 보자. 얼굴이 안으로 찡그려진다. 이것에서도 신맛의 작용을 유추할 수 있다.

수렴시키고 흐름을 고정시킨다는 것은 밖으로 뻗어 나가려는 기의 작용을 안으로 끌어들여 붙들어 맨다는 뜻이다.

예를 들어 설사가 난다거나 소변을 너무 자주 본다거나 정액이 비정상적으로 흘러 나가는 증세 등은 모두 외부로 기가 너무 많이 발산되고 방출되어 정기가 허해지는 상태이다.

바로 이때 신맛이 나는 약이 작용하여 안으로 수렴시키는 것이다.

② 쓴맛이 나는 약

열을 내리고 습기를 말리는 작용을 한다.

심장이나 간에 열이 많아 얼굴이 달아오르고 눈이 충혈되고 머리가 아프고 가슴이 답답할 때 쓸 수 있다. – 황금, 황련 등

예를 들면 알로에는 맛이 써서 열을 내리는 작용을 한다. 그러므로 속이 차가운 사람은 알로에를 먹으면 더 차게 해서 설사를 할 테지만 속에 열이 있어 변비가 걸린 사람에게는 좋은 효과를 나타낼 것이다.

③ 단맛이 나는 약

단맛은 첫째 보익하는 작용이 있다. 인체의 토의 기운을 길러 주므로 기운을 더하게 하는데, 단 음식을 먹게 되면 피로회복이 쉬운 것도 이러한 이유이다. 단맛을 가진 음식들은 대개 몸을 보하는 작용이 있다. 보허약 중에는 단맛을 가진 것이 많은데, 인삼이나 황기 등은 단맛과 따뜻한 성질을 가지고 있어 기력을 보하고, 사삼(沙參), 맥문동 및 석곡 등은 단맛과 서늘한 성질을 가지고 있어서 음을 생성하여 진액을 더하는 효과가 있다. 둘째로, 독성을 감소시키거나 조화시킨다. 이외에도 자양하고 윤활시키는 성질이 있다.

④ 매운맛이 나는 약

신맛과 반대로 안에 있는 것을 밖으로 발산시키고, 잘 흐르지 않는 기의 흐름을 원활하게 촉진시키는 작용을 한다.

매운 음식을 먹고 나면 땀이 쭉 나는데 땀을 나게 하는 작용이 바로 내부의 기를 바깥으로 발산시키는 것이다.

초기 감기는 사기가 아직 속까지 들어가지 않고 겉에 있는 상태이다. 이럴 때 땀을 통해 사기를 배출시키기 위해 매운맛을 내는 약을 먹는 것이다.

⑤ 짠맛이 나는 약

단단한 것을 부드럽게 하고 기의 흐름을 아래로 내려 보내는 작용을 한다.

김치를 담그기 위해서는 배추나 무를 소금에 절여야 하는데, 이렇게 하는 이유는 뻣뻣한 배추나 무를 부드럽고 연하게 하기 위해서이다.

몸에 생기는 덩어리나 혹을 치료할 때도 다시마와 같은 짠맛 나는 약을 써서 뭉친 것을 풀어 준다.

㉠ 다섯가지 맛에는 포함되지 않지만 물같이 싱거운(淡味)맛도 있다. 이 맛은 소변이나 습기를 밖으로 잘 빼내는 작용을 한다.
흔히 소변이 잘 안 나가거나 붓는 증세에 싱거운 맛이 나는 약을 쓰는데 목통이나 복령 같은 약들이 있다.

㉡ 개개의 약미를 정확하게 파악하여, 그 작용의 특징을 이해해야 비로소 정확하고도 숙련되게 한약을 운용할 수 있다.

(4) 귀경(歸經)

귀경이란 한의학에서는 사람에게 약을 쓰면 그 것이 온몸에 고루 작용하는 것이 아니라 선택적으로 작용하는 장부와 경맥이 있다고 보고 그 것을 귀경이라 하였다.

임상실험에 기초하여 어느 약은 어느 장부와 경맥의 병증에 대하여 선택적으로 치료 효능을 나타내는가 하는 것을 보아 규정한 것이다.

예를 들어 도라지, 살구씨 등과 같이 기침과 숨찬 증상을 치료하는 약은 폐경(肺經)에, 영사, 메대추씨와 같이 가슴두근거림, 불면 등의 증상을 치료하는 약은 심경(心經)에, 지렁이, 왕지네와 같이 경련을 치료하는 약은 간경(肝經)에 작용한다고 보았다.

또 성질이 차가운 약물은 체내의 열을 제거할 수 있는데, 그중 황금은 폐의 열을 제거하고, 황련은 심의 열을 제거하며, 황백은 하초(下焦)의 열을 제거하며, 결명자는 간의 열을 제거한다. 이는 모두 약물의 귀경이 같지 않기 때문에 작용하는 장부경락 역시 같지 않은 것이다.

또 어떤 약물은 동시에 여러 경의 장부경락에 작용하여 치료하는 약물도 있다.

예를 들어 산약은 비(脾), 폐(肺), 신(腎)경에 들어가서 치료하는 작용을 가지고 있고, 오미자는 오장(五臟)에 들어가서 치료하는 작용을 가지고 있다.

한약은 장(臟)과 부(腑)에 각각 치료효과가 탁월한 약물이 있고, 이러한 약물을 특정의 장부에 이끌어 들이는 작용을 하는 약물이 있는데 전자를 주약(主藥)이라 하고 후자를 인경약(引經藥)이라 한다. 주요 인경약으로는 폐경(肺經)에 길경, 승마, 총백, 신이. 대장경

(大藏經)에 백지, 석고. 비경(脾經)에 승마, 창출. 심경(心經)에 육계, 세신. 방광경(膀胱經)에 강활. 간경(肝經)에 시호, 천궁, 오수유. 담경(膽經)에 시호, 청피 등이 인경약으로 사용된다.

(5) 승강부침(昇降浮沈)

승강부침은 약물의 질병치료 작용의 한 방향이다.

승부(昇浮)약물은 주로 신체의 위(上)나 밖으로 향하여 발한시키고 해표시키며, 한사(寒邪)를 몰아내고 풍사(風邪)를 몰아내며, 토하게 하는 등의 작용으로 치료하고, 예를 들어 승마, 시호, 갈근, 박하, 황기 등이 있으며, 침강(沈降)하는 약물은 신체의 아래나 안쪽으로 향하며 열을 내리게 하고, 설사시키고, 지구(止嘔) 등의 작용으로 치료하게 하는 작용이 있다.

예를 들어 우슬, 목통, 상백피, 황금 등이 있다.

승강부침을 기미론 적으로 관찰할 때 매운맛과 단맛, 온열성의 약성은 대개 승부(昇浮)하고 쓴맛과 신맛, 짠맛, 한량성의 약물은 침강(沈降)하는 작용이 있다.

또 질이 경한 약물로 예컨대 상엽, 신이 등의 꽃과 잎은 대부분 승부하고, 질이 중한 약물로 예컨대 대황, 자석, 모려 등은 대부분 침강한다.

또 포제(布製) 중 술로 볶은 약물은 주로 승하고, 초(炒)한 약물은 주로 수렴하며, 생강즙으로 볶은 약물을 쓰면 주로 산(散・흩어지게 함)하고, 소금으로 볶은 약물을 쓰면 주로 하행(下行)한다.

(6) 포제법

약의 정선(精選)과 약성의 변화를 일으켜 환부에 따라 약의 효능을 강화하거나 약화시키기 위해 법제하는 것을 말한다.

① 화제(火製)

㉠ 초(炒)-황색으로 변색될 때까지 볶거나 흑색이 될 때가지 볶는다.
-신곡, 결명자, 맥아, 지실, 건강, 백작약, 형개, 백두구, 초과, 치자, 백출

㉡ 자(炙)-약을 불위에 놓아 쬐여서 굽는 것 - 황기, 감초, 녹용

㉢ 하(煆)-화력이 약재에 골고루 퍼져 연소하여 화색과 같이 홍적색이 되면 꺼내어

사용한다. - 광물성 약류

㉣ 외(煨)-약물을 불씨가 있는 재 가운데 넣어서 익히는 것 - 생강, 부자, 가자

② 수제(水製)

㉠ 침(浸)-약을 탕(湯), 물(水), 초(醋), 술(酒), 소금물 등의 즙액에 담가두는 것으로 이는 조열(燥熱)한 성능을 제거하기 위함이다.

향부자, 천궁, 오수유, 행인, 도인

㉡ 포(泡)-약을 데치거나 삶는 것 - 오수유, 마황

㉢ 세(洗)-약에 붙어 있는 흙이나 불순물을 물로 씻어 버리는 것 - 시호, 승마, 당귀

③ 수화공제(水化共製)

㉠ 증(蒸)-찌는 것 - 지황, 황정, 대황, 산약, 토사자

㉡ 자(煮)-약물을 물에 넣고 삶는 것 - 남성, 견우자

㉢ 포(炮)-습지나 습포에 약을 싸서 뜨거운 재속에 묻어 두어 종이나 헝겊에 누릇하게 굽는 것

㉣ 전(煎)-약관에서 달이는 것(즙액을 줄이는 것)

㉤ 비(飛)-약물을 유발에 물과 같이 넣고 가는 것 - 주사, 종유석

④ 불필요한 부분을 제거하는 방법

㉠ 거피(去皮)-표피에 붙어 있는 표피를 제거하는 것 - 육계, 후박, 저령, 복령

㉡ 거심(去心)-약물의 중심부를 제거 - 맥문동, 목단피, 파극

㉢ 거절(去節)-마디를 제거 - 마황, 목적

㉣ 거피심(去皮心)-피부와 중심부를 제거 - 파두

㉤ 거피첨(去皮尖)-박피와 첨단을 제거 - 행인, 도인

㉥ 거한(去汗)-초(炒)하여 휘발성 물질을 발산시키는 것 - 산초

㉦ 거로(去蘆)-약물 상단의 순(씨눈)과 잔가지 제거 - 인삼, 당귀

㉧ 거모(去毛)-잔털과 무성한 털을 제거 - 녹용, 석위, 금모구척

㉨ 거사(去絲)-피충에 잡질과 실을 제거 - 두충, 백강잠

㉩ 거족(去足)-곤충류의 다리제거

㉠ 거시족(去翅足)-곤충류의 날개와 다리 제거 - 맹충
㉡ 거양(去瓤)-과육 속에 종자가 있는 부분 제거 - 지실, 귤피, 목과
㉢ 거핵(去核)-과육속의 종자를 제거 - 산수유, 대조

4) 한약의 용법

용법은 배오(配伍), 금기사항, 용량, 복용방법 등의 내용을 포함한다.

그러므로 위의 기본지식과 방법을 잘 이해하고, 병의 정황, 약의 성질과 치료요구에 입각하여 약을 쓰는 것은 약물의 치료효과를 충분히 발휘하고 약의 안전을 확보하는데 중요한 의의가 있다.

(1) 약재의 배합

약재를 잘 배합하면 약효가 증대되고, 약물의 독성이 해독되며, 부작용이 없어지거나 줄어드는 효과가 있다. 이때는 복잡한 병리적 상황을 고려해야 한다.

① '허실상겸(虛實相兼)'이라 하여 허한 장기와 실한 장기가 동시에 공존하므로, 양쪽을 고려하여 처방해야 한다.
② '공보겸시(攻補兼施)'라 하여 사기를 공격함과 동시에 정기를 키우는 치료법을 찾아야 한다.

(2) 배오(配伍)

배오는 두 가지 이상의 약물을 배합하여 함께 사용하는 것으로 한약 응용에 있어서 주요한 형식이다.

실제 임상에서 정확한 배오는 치료의 효과에 직접 영향을 미치며, 약물의 배오는 단방(單方)요법으로부터 점차 발전하여 왔으며, 장기적으로 약을 쓴 경험에서 단미(單味)약의 응용과 약과 약의 배합관계를 칠정으로 총괄하였는데 아래와 같이 나뉜다.

① 단행(單行)

오직 한 가지 약물로 질병을 치료하는 것을 말하며, 예를 들어 일미(一味)인 인삼으

로 기허욕탈증(氣虛欲脫證)을 치료한다.

② 상수(相須)

효능이 유사한 약물을 배합했을 때 협동작용을 일으켜 원래의 공효를 증가시키는 것을 상수라 한다.

(例) 석고 + 지모　　시호 + 황금　　지모 + 황백
당귀 + 천궁　　연자육 + 산약　　인삼 + 감초

③ 상사(相使)

성능과 효능에 일부 공통성이 있는 두 가지 약물을 배합하여 그 중 한 약물은 주약(主藥)이고, 다른 한 가지는 보조약으로서 주약의 치료효과를 높일 수 있다.

(例) 황기 + 복령　　애엽 + 향부자　　전호 + 반하

④ 상외(相畏)

약물을 합용하여 한 약물의 독성이나 열성반응이 다른 약물의 억제작용으로 감소되게 하는 것을 상외라 한다.

(例) 반하 + 생강　　세신 + 활석　　맥문동 + 고삼

⑤ 상쇄(相殺)

두 가지 약물을 배오하여 사용하면 한 가지 약물이 다른 한 가지 약물의 독성이나 부작용을 감소시키거나 없앨 수 있는 것을 상쇄라 한다.

(例) 방풍 + 부자　　백지 + 석웅황　　석위 + 단사
녹두 + 파두　　녹두 + 생반하

⑥ 상오(相惡)

두 가지의 약물을 합하여 썼을 때 한 가지의 약효를 저하시키거나 상실시키는 것을 말한다.

(例) 황련 + 생강　　방풍 + 건강　　인삼 + 나복자
백작약 + 석곡　　천궁 + 황련　　후박 + 택사

⑦ 상반(相反)

약물의 합용 후 인체가 강렬한 독성반응을 보이거나 부작용을 일으키는 것을 상반이라 하며, 상반되지 않도록 주의해야 한다.

(例) 지황 + 나복자 　　호황련 + 현삼 　　감초 + 대극, 감수

(3) 금기사항

임상에서 약의 안전성과 치료효과를 보증하기 위하여 약의 금기에 주의하여야 한다. 금기에는 배오금기, 임신시의 사용금기, 복약금기 등이 있다.

① 배오(配伍)의 금기

앞서 서술한 상오(相惡)와 상반(相反)은 약물을 배오할 때 혼용하는 것을 피해야 한다. 만약 복방(複方)하면 약효가 감소되거나, 독성반응이 나타난다.

② 임신 중 용약의 금기

임신 중 금기약물은 독성이 비교적 강하거나 약성이 맹렬한 것은 사용하지 말아야 한다. 예컨대 파두, 반묘, 견우자, 대극, 감수, 원화, 상육, 사향, 삼릉, 봉출, 수질, 맹충, 수은, 경분, 웅황 등등

또 신용 약물에 속하는 것으로 파혈(破血), 활혈(活血), 통경(通經), 행기(行氣) – 어혈제거 및 신열(辛熱)의 약물 등은 피해야 한다.

예컨대 도인, 홍화, 대황, 지실, 부자, 건강, 육계, 반하, 동규자 등 임신 금용의 약물은 임신 중 절대로 쓸 수 없으며, 신용의 약물은 임신부의 병 상태에 의거하여 신중하게 사용하여 사고를 예방하여야 한다.

아울러 오두, 남성, 의이인, 우슬, 후박, 목단피, 통초, 상산, 망초, 우황, 오공, 웅황, 생강, 소산 등도 사용하는데 주의하여야 한다.

③ 투약시 음식 금기사항

음식 금기는 약 복용시 일부 약효에 방해가 되거나 병세에 불리한 음식물은 먹지 말아야 한다.

예를 들어 상산을 복용할 때 파를 먹지 말아야 하고, 지황, 하수오를 복용할 때 파,

마늘, 무를 먹지 말아야 하며, 별갑에는 비듬을 금하고, 박하를 복용할 때에는 꿩고기를 먹지 말아야 하며, 감초에는 연어를 금하고, 복령에는 초를 금하고, 토복령, 사군자에는 차를 금하고, 봉밀은 생파를 금해야 한다.

병세에 불리한 음식으로는 피부마진에는 기름지고 시큼하고 떫은 것을 피하는 것이 좋다.

종기나 피부가려움증에는 물고기, 새우, 쇠고기, 양고기 등 비린내나는 자극성 식품을 피하고, 고열환자는 기름기를 피하며, 허한증(虛寒證)의 환자는 생것이나 찬 것, 과실 등을 피해야 한다.

(4) 복용법

약의 용량은 치료효과에 직접 영향을 주어 용량이 적으면 치료작용을 하지 못하고 용량이 너무 크면 사람의 정기를 상하게 할 수 있다.

한약은 생약이므로 통상 약성이 비교적 순하고 안전도가 크며, 제약의 용량은 양약처럼 엄격하지는 않다.

다만 일부 약성이 맹렬하거나 극독이 있는 약물, 예를 들어 양금화, 마전자, 오두, 비상 등의 용량은 반드시 엄격하게 지켜야 한다.

① 약물의 성질과 용량의 관계

독성이 크고 성질이 맹렬한 약물은 용량을 적게 하고, 아울러 병세가 감소되면 복용을 중지하여 중독과 부작용을 방지해야 한다.

② 약물의 배오와 용량의 관계

같은 약물이라도 단방의 약물은 복방에 비해 많아야 하며, 복방 중에 주약의 용량은 기타약물의 용량보다 커야 하며, 탕제에 넣는 용량은 환이나 산제에 비해 한 배 이상 많아야 한다.

③ 병세, 체질, 연령과 용량의 관계

병세가 급하고 중한 환자에게는 약의 용량이 비교적 많아야 하고, 가벼운 병이나 만성병의 환자에게는 약의 용량이 적어야 하며, 환자가 평소에 건강하면 약의 용량을 많게 하고, 노인과 어린이, 오랜 병으로 신체가 허약해진 자에 대해서는 약의 용량을 적게 해야 하며, 통상 소아(6~8세)는 성인용량의 절반으로 하고, 5세 이하의 아동은 성인용량의 4분지1의 양으로 한다.

기타 해표약은 한겨울에는 용량을 많게 하고, 여름철에는 용량을 적게 한다.

④ 일반탕제는 온복하고, 해표약은 열복하며, 구토나 약물중독을 치료할 때에는 매회 복용량을 작게 하고, 자주 복용하게 한다.

한량약을 써서 열성병을 치료할 때에는 차게 해서 냉복하고, 온열약을 써서 한증을 치료할 때에는 열복한다.

환제나 산제를 내복할 때에는 더운물로 삼키며, 술을 가하는 것은 승제선통(升提宣通)하기 위한 것이고, 소금물로 복용하는 것은 약을 신(腎)으로 이끌기 위해서이다.

⑤ 예로부터 보양약은 식전에 복용하고, 구충약과 사하(瀉下)약은 공복에 복용하며, 위장에 자극이 있는 약물은 식후에 복용하고, 잠이 오는 약물은 잠잘 무렵 복용하며, 기타의 일반약물은 식후에 복용한다.

⑥ 한 첩의 한약은 보통 2~3회 나누어 복용하고, 병이 급하지 않으면 매일 아침, 저녁에 각각 1회 복용하고, 병이 급하면 매 4시간에 한 번씩 복용한다.

⑦ 발한약이나 사하약은 환자의 체질과 건강을 고려해야 하며, 통상 땀이 나고 설사하는 정도로 할 것이고, 오랜 복용은 금하여 땀과 설사가 너무 과도하여 정기를 손상시키는 것은 피해야 한다.

2 각론

1) 보익약(補益藥)

인체의 기혈음양부족을 보익하는 작용이 있어 여러 허증을 치료할 수 있는 약물을 보익약이라 한다.

보익약은 크게 4종류로 분류되는데, 보기약, 보혈약, 보양약, 보음약으로 분류된다.

(1) 보기약(補氣藥)

인체의 기가 허한 증세를 개선하는 약물을 보기약이라 한다.

비기(脾氣)나 폐기(肺氣)를 보익하는 작용이 있어 기허증을 제거하거나 개선하는 약물을 보기약이라 하며, 식욕부진, 권태, 변당(변이 흐물흐물한 상태), 흉복창만, 치질, 자궁하수, 숨가쁨, 무력증, 두훈, 자한(自汗), 맥이 약한 증 등을 치료한다.

① 인삼(人蔘)

㉠ **기원식물** : 삼의 뿌리

㉡ **성미귀경** : 단맛, 쓴맛, 따뜻함-비(脾), 폐(肺)경에 들어간다.

㉢ **약효주치** : 보기건비, 기탈증, 진액의 보충, 가슴 두근거림, 사지무력, 식욕부진, 불면, 자한, 맥이 약한 증

㉣ **용법용량** : 3~9g, 많이는 15~30g을 쓴다.

㉤ **주의사항** : 실열증, 간양상항(肝陽上亢), 습열이 성한 자에게는 금한다.

② 황기(黃耆)

㉠ **기원식물** : 단너삼의 뿌리

㉡ **성미귀경** : 단맛, 따뜻함, 비(脾), 폐(肺)경에 들어간다.

㉢ **약효주치** : 권태무력, 식욕부진, 탈항, 자궁하수, 혈변, 붕루, 부종(浮腫)

㉣ **용법용량** : 10~15g. 보기시에는 볶아서 쓰고, 지한, 이수에는 생것을 쓴다.

③ 백출(白朮)

㉠ **기원식물** : 삽주의 근경

㉡ **성미귀경** : 쓴맛, 단맛, 따뜻함. 비(脾), 위(胃)경에 들어간다.

㉢ **약효주치** : 비위의 허약, 권태무력, 복창설사, 부종, 손발이 차다, 흉협이 그득하다, 자한, 식욕부진, 감기

㉣ **용법용량** : 3~12g 달여 먹는다.

㉤ **주의사항** : 음이 허하여 화가 성한 자에게는 금한다. 초백출은 건비작용이 있고,

초초(焦炒)백출은 지사작용이 있고, 생백출은 이수작용이 있다.

④ 산약(山藥)

㉠ 기원식물 : 마과의 다년생 만생초본식물인 마의 근경

㉡ 성미귀경 : 단맛, 평범함. 비(脾), 폐(肺), 신(腎)경에 들어간다.

㉢ 약효주치 : 권태무력, 비위의 허약, 설사, 숨찬 증상, 자한, 오후 미열, 가슴 두근거림, 유정, 대하, 빈뇨

㉣ 용법용량 : 10~30g. 최대량으로 120g까지 달여 먹는다.

㉤ 주의사항 : 비(脾)가 허하고, 습이 성하여 가슴이 그득하고 대변이 건조한 자에게는 쓰지 않는다.

⑤ 감초(甘草)

㉠ 기원식물 : 콩과의 다년생 초본식물인 감초의 근경

㉡ 성미귀경 : 단맛, 평범함. 심, 폐, 비, 위경, 기타 12경에 들어간다.

㉢ 약효주치 : 약물의 편성과 독성을 완화시키고 저하시킨다. 원기부족, 권태무력, 청열해독, 약물의 중독, 해수천식, 위・십이지장궤양

㉣ 용법용량 : 3~5g 달여 먹는다. 주약으로 사용시 30g까지 쓴다. 생것은 통(通)하게 하는 작용이 있고, 볶은 것은 보(補)하는 작용이 있다.

㉤ 주의사항 : 오래먹거나 많이 먹으면 부종을 일으킨다. 대극, 원화, 감수와는 상반되므로 같이 쓰지 않는다.

(2) 보혈약

보혈약은 혈허(血虛)를 보양하는 작용이 있어 혈허병증을 치료할 수 있는 약물을 보혈약이라 한다.

면색창백, 이명(耳鳴), 심계정충, 실면(失眠), 건망증, 월경불순 등의 증에 적용된다.

실제 임상에서는 보혈약을 쓸 때에는 흔히 보기약과 배합하여 익기행혈한다. 이는 혈(血)이 기(氣)없이 생기지 못하는 이유이다.

임상에서 음허(陰虛)를 겸한 경우는 자음약을 배합하여야 한다.

보혈약은 대부분 기름기가 많으므로 완복이 창만하고 습탁이 중초를 막히고, 식욕부진

이 있고, 대변이 묽을 때에는 쓰지 말아야 한다. 만약 위가 허약하면 건비약을 배합해서 사용해야 한다.

① 당귀(當歸)

㉠ 기원식물 : 미나리과의 다년생 초본식물인 참당귀의 뿌리

㉡ 성미귀경 : 단맛, 매운맛, 따뜻함. 간, 심, 비경에 들어간다.

㉢ 약효주치 : 두혼, 목현, 심계, 월경불순, 타박상, 옥저창양, 변비

㉣ 용법용량 : 6~15g 달여 먹는다. 보혈에는 당귀의 몸을 쓰고, 활혈에는 당귀의 꼬리를 쓰며, 보혈에는 생것을 쓰고, 활혈통경에는 술에 볶은 것을 쓰는 것이 좋다.

② 작약(芍藥)

㉠ 기원식물 : 미나리과의 다년생 초본식물인 작약의 뿌리

㉡ 성미귀경 : 쓴맛, 신맛, 약간 차다. 간경에 들어간다.

㉢ 약효주치 : 흉협통, 위완통, 월경불순, 월경곤란, 붕루, 두통, 현훈

㉣ 용법용량 : 6~12g 달여 먹는다.

㉤ 주의사항 : 흉만한 자에게는 금하고, 여로와 상반되므로 합방을 금한다.

③ 지황(地黃)

㉠ 기원식물 : 현삼과의 다년생 초본식물인 지황의 뿌리

㉡ 성미귀경 : 단맛, 숙지황・건지황(따뜻하다), 생지황(매우차다), 심, 신경에 들어간다.

㉢ 약효주치 : 보혈, 자음, 실면, 월경불순, 붕루, 오한, 유정, 요슬산연, 소갈증 – 생지황(음허화성, 혈열망행)

㉣ 용법용량 : 10~30g 달여 먹는다.

㉤ 주의사항 : 기름기가 많아 비기를 막아 소화에 불리하므로 배가 그득하고 대변이 묽은 자에는 쓰지 않는다.

④ 하수오(何首烏)

㉠ 기원식물 : 다년생 초본식물인 하수오의 괴근

㉡ **성미귀경** : 단맛, 쓴맛, 약간 따뜻하다. 간, 신경에 들어간다.

㉢ **약효주치** : 간신보, 머리가 흔들리고 눈에서 불꽃이 날 때, 요슬산연, 머리가 흰 것을 검게 한다. 나력, 창옹

㉣ **용법용량** : 10~15g 달여 먹는다. 해독 통변에는 생것을 쓰고, 혈을 보할 때는 포제하여 쓴다.

⑤ 아교(阿膠)

㉠ **기원동물** : 노새 가죽의 털을 제거하고 가죽만 고아서 정제한 아교질

㉡ **성미귀경** : 단맛. 간, 폐, 신경에 들어간다.

㉢ **약효주치** : 보혈, 지혈(토혈, 혈변, 혈뇨), 실면, 심번

㉣ **용법용량** : 6~15g 녹여서 타먹는다. 지혈에는 볶아서 쓴다.

㉤ **주의사항** : 배속에 어체가 있고 비위가 허약하고 소화가 잘 되지 않는 표증이 있는 자에는 쓰지 않는다.

(3) 보양약(補陽藥)

인체의 양기를 북돋아 주는 약물을 보양약이라 한다.

보양약에는 신양(腎陽)을 보하는 약과 심양(心陽)을 보하는 약, 비양(脾陽)을 보하는 약물 등이 있다.

골수를 보하고, 양위, 유정, 빈뇨, 이명, 두훈, 자한, 요슬산통 등을 치료한다.

보양약은 대부분 약성이 따뜻하고 건조하므로 음허화성인 자에는 금한다. 그 이유는 보양으로 화를 돕고, 음액을 소모시키는 것을 막기 위함인 것이다.

① 부자(附子)

㉠ **기원식물** : 미나리아재비과 다년생 초본식물인 오두의 자근

㉡ **성미귀경** : 맵고 달며 매우 뜨겁다. 유독성이며 심, 신, 비경에 들어간다.

㉢ **약효주치** : 심신양기의 쇠퇴, 사지궐냉, 수족냉한, 완복냉통, 양위, 풍한골절동통

㉣ **용법용량** : 3~12g 달여 먹는다. 부자는 유독하므로 먼저 30~40분 달여 그 독성을 감소시켜 사용한다.

㉤ **주의사항** : 음허내열한 자와 임신부는 복용해서는 안된다.

② 녹각(鹿角)

㉠ 기원동물 : 숫사슴의 뿔

㉡ 성미귀경 : 짜고 따뜻하다. 신, 간경에 들어간다.

㉢ 약효주치 : 양위, 유정, 빈뇨, 심신의 피로, 양기를 보한다.

㉣ 용법용량 : 5~10g 달여 먹거나 혹 갈아서 1~1.5g씩 먹는다.

㉤ 주의사항 : 약물의 작용은 녹용과 비슷하나 효력은 떨어진다.

③ 토사자(免絲子)

㉠ 기원식물 : 선화과의 일년생 기생성 만초토사자의 성숙한 종자

㉡ 성미귀경 : 맵고 달다. 간, 신경에 들어간다.

㉢ 약효주치 : 보신익정, 양위, 유정, 요슬산통, 눈이 어지러울 때

㉣ 용법용량 : 3~15g 달여 먹는다.

④ 두충(杜冲), 두중(杜仲)

㉠ 기원식물 : 두중과의 낙엽성 교목식물 두중의 나무껍질

㉡ 성미귀경 : 달고 따뜻하다. 간, 신경에 들어간다.

㉢ 약효주치 : 간신(肝腎)을 보하고 근골을 강하게 한다.

㉣ 용법용량 : 9~15g 달여 먹는다.

⑤ 음양곽(淫羊藿)

㉠ 기원식물 : 소벽과의 다년생 초본식물인 삼지구엽초의 잎과 줄기

㉡ 성미귀경 : 맵고 달고 따뜻하다. 간, 신경에 들어간다.

㉢ 약효주치 : 보신강장작용, 양위, 요슬산연, 불임, 근골의 경련, 신허에 의한 해소 천식, 고혈압치료

㉣ 용법용량 : 10~15g 달여 먹는다.

㉤ 주의사항 : 음허화왕(陰虛火旺)인 자에게는 금한다.

⑥ 육종용(肉蓯蓉)

㉠ 기원식물 : 오리나무 더부사리의 육질경

㉡ **성미귀경** : 달고 짜며 따뜻하다. 신, 대장경에 들어간다.

㉢ **약효주치** : 보신조양, 양위, 유정, 요슬냉통, 근골위약, 통변

㉣ **용법용량** : 10~18g 달여 먹는다.

(4) 보음약(補陰藥)

보음약은 음액을 자양하여 음허증을 개선 혹은 치료하는 약물을 말하며, 자음약이라고도 한다.

보음약은 폐음(肺陰)이 허하여 나타나는 증상인 마른기침, 인후건조, 조열, 또한 목소리가 쉬는 증상, 각혈 등을 치료하고, 간음(肝陰)이 허하여 나타나는 시력이 밝지 못하고, 눈이 건조하고, 심번, 실면, 근맥경련 등을 치료한다.

또 위음(胃陰)이 허하며 입과 입술이 마르고, 변비에 쓰며, 신음(腎陰)이 허하여 두혼건망, 요슬산연, 이명, 이롱, 조루, 오심번열 등에 쓴다.

보음약은 대부분 달고 성질은 차므로 비허기약, 담습중조(막히는 증세), 납매 등에는 적합하지 못하므로 사용하지 않는 것이 좋다.

① 사삼(沙蔘)

㉠ **기원식물** : 도라지과 다년생 초본식물인 잔대의 근

㉡ **성미귀경** : 달고 약간 차다. 폐 위경에 들어간다.

㉢ **약효주치** : 구갈, 인후건조, 마른기침, 토혈, 만성기관지염, 폐결핵

㉣ **용법용량** : 9~15g 달여 먹는다.

㉤ **주의사항** : 폐가 차가워 기침하는 증에는 쓰지 말아야 하며, 여로와는 상반되므로 합방을 금한다.

② 맥문동(麥門冬)

㉠ **기원식물** : 백합과의 다년생 초본식물인 맥문동의 괴근

㉡ **성미귀경** : 달고 약간 쓰며, 약간 차다. 심, 폐, 위경에 들어간다.

㉢ **약효주치** : 열이 진액을 상하여 입안, 목, 혀가 마르고 설태가 적은데 쓰며, 변비에도 쓴다. 심음이 부족하여 심번불면, 심계정충에도 쓴다. 기침과 걸죽한 가래에 사용한다.

㉣ 용법용량 : 6~15g 달여 먹는다.
㉤ 주의사항 : 성질이 차고 윤활하므로 허한 설사와 외감풍한 해수에는 쓰지 말아야 한다.

③ 석곡(石斛)
㉠ 기원식물 : 난과의 석곡의 줄기
㉡ 성미귀경 : 담백하고 달며 약간 차다. 폐, 위, 신경에 들어간다.
㉢ 약효주치 : 열병이 상진하여 입과 목이 마를 때, 위음이 부족하여 위완동통, 헛구역질 등에 쓴다.
㉣ 용법용량 : 8~20g 달여 먹는다.
㉤ 주의사항 : 생석곡은 청열생진력이 매우 크며, 마른 석곡은 이만 못하다. 그러므로 습온(濕溫)한 자는 사용하지 못한다.

④ 구기자(拘杞子)
㉠ 기원식물 : 구기자 나무의 완숙한 과실
㉡ 성미귀경 : 달고 평하다. 간, 신경에 들어간다.
㉢ 약효주치 : 신허를 보해 요슬산연, 양위, 유정, 조루 등에 사용하며, 간신부족에 의한 두훈, 목흔, 침침한 눈을 치료한다.
㉣ 용법용량 : 9~30g 달여 먹는다. 심장을 맑게 하려면 생것을 쓰고, 윤폐(潤肺)하려면 구운 것을 쓴다.
㉤ 주의사항 : 외사실열(外邪實熱), 비허(脾虛)습체한 자는 금기이다.

⑤ 별갑(鱉甲)
㉠ 기원동물 : 동물인 자라의 등껍질
㉡ 성미귀경 : 짜고 성질은 차다. 간, 비경에 들어간다.
㉢ 약효주치 : 음액의 손상을 자음시키고, 두훈목현, 흉협통, 종괴, 학질이 오래되어 어혈이 옆구리에 응결된 비괴를 고친다.
㉣ 용법용량 : 10~30g 달여 먹는다.
㉤ 주의사항 : 탕제에 넣을 때는 다른 약보다 먼저 넣어 달인다.

⑥ 용안육(龍眼肉)

㉠ 기원식물 : 용안나무 과실의 종피(과육)

㉡ 성미귀경 : 달고 평하다. 심, 비경에 들어간다.

㉢ 약효주치 : 심비(心脾)를 보하여 경계, 불면, 건망

㉣ 용법용량 : 10~15g 달여 먹는다.

⑦ 연자(蓮子)

㉠ 기원식물 : 연꽃의 열매

㉡ 성미귀경 : 달고 평하다. 심, 신, 비경에 들어간다.

㉢ 약효주치 : 심계, 실면, 유정, 붕루, 대하

㉣ 용법용량 : 10~20g 달여 먹는다.

⑧ 산수유(山茱萸)

㉠ 기원식물 : 산수유 나무의 과실

㉡ 성미귀경 : 시고 달며 약간 따뜻하다. 간, 신경에 들어간다.

㉢ 약효주치 : 간신(肝腎)을 보하여 요슬산통, 현운, 이명을 치료하고, 자한, 도한 등을 치료한다.

㉣ 용법용량 : 9~30g 달여 먹는다.

⑨ 복분자(覆盆子)

㉠ 기원식물 : 복분자 딸기의 미숙한 과실

㉡ 성미귀경 : 시고 달며 약간 따뜻하다. 간, 신경에 들어간다.

㉢ 약효주치 : 신음부족에 의한 야뇨, 발육부진, 양위, 유정, 불임, 자궁발육부진, 눈을 보한다.

㉣ 용법용량 : 9~30g 달여 먹는다.

⑩ 해삼(海蔘)

㉠ 기원동물 : 바다에 사는 해삼

㉡ 성미귀경 : 달고 차다. 간, 비, 신경에 들어간다.

㉢ 약효주치 : 자음, 윤조통변, 대변건조

㉣ 용법용량 : 15~30g 달여 먹는다.

㉤ 주의사항 : 한습(寒濕)이 심하고 비위가 약하여 설사하는 자는 금한다.

⑪ 천문동(天門冬)

㉠ 기원식물 : 천문동의 괴근

㉡ 성미귀경 : 쓰고 달며 차다. 폐, 신경에 들어간다.

㉢ 약효주치 : 폐음부족-마른기침, 객혈. 신음부족-음허발열, 구갈

2) 해표약(解表藥)

표사(表邪)를 없애고 표증(表證)을 해제하는데 쓰는 약물을 해표약이라 한다.

표증의 한열에 따라 신온해표(辛溫解表), 신량해표(辛凉解表)로 나뉜다.

신온해표약(맵고 따뜻함)은 땀을 내게 하는 힘이 비교적 강하여 풍한표증(風寒表證)에 적용되고, 신량해표약(맵고 서늘함)은 땀을 내는 힘이 비교적 약하여 풍열표증(風熱表證)에 적용된다.

해표약은 비록 땀을 나게 하여 표증을 치료하지만 잘못 쓰면 땀이 너무 많이 나서 양기를 소모하고 흩어지게 할 수 있으며, 진액을 손상시킬 수 있으므로 너무 많이 쓰거나 오래 쓰면 안된다.

양기가 허하여 자한(自汗)이 있거나, 음기가 허하여 도한(盜汗)이 있거나, 토혈(吐血), 하혈(下血), 구토, 홍진(紅疹), 종양, 괴양, 열병의 후기 등에는 모두 신중하게 사용하여야 한다.

(1) 신온해표약(약성이 따뜻하고 매운맛)

매운맛은 발산하고 따뜻하면 통하게 하여 발한작용이 비교적 강하게 나타난다.

신혼해표약은 외감풍한(外感風寒), 오한이 심할 때, 경한 발열, 두통, 신경통, 땀이 없고 설태가 박백태이며 맥이 부긴(浮緊)한 표증에 적용된다.

① 마황(麻黃)

㉠ 기원식물 : 마황의 건초

㉡ 성미귀경 : 맵고 약간 쓰며 따뜻하다. 폐, 방광경에 들어간다.

㉢ 약효주치 : 오한, 발열, 두통, 비색, 오풍, 전신이 붓고 열날 때

㉣ 용법용량 : 3~10g 달여서 복용한다.

㉤ 주의사항 : 마황은 땀 내는 힘이 크므로 너무 많게 사용하지 말아야 하며, 실면이나 고혈압 환자에게는 조심해서 써야 한다.

② 계지(桂枝)

㉠ 기원식물 : 상록식물인 계피나무의 어린 가지

㉡ 성미귀경 : 달고 매우며 따뜻하다. 심, 폐, 방광경에 들어간다.

㉢ 약효주치 : 두통, 신경통, 무한, 지절동통, 심계, 기단, 월경통, 폐경

㉣ 용법용량 : 3~10g 달여 복용한다.

㉤ 주의사항 : 온열병, 음허화왕, 혈열망행 하는 자는 쓰지 않는다.

③ 계피(桂皮)

㉠ 기원식물 : 계수나무의 가지 껍데기

㉡ 성미귀경 : 단맛, 매운맛, 따뜻함. 비, 간, 심경에 들어간다.

㉢ 약효주치 : 비위의 허약, 흉복랭통, 구토, 타박손상, 소화, 혈액순환

㉣ 용법용량 : 6~18g 달여 먹는다.

㉤ 주의사항 : 음허하여 열이 있는 자는 금한다.

④ 방풍(防風)

㉠ 기원식물 : 미나리과 다년생 초본식물 방풍의 뿌리

㉡ 성미귀경 : 달고 매우며 약간 따뜻하다. 간, 비, 방광경에 들어간다.

㉢ 약효주치 : 오한, 무한, 두통, 신경통, 한습관절통, 경련, 각궁반장

㉣ 용법용량 : 3~10g 달여 복용한다.

㉤ 주의사항 : 풍사가 없거나 음허화왕인 자는 복용을 금한다.

⑤ 강활(羌活)

㉠ 기원식물 : 미나리과 다년생 초본식물 강활의 근경 및 뿌리

㉡ 성미귀경 : 맵고 쓰며 따뜻하다. 방광, 간, 신경에 들어간다.

㉢ 약효주치 : 오한발열, 두통, 신경통, 습에 의한 지절동통, 진통작용

㉣ 용법용량 : 6~10g 달여 복용한다.

㉤ 주의사항 : 혈허나 음허두통에는 조심해서 써야 한다.

⑥ 생강(生薑)

㉠ 기원식물 : 생강의 뿌리

㉡ 성미귀경 : 맵고 약간 따뜻하다. 폐, 비경에 들어간다.

㉢ 약효주치 : 발한해표, 허한구토, 복통

㉣ 용법용량 : 3~10g 달여 복용한다.

(2) 신량해표약(辛凉解表藥)

신량해표약은 약성이 맵고 서늘하여 비교적 발한작용이 부드러우며 외감풍열, 심한 발열, 가벼운 오한, 구갈 등의 표열증에 적용된다.

① 시호(柴胡)

㉠ 기원식물 : 미나리과의 시호의 근

㉡ 성미귀경 : 약간 쓰고 약간 매우며 약간 차다. 간, 담, 비, 위, 삼초 경에 들어간다.

㉢ 약효주치 : 반표반리증으로 한열왕래, 흉협고만, 입이 쓰고 마르며, 눈이 어질어질한 증상을 치료하며, 간기울체로 흉협창통, 두훈, 목현, 이명, 월경불순 등을 치료하며, 기허로 인한 탈항, 자궁하수 등의 치료를 한다.

㉣ 용법용량 : 3~9g을 달여 복용하며, 열을 퇴치하기 위해서 15~30g을 진하게 달여 복용한다. 초(炒)하여 쓰면 지통작용이 증강된다.

② 박하(薄荷)

㉠ 기원식물 : 꿀풀과의 다년생 초본식물 박하의 줄기와 잎

㉡ 성미귀경 : 맵고 서늘하다. 폐, 간경에 들어간다.

㉢ **약효주치** : 풍열감기, 오한, 발열, 두통, 인후종통, 마진, 피부가려움증, 풍진, 간기울체로 인한 흉협창통

㉣ **용법용량** : 3~20g 달여 먹는다.

㉤ **주의사항** : 정유를 함유하고 있으므로 오래 달이지 않는다.

③ 갈근(葛根)

㉠ **기원식물** : 콩과식물인 칡의 뿌리

㉡ **성미귀경** : 달고 매우며 서늘하다. 비, 위경에 들어간다.

㉢ **약효주치** : 주독의 해독, 비허설사, 외감표증의 발열두통, 뒷목이 뻣뻣하게 당길 때, 구갈, 소갈증, 마진, 고혈압, 이명

㉣ **용법용량** : 6~30g 달여 먹는다.

④ 승마(升麻)

㉠ **기원식물** : 미나리과의 대삼엽 승마의 근경

㉡ **성미귀경** : 달고 매우며 약간 차다. 폐, 비, 대장, 위경에 들어간다.

㉢ **약효주치** : 마진을 나오게 한다. 중기하함에 의한 탈항, 자궁탈수, 위하수, 소기, 하리에 쓴다. 혈열해독하여 위열에 의한 두통, 치통, 구창 등에 쓴다.

㉣ **용법용량** : 3~6g 달여 먹는다.

㉤ **주의사항** : 많이 복용하면 근육이 이완되고 두훈, 목현, 구토가 생긴다. 음허화왕이나 간양상항, 열성염증에는 쉽게 승발하므로 쓰지 않는다.

3) 거풍습약(祛風濕藥)

근육이나 경락, 근골 사이의 풍습을 제거하고 풍습비통(風濕痺痛)을 제거하는 것을 주요작용으로 하는 약물을 거풍습약이라 한다.

거풍습약물은 풍한습비, 지체동통, 마목불인(몸이 마비되어 굴신이 잘 안되는 것), 관절불리, 요슬산통 등에 적용된다.

거풍습약물은 풍습을 제거하는 이외에 화혈, 통락, 지통, 근골강화의 작용을 겸하고 있다.

거풍습약물은 대부분 맵고 따뜻하며 건조하기 때문에 음혈휴허한 사람에게는 조심해서

써야 한다.

① 독활(獨活)

㉠ 기원식물 : 미나리과인 독활의 뿌리

㉡ 성미귀경 : 맵고 쓰며 약간 따뜻하다. 신, 방광경에 들어간다.

㉢ 약효주치 : 풍한습비로 인한 허리와 무릎이 시큰거리고 무겁고 아픈 것을 치료하며, 발열, 두통 전신관절통 등의 치료에 쓴다.

㉣ 용법용량 : 3~9g 달여 먹는다.

㉤ 주의사항 : 기혈부족에 의한 비증에 속하면 조심해서 써야 한다.

② 모과(木瓜)

㉠ 기원식물 : 모과나무의 성숙된 열매

㉡ 성미귀경 : 시고 따뜻하다. 간, 비경에 들어간다.

㉢ 약효주치 : 풍습비증으로 인한 관절종통, 힘줄경련, 각기 등의 치료에 쓴다. 토사, 음식부조, 흉복창민, 넓적다리근육이 경련하며 아픈 것을 치료한다.

㉣ 용법용량 : 6~15g 달여 먹는다.

③ 오가피(五加皮)

㉠ 기원식물 : 오가피나무의 뿌리의 껍질

㉡ 성미귀경 : 시고 쓰며 따뜻하다. 간, 신경에 들어간다.

㉢ 약효주치 : 풍습비증에 의한 관절종통, 힘줄경련, 각기, 부종, 소변불리, 근골이 튼튼하지 못하고 허리와 무릎이 시큰하고 아프며 걸을 때에 힘이 없는 것을 치료한다.

㉣ 용법용량 : 10~15g 달여 먹는다.

㉤ 주의사항 : 음허화왕인 자는 조심해서 써야 한다.

④ 진교

㉠ 기원식물 : 용담초과의 다년생 초본식물인 진교의 뿌리

㉡ 성미귀경 : 쓰고 매우며 약간 차다. 위, 간, 담경에 들어간다.

㉢ **약효주치** : 풍습을 제거하여 지절동통, 근육의 경련 등을 치료하고, 음허화왕, 골증조열 등을 퇴치한다. 습열황달의 치료에 쓴다. 관절염에 대한 소염진통작용, 해열, 혈압강하작용이 있다.

㉣ **용법용량** : 3~9g 달여 먹는다.

⑤ 상기생(桑寄生)

㉠ **기원식물** : 겨우살이의 줄기와 가지

㉡ **성미귀경** : 쓰고 평하다. 간, 신경에 들어간다.

㉢ **약효주치** : 간신을 보하고 근골을 강하게 한다. 간신부족, 요슬산통, 관절불리, 태동불안. 임신 후 성기에서 피가 섞인 분비물이 나올 때 사용한다.

㉣ **용법용량** : 10~30g 달여 먹는다.

4) 거습약(祛濕藥)

거습약은 습사(濕邪)를 제거하여 습사에 의한 병증을 치료하는데 쓰는 약물이다.

거습약은 습사를 제거하는 효능 형식에 따라 화습조습(化濕燥濕), 담삼이수(淡滲利水), 청열이습(淸熱利濕) 등으로 나뉜다.

임상에서 수습내정으로 인한 부종, 설사, 풍습, 서습, 배뇨곤란, 황달, 습진 등을 치료한다.

거습약은 음액을 쉽게 손상시키므로 음허(陰虛) 혈조(血燥)한 환자에게는 조심해서 사용해야 한다.

(1) 화습조습약(化濕燥濕藥)

기미(氣味)에 향기가 나고, 성질이 따뜻하면서 건조하며, 더러운 것과 탁한 것을 치료하고, 비위를 도와주는 작용을 가진 약물을 화습조습약이라 한다.

화습조습약은 비가 건전한 운행을 잃어 일어난 완복비만, 흉민토사, 식사가 적고 입은 달며 설태는 희고 매끄러운데 사용한다.

① 곽향(藿香)

㉠ 기원식물 : 꿀풀과의 다년생 초본식물의 곽향의 지상부분

㉡ 성미귀경 : 맵고 약간 따뜻하다. 비, 위, 폐경에 들어간다.

㉢ 약효주치 : 여름에 머리가 어지럽고 가슴이 답답하며 오심이 있고 토하려는 증상을 치료하며, 중초에 습이 막혀 위기가 막혀 먹지 못하고 구토하는데 쓴다. 또 기를 통하게 하여 완복창통 비위의 기체(氣滯) 등에 쓴다.

㉣ 용법용량 : 6~30g 달여 먹는다.

㉤ 주의사항 : 정유를 포함하고 있으므로 오래 달이지 말아야 하며, 음허화왕(陰虛火旺)하고 위가 허한 사람은 쓰지 않는다.

② 창출(蒼朮)

㉠ 기원식물 : 창출의 근경

㉡ 성미귀경 : 맵고 쓰며 따뜻하다. 비, 위경에 들어간다.

㉢ 약효주치 : 비에 습이 몰려 운화되지 않아 밥을 못먹고, 오심, 구토, 번민 복창, 설사 등에 쓰며, 풍습이나 한습에 의한 관절, 지체의 동통에 쓴다. 또 창출은 눈을 밝게 하고 야맹을 치료하며, 외감풍한두통, 땀이 없는 증을 치료한다.

㉣ 용법용량 : 6~10g 달여 먹는다.

㉤ 주의사항 : 음이 허하여 열이 있고 대변이 건조한 자는 쓰지 않는다.

(2) 담삼이수약(淡滲利水藥)

수습(水濕)을 나오게 하고 소변을 통리(通利)하는 것을 주요 효용으로 하는 약물을 담삼이수약이라 한다.

담삼이수약은 수습이 안에서 정지되어 일으킨 소변불리, 임탁, 부종, 설사, 풍습 등에 적용된다.

담삼이수약은 음을 손상하고 액을 소모하는 부작용이 있으며, 음이 부족하고 진액이 적은 병증에 조심해서 써야 한다.

① 복령(茯苓)

㉠ 기원식물 : 주로 소나무 등의 뿌리에 기생하는 복령균핵

㉡ **성미귀경** : 달고 담하며 평하다. 심, 비, 신경에 들어간다.

㉢ **약효주치** : 이수삼습(利水滲濕)하여 부종, 오줌량이 적은 것을 치료하며, 건비보중(健脾補中)하여 밥맛이 없고, 설사, 담음(痰飮)이 안에 정체된 증에 사용된다. 또 진정 작용이 있어 심계, 실면 등의 치료에 쓴다.

㉣ **용법용량** : 9~15g 달여 먹는다. 이수(利水)하려면 복령피를 쓰는 것이 좋고, 안신(安神)하려면 복신을 쓰는 것이 좋으며, 건비삼습에는 복령을 쓰는 것이 좋다.

② 택사(澤瀉)

㉠ **기원식물** : 다년생 소택식물인 택사의 덩이 줄기

㉡ **성미귀경** : 달고 담백하며 차다. 신, 방광경에 들어간다.

㉢ **약효주치** : 소변불리, 부종, 습에 의한 설사, 혈압과 혈당 등을 치료한다.

㉣ **용법용량** : 3~12g 달여 먹으며, 통상 소금에 볶아서 쓴다.

㉤ **주의사항** : 습열이 없고 신허한 자는 사용을 금한다.

③ 의이인(薏苡仁)

㉠ **기원식물** : 율무의 씨앗

㉡ **성미귀경** : 달고 담백하며 약간 차다. 비, 위, 폐, 대장경에 들어간다.

㉢ **약효주치** : 비허설사, 폐옹(肺癰), 흉통, 농담을 토하는 중에 쓰며, 풍습비증, 근맥구급, 각기에 의한 부종 등에 쓰인다.

㉣ **용법용량** : 3~30g 달여 먹는다.

(3) 청열이습약(淸熱利濕藥)

청열이습하고 습열(濕熱)을 제거하는 약물을 청열이습약이라 한다.

습열황달, 급성비뇨기계 감염증, 설사, 습진, 목적동통 등에 쓰인다. 온화한 습약과 함께 쓰면 황달을 치료할 수 있다.

청혈이습약은 음이 부족하고 진액이 결핍된 증상과 허성수종에 대하여 조심해서 써야 한다.

① 인진(茵蔯)

㉠ 기원식물 : 국화과의 인진의 어린 싹

㉡ 성미귀경 : 쓰고 약간 차다. 비, 위, 간, 담경에 들어간다.

㉢ 약효주치 : 습열황달로 몸과 눈이 감귤색처럼 누렇고, 발열, 복만변비, 소변불리 등을 치료하고, 담도회충을 치료한다. 또 담즙의 분비를 증가시킨다.

㉣ 용법용량 : 9~30g을 달여서 복용한다. 휘발성이 있으므로 오래 달이지 말아야 한다.

② 차전자(車前子)

㉠ 기원식물 : 질경이의 성숙된 종자

㉡ 성미귀경 : 달고 차다. 간, 폐, 신, 소장경에 들어간다.

㉢ 약효주치 : 청열이뇨(利尿)하여 하초습열, 소변불리, 요적삽통 등을 치료하며, 이수지사(利水止瀉)하여 설사의 초기나 소변불리에 쓰며, 청간명목(淸肝明目)하여 목적동통에 쓴다.

㉣ 용법용량 : 10~15g을 천으로 싸서 달여 먹는다.

㉤ 주의사항 : 신허(腎虛)한 자에게는 사용하지 않는다.

③ 금전초(金錢草)

㉠ 기원식물 : 보춘화과의 다년생 초본식물인 메까치수염의 전초

㉡ 성미귀경 : 약간 짜고 평하다. 간, 단, 신, 방광경에 들어간다.

㉢ 약효주치 : 습열황달, 화농성병독, 독사에 물린 것을 치료한다. 또 담즙분비를 촉진하여 이담작용이 있어 결석을 고친다.

㉣ 용법용량 : 15~30g 달여 먹는다.

5) 청열약(淸熱藥)

청열약은 약성이 서늘하고 차가워 몸속의 열을 제거하는 것을 주작용으로 하여 열성병을 치료하는 약물을 말한다.

청열약은 청열, 사화(瀉火), 조습(燥濕), 양혈(凉血), 해독, 생진(生津) 등의 효능을 가지

고 있다.

실증에서 나타나는 고열, 구갈 등의 치료와 습열에 의해 일어나는 이질, 황달, 혈열망행에 의한 출혈, 열독창옹 등을 치료한다.

청열약은 다양한 치료작용에 따라 청열사화(淸熱瀉火), 청열해독(淸熱解毒), 청열양혈(淸熱凉血), 청열해서(淸熱解暑), 청열명목(淸熱明目), 청허열(淸虛熱) 등 7가지로 나뉜다.

청열약은 그 성질이 차므로 과용하면 비위가 쉽게 상하므로 비위가 허약하여 밥을 못먹고, 설사하는 환자에게는 조심해서 써야 한다.

아울러 열병으로 진액을 상한자에게는 더욱 조심해서 써야 한다.

(1) 청열사화약(淸熱瀉火藥)

기분(氣分)의 실열(實熱)을 제거하는 약물을 청열사화약이라 한다.

청열사화약은 고열로 인한 번갈(煩渴), 다한(多汗), 목적(目赤) 등에 설태가 누렇고 건조하며, 맥이 홍삭(紅數)하고 힘있는 것 등에 적용된다.

① 석고(石膏)

㉠ **기원광물** : 황산칼슘을 함유한 천연의 광물

㉡ **성미귀경** : 맵고 달며 매우 차다. 폐, 위경에 들어간다.

㉢ **약효주치** : 열성병으로 인한 장열, 번갈, 대한(大汗) 등을 치료하고, 위열로 인한 구갈, 치은종통, 구설생창 등을 치료한다. 또 폐의 열을 맑게 하고, 종창을 아물게 한다.

㉣ **용법용량** : 15~30g 달여서 먹는다.

② 치자(梔子)

㉠ **기원식물** : 치자나무의 성숙된 열매

㉡ **성미귀경** : 쓰고 차다. 폐, 위, 심, 삼초경에 들어간다.

㉢ **약효주치** : 열병에 의한 번뇌, 우울증을 치료하며, 청열이습하여 습열황달을 치료하고, 혈열망행으로 인한 코피, 토혈, 요혈(尿血) 등을 치료하며, 간경의 열로 인한 목적종통(目赤腫痛)을 치료한다.

㉣ **용법용량** : 3~10g 달여 먹는다. 청열사화에는 생것을 쓰고 지혈하는 데는 검게

볶아서 사용한다. 번열과 구토를 멎게 하려면 생강즙에 볶아서 쓴다.

③ 지모(知母)

㉠ **기원식물** : 백합과의 지모의 근경

㉡ **성미귀경** : 쓰고 달며 차다. 폐, 위, 신경에 들어간다.

㉢ **약효주치** : 청열사화하여 열병으로 심한 열이 나고 땀이 나서 번갈이 생기고 맥이 홍대할 때 쓴다. 청허열하여 음허발열로 인한 골증조열, 도한(盜汗), 심번(心煩), 해혈(咳血) 등을 치료하며, 생진지갈하여 위열로 인한 구갈이나 소갈증을 치료한다.

㉣ **용법용량** : 3~15g 달여서 복용한다.

㉤ **주의사항** : 지모는 쓰고 차서 청열하는 힘이 세기 때문에 비가 허하여 일어나는 설사와 표증이 없어지지 않은 상태에서 나는 열증에는 쓰지 못한다.

④ 용담초(龍膽草)

㉠ **기원식물** : 용담의 뿌리

㉡ **성미귀경** : 쓰고 차다. 간, 담경에 들어간다.

㉢ **약효주치** : 간담실화로 인한 목적종통, 흉협자통, 이롱, 고환홍종 등의 증상을 치료하며, 습열하주로 인한 음낭습진, 대하황취 등을 치료한다.

㉣ **용법용량** : 3~6g 달여 먹는다.

㉤ **주의사항** : 용담초는 매우 쓰고 매우 차므로 지나치게 복용하면 위를 손상하므로 비위가 허한(虛寒)한 환자는 못쓴다.

(2) 청열해독약(清熱解毒藥)

열독이나 화독 등을 제거할 수 있는 약물을 청열해독약이라 한다. 온병에 의한 고열이나 인후종통, 화농성질환에서 나타나는 독기, 감염성(피부가 붉어지는) 질환, 눈이 붉고 아픈 통증, 창옹, 이질 등을 치료하는데 쓴다.

열이 기분(氣分)에 있으면 사화약을 배합하고, 열이 혈분(血分)에 있으면 양혈약을 배합한다.

① 금은화(金銀化)

㉠ **기원식물** : 덩굴성 식물인 인동의 꽃봉우리

㉡ **성미귀경** : 달고 차다. 폐, 위, 대장경에 들어간다.

㉢ **약효주치** : 청열해독하여 열병초기에 나타나는 신열(身熱), 풍한증, 열독창옹, 인후종통 등에 쓰며, 열독을 치료한다.

㉣ **용법용량** : 15~30g을 달여서 복용하며, 열독이 심한 자에게는 60g까지 쓸 수 있다.

② 연교(連翹)

㉠ **기원식물** : 물푸레나무과의 노랑개나리의 열매

㉡ **성미귀경** : 쓰고 약간 차다. 폐, 심, 담경에 들어간다.

㉢ **약효주치** : 청열해독하여 반진(班疹)을 치료하며 나력으로 인한 자주색의 어르러기와 옹창 등을 치료한다.

㉣ **용법용량** : 6~16g 달여 먹는다.

③ 포공영((蒲公英)

㉠ **기원식물** : 민들레의 건초

㉡ **성미귀경** : 쓰고 달며 차다. 간, 위경에 들어간다.

㉢ **약효주치** : 유옹(乳癰), 옹종(擁腫) 등을 치료하며 간을 맑게 하고 눈을 밝게 한다.

㉣ **용법용량** : 9~30g 달여 먹는다.

㉤ **주의사항** : 옹저(癰疽)가 허한음증(虛寒陰證)에 속하면 못쓴다.

④ 어성초(魚腥草)

㉠ **기원식물** : 삼백초과의 즙채의 전초

㉡ **성미귀경** : 맵고 약간 차다. 폐, 신, 방광경에 들어간다.

㉢ **약효주치** : 청열해독하여 폐옹(肺癰)으로 발열, 흉통이 있고 객담에서 비린내가 나는 것을 치료하며, 폐렴, 폐결핵, 만성기관지염 등을 치료하며, 소변을 원활케 하여 부종, 소변불리 등의 치료에 쓴다.

㉣ **용법용량** : 15~30g 달여 먹는다.

(3) 청열양혈약(淸熱凉血藥)

열을 맑게 하고 혈을 서늘하게 하는 작용을 하여 영분(榮墳), 혈분(血分)의 열을 청열(淸熱) 할 수 있는 약물을 청열양혈약이라 한다. 청열양혈약은 신열(身熱), 구갈이 있거나 없는 것, 심번(心煩), 불면 등이 있고 설질이 진홍색이고 맥이 삭하며 머리가 어지럽고 엉뚱한 소리를 하며 토혈(吐血), 코피, 반진(班疹)이 나오는 것 등에 사용된다.

① 생지황(生地黃)

㉠ 기원식물 : 지황의 괴근

㉡ 성미귀경 : 달고 쓰며 차다. 심, 간, 신경에 들어간다.

㉢ 약효주치 : 청열양혈하여 온열병에 신열이 나고 입이 마르고 설질이 홍하거나 진홍색을 치료하며 양혈지혈하여 혈열망행으로 인한 토혈, 코피, 혈뇨, 변혈, 붕루하혈 등의 치료에 쓰이며, 열병으로 진액을 손상하여 혀가 붉고 입이 마르고 구갈이 있는 것을 치료한다.

㉣ 용법용량 : 6~15g 달여 먹는다. 청열양혈에는 생것을 쓰고, 지혈에는 초해서 쓴다.

㉤ 주의사항 : 비가 허하여 습이 있고 배가 붓고 설사하는 환자에게는 사용하지 않는다.

② 목단피(牧丹皮)

㉠ 기원식물 : 목단의 뿌리 껍질

㉡ 성미귀경 : 쓰고 매우며 약간 차다. 심, 간, 신경에 들어간다.

㉢ 약효주치 : 청열양혈하여 온열병에 의한 반진(班疹), 토혈, 코피 등의 치료에 쓰며, 활혈과 어혈을 분산하여 월경통이나 어혈증, 외상어혈 등을 치료한다.

㉣ 용법용량 : 6~12g 달여 먹는다.

㉤ 주의사항 : 목단피는 활혈행어 하므로 월경과다나 임산부에는 쓰지 않는다.

③ 현삼(玄蔘)

㉠ 기원식물 : 현삼과의 다년생 초본식물인 현삼의 뿌리

㉡ 성미귀경 : 쓰고 달며 짜고 차다. 폐, 위, 신경에 들어간다.

㉢ 약효주치 : 청열양혈하여 번열과 구갈, 신홍섬어 등을 치료하며, 양음청열하여

음이 허하고 폐가 건조하여 생기는 기침과 담이 적으며 조열(潮熱), 객혈 등이 있을 때 쓴다. 또 해독작용이 있어 경부임파선결핵이나 영류(목에 생기는 혹) 등의 치료에 쓴다.

㉣ **용법용량** : 9~12g 달여 먹는다.

(4) 청열조습약(淸熱燥濕藥)

청열조습을 주 작용으로 하는 약물을 청열조습약이라 하며, 습열황달이나 이질, 옹종창양, 단독(丹毒), 심번불면, 눈이 붉고 눈물이 나오는 증, 습진, 관절동통 등에 사용된다.

① 황금(黃芩)

㉠ **기원식물** : 꿀풀과의 다년생 초본식물인 골무꽃의 뿌리

㉡ **성미귀경** : 매우쓰고 차다. 폐, 담, 위, 대장경에 들어간다.

㉢ **약효주치** : 청열조습하여 습열하리(濕熱下痢)로 인하여 복통, 이급후중(裏急後重), 설태황니 등에 쓰며, 청열해독하여 폐열로 인한 해수를 치료하며, 양혈안태하여 혈열에 의한 태동불안을 치료한다.

㉣ **용법용량** : 3~9g을 달여 먹으며, 술로 볶아서 쓰면 상부의 열을 내린다.

㉤ **주의사항** : 황금은 쓰고 차므로 비위를 상하게 할 수 있다. 비실열증과 허한증에는 쓰지 못한다.

② 황련(黃蓮)

㉠ **기원식물** : 깽깽이 풀의 근경

㉡ **성미귀경** : 매우 쓰고 매우 차다. 심, 간, 위, 대장경에 들어간다.

㉢ **약효주치** : 청열조습하여 습열로 인한 설사, 습진, 이급후중 등의 치료에 쓰며, 청열사화하여 고열, 번조, 신호섬어 등에 쓰고, 청열해독하여 옹종(擁腫) 등을 치료한다.

㉣ **용법용량** : 1~5g 달여 먹는다.

㉤ **주의사항** : 황련은 매우 쓰고 매우 차므로 비위허한한 사람은 쓰지 못한다.

㉥ **참고사항** : 황련은 각종 세균의 억제작용이 있고 백혈구의 탐식작용을 증가시키며 세균성의 장염이나 폐결핵, 급성결막염에 좋다.

③ 황백(黃栢)

㉠ 기원식물 : 황경피나무의 코르크 층을 제거한 나무껍질

㉡ 성미귀경 : 쓰고 차다. 신, 방광, 대장경에 들어간다.

㉢ 약효주치 : 청열조습하여 습열하리, 설사를 치료하며, 습열하주로 인하여 하지종통 및 소변적삽열통을 치료하고, 자음강화기능이 있어 음허발열, 도한, 몽유활정 등의 치료에 쓰며, 해독작용이 있어 피부습진, 경골부위에 생긴 궤양 등을 치료한다.

㉣ 용법용량 : 3~12g 달여 먹는다.

㉤ 주의사항 : 위가 약하여 먹지 못하는 자와 비허설사가 있는 자는 먹지 못한다.

(5) 청열해서약(淸熱解暑藥)

청열해서를 주요작용으로 하고, 서열(暑熱)이나 서습증을 치료하는 약물을 청열해서약이라 한다. 발열, 발한, 번갈, 몸이 무겁고 말하기 싫어하며, 설질이 건조한 중에 적용된다.

① 청호(菁蒿)

㉠ 기원식물 : 국화과의 청호의 전초

㉡ 성미귀경 : 쓰고 매우며 차다. 간, 담경에 들어간다.

㉢ 약효주치 : 청열해서 하여 더위 먹은 것, 소아의 여름철 발열 등을 치료하며, 열이 음분(陰分)에 숨어 밤에 열이 나고 아침에 냉하며 열이 내리고 땀이 없을 때에 쓰며, 학질에 사용된다.

㉣ 용법용량 : 9~30g 달여 먹는다.

㉤ 참고사항 : 청호는 진해, 기침을 평화롭게 하는 기능이 있고, 퇴열작용이 있다.

② 하엽(荷葉)

㉠ 기원식물 : 수련과의 연의 잎

㉡ 성미귀경 : 쓰고 평하다. 간, 비, 위경에 들어간다.

㉢ 약효주치 : 더위로 인한 두통, 신경통을 치료하며, 활혈지혈하여 모든 혈증의 치료에 쓴다. 또 비위가 허약하여 음식정체, 복창비만 등에도 쓰인다.

㉣ 용법용량 : 9~15g 달여 먹는다.

㉤ 참고사항 : 수렴작용, 만성이질, 장출혈, 만성자궁염, 적백대하 등을 치료하며 버섯중독의 해독작용이 있다.

(6) 청열명목약(淸熱明目藥)

간열을 맑게 하고 풍열(風熱)을 흐트리며 간열이나 풍열에 의해 일어나는 눈병을 치료하는 작용을 하는 약물을 청열명목약이라 한다. 목적종통, 눈물, 눈꼽이 끼는 증상, 눈앞이 흐려지는 증상 등에 사용한다.

① 결명자(決明子)

㉠ 기원식물 : 콩과식물인 결명의 종자

㉡ 성미귀경 : 달고 쓰고 짜며 약간 따뜻하다. 간, 대장경에 들어간다.

㉢ 약효주치 : 청간명목하여 간경풍열에 의한 목적삽통, 눈물과다 등에 쓰며, 간경에 열이 성하여 생긴 두통, 현훈증을 치료한다.

㉣ 용법용량 : 6~15g 달여 먹는다.

② 하고초(夏枯草)

㉠ 기원식물 : 두메꿀풀의 꽃이 달린 이삭

㉡ 성미귀경 : 쓰고 매우며 차다. 간, 담경에 들어간다.

㉢ 약효주치 : 눈알이 아프고 두통, 현훈, 나력, 유종, 암에 쓴다.

㉣ 용법용량 : 6~15g 달여 먹는다.

(7) 청허열약(淸虛熱藥)

허열증을 치료하는 것을 주요작용으로 하는 약물을 청허열약이라 한다. 입과 목이 마르고 조열골증, 밤에 열이 나고 아침에 몸이 서늘하고, 도한, 열이 내리고 땀이 없는 것 등의 음허발열증에 적용된다.

① 은시호(銀柴胡)

㉠ 기원식물 : 패랭이꽃과의 초본식물인 개별꽃의 뿌리

㉡ 성미귀경 : 달고 약간 차다. 간, 위경에 들어간다.

㉢ 약효주치 : 도한, 번갈, 조급, 수척 등에 쓴다.
㉣ 용법용량 : 3~9g 달여 먹는다.

② 호황련(胡黃蓮)
㉠ 기원식물 : 현과삼인 호황련의 근경
㉡ 성미귀경 : 쓰고 차다. 심, 간, 위, 대장, 소장경에 들어간다.
㉢ 약효주치 : 음허발열, 골증조열을 치료하며 습열하리에 사용한다. 소아의 복창이나 오후조열 등에도 사용된다.
㉣ 용법용량 : 3~10g 달여 먹는다.
㉤ 참고사항 : 호황련은 청열조습하는 효능이 황련과 비슷하며 쓰고 찬 성질은 황련보다 못하고 하초(下焦)의 습열을 청도(靑道)하는 것은 황련보다 빠르다.

6) 소도약(消導藥)

장위(臟胃)의 적체(積滯)를 없애고 소화를 도우며 식욕을 촉진하는 약물을 소도약이라 한다.

소도약은 음식이 소화되지 못하고 배가 붓고 트림이 나며 위산이 올라오고 오심과 구토가 있고, 음식먹기를 싫어하고, 대변에 이상이 오는 등의 증상에 적용된다.

(1) 산사(山楂)

① 기원식물 : 두메찔광나무의 과실
② 성미귀경 : 시고 달며 약간 따뜻하다. 비, 위, 간경에 들어간다.
③ 약효주치 : 식적으로 인한 흉복창만, 식욕부진을 치료하며, 활혈화여하여 산후의 어체복통, 산후의 여성기의 악취가 나는 혈성분비물을 치료한다.
④ 용법용량 : 10~15g 달여 먹는다. 식욕부진과 흉복창만시에는 볶아서 쓰고, 환제를 배합하는 데는 생 것을 쓴다.
⑤ 주의사항 : 적체가 없거나 임신부에는 조심해서 사용한다.

(2) 맥아(麥芽)

① 기원식물 : 보리의 성숙된 열매를 발아시킨 후 말린 것

② 성미귀경 : 짜고 평하다. 비, 위, 간경에 들어간다.

③ 약효주치 : 가루음식, 쌀음식, 유즙 등의 적체와 위완창만, 식용감퇴 등의 치료에 쓴다. 또 젖을 떼려고 할 때는 생맥아를 60g 달인 물을 마시면 효과가 있다.

④ 용법용량 : 15~20g 달여 먹는다.

⑤ 주의사항 : 포유기간에 먹으면 젖이 나오지 않으므로 주의한다.

7) 최토약(催吐藥)

구토를 일으키게 만드는 약을 최토약이라 하며, 최토약은 담연(痰涎), 식적(食積), 독극물 등이 위완과 인후사이에 머물러 일어나는 병증에 적용된다. 임상에서 최토약은 급증, 실증치료에 많이 쓰므로 약을 복용후 빨리 토하게 해야 하며, 최토약의 복용후 토하지 않으면 깨끗한 닭털이나 손가락으로 목구멍을 자극하여 토하게 한다.

(1) 과체(瓜蔕)

① 기원식물 : 참외의 꼭지

② 성미귀경 : 쓰고 차다. 약한 독성이 있으며 위경에 들어간다.

③ 약효주치 : 먹은 음식물이 삭지 않고 담과 침에 섞어 나오는 증을 치료한다. 또 습열황달에 의한 두통을 치료한다.

④ 용법용량 : 0.5~1.5g 산제에 넣어 복용한다.

(2) 여로

① 기원식물 : 백합과의 초본식물인 흑여로의 근경

② 성미귀경 : 맵고 쓰며 차다. 폐, 위경에 들어간다.

③ 약효주치 : 중풍, 전간 등의 치료에 쓰며, 머리가 빠지는 감염성 피부병을 치료한다.

④ 용법용량 : 1~1.5g 산제로 사용한다.

⑤ 주의사항 : 독이 있으므로 복용하면 구토, 재채기, 혈압강하 등의 증상을 나타낸다. 임신부에게는 사용하지 못하며 인삼, 세신, 작약과는 상반하므로 합용하지 못한다.

8) 사하약(瀉下藥)

대장을 윤활하게 하여 배변을 촉진시키고 설사를 발생시키는 약을 사하약이라 한다. 사하약은 작용의 강약과 응용 범위에 따라 공하약(攻下藥), 윤하약(潤下藥), 축수약(逐水藥)으로 구분된다. 공하약과 축수약은 작용이 비교적 강열하며 특히 축수약이 더욱 강열하다. 그러므로 오랜 병으로 정이 허하고 나이 많은 노인과 신체허약자는 조심해서 써야 한다.

(1) 공하약(攻下藥)

공하약은 대부분 쓰고 차며 강한 사하작용이 있어 뱃속의 열로 인한 적체, 숙식내정이나 어혈조체 등의 이실증(裏實證)에 적용된다.

① 대황(大黃)

㉠ 기원식물 : 대황의 뿌리와 근경

㉡ 성미귀경 : 쓰고 차다. 비, 위, 대장, 간, 심포경에 들어간다.

㉢ 약효주치 : 위장의 실열로 인한 대변조결, 복통 등의 치료에 쓰며, 열독으로 발생된 토혈, 코피, 결막충혈, 치통, 치은종창, 화상, 구창미란, 습열황달, 장옹(腸癰), 담낭염 등의 치료에 쓰며, 징가적취, 혈어경폐, 혈어자통 등에 쓴다.

㉣ 용법용량 : 2~12g 달여 먹는다. 생것은 효력이 강하고, 익은 것은 효력이 완만하며, 숯으로 만든 것은 지혈력이 강하고 신체상부의 열사를 맑게 한다.

㉤ 주의사항 : 오래 달이면 안되며, 성질이 강해 정기를 쉽게 손상하므로 실증이 아니면 함부로 쓰지 말고, 임신부와 월경, 해산기, 포유기에는 쓰지 못한다.

(2) 윤하약(潤下藥)

윤하약은 달고 평하며 유분을 함유하고 있고, 윤조활장하는 작용을 가지고 있다. 주로 변비 등을 치료하는데 많이 사용된다.

① 욱리인(郁李仁)

㉠ 기원식물 : 앵두나무와 욱리의 성숙된 종자

㉡ 성미귀경 : 맵고 쓰고 달며 평하다. 대장, 소장경에 들어간다.

ⓒ **약효주치** : 윤장통변하여 변비에 쓰며, 각기, 부종, 복만, 대소변불리 등의 치료에 쓴다.

ⓓ **용법용량** : 6~12g 달여 복용한다.

ⓔ **주의사항** : 음액이 소모된 자와 임신부에게는 조심히 써야 한다.

② 화마인(火麻仁)

ⓐ **기원식물** : 뽕나무과의 삼의 성숙된 열매

ⓑ **성미귀경** : 달고 평하다. 비, 대장경에 들어간다.

ⓒ **약효주치** : 윤장통변하여 변비에 쓰이며, 노인이나 부인의 산후에 혈허변비를 치료한다.

ⓓ **용법용량** : 10~30g 달여 먹는다.

ⓔ **주의사항** : 과복용하면 구토, 설사, 사지마비, 정신착란 등의 중독증상이 나타나므로 주의한다.

(3) 축수약(逐水藥)

축수약은 적은 양으로도 강한 설사를 일으키는 작용이 강하고 독이 있으며, 체내에 축적된 액을 대변을 통해 배출한다. 축수약 중 일부분은 이뇨작용이 있으므로 축수약이라 부른다. 노인과 허약자에게 사용할 때에는 매우 신중하게 사용하여 부작용을 줄여야 한다.

① 대극(大戟)

ⓐ **기원식물** : 대극의 뿌리

ⓑ **성미귀경** : 쓰고 차며 독이 있다. 폐, 신, 대장경에 들어간다.

ⓒ **약효주치** : 수음(水飮)으로 인한 복수, 흉수, 전신부종 등을 치료하며, 창독옹종, 나력의 치료에 쓴다.

ⓓ **용법용량** : 0.6~1.5g 주로 환제와 산제에 넣어 쓴다.

ⓔ **주의사항** : 맹렬하므로 허약자에게는 쓰지 못하며, 감초와는 상반되므로 합방하지 못한다.

② 파두(巴豆)

㉠ 기원식물 : 파두의 성숙된 종자

㉡ 성미귀경 : 맵고 뜨거우며 맹독이 있다. 위, 대장, 폐경에 들어간다.

㉢ 약효주치 : 장이 차서 오는 변비에 의한 복통, 복창 등의 치료에 쓰며, 복수, 고창, 간경화 등을 치료한다.

㉣ 용법용량 : 매회 0.1~0.3g 환제와 산제에 넣어 복용한다.

㉤ 주의사항 : 생것은 사하가 강열하고, 익히면 약효가 늦게 나타난다. 독성이 강렬하여 허약자와 임신부에는 절대 쓸 수 없고, 복용 후 설사가 멎지 않으면 곧 찬 죽이나 냉수를 먹여 해독한다. 만약 복통이 있고 설사가 멎지 않으면 재빨리 황련이나 녹두 달인 물을 먹여 해독해야 한다. 약을 복용후 설사하지 못하면 더운 죽을 먹여 약의 힘을 강화해 준다.

9) 거담지해약(祛痰止咳藥)

가래를 감소시키거나 제거하는 약물을 거담약이라 하고, 기침을 경감시키는 약물을 지해약이라 한다. 임상에서 거담약과 지해약을 합방하는 이유는 가래와 기침은 병기 상 밀접한 관계가 있어 기침에는 늘 가래가 있고, 가래가 많으면 기침이 나기 때문이다. 그러나 거담약은 주로 담증치료에 쓰고, 지해약은 주로 해소 기천 등에 사용한다. 거담지해약은 청화열담약(淸化熱痰藥), 온화한담약(溫化寒痰藥), 지해평천약(止咳平喘藥)으로 구분된다.

(1) 청화열담약(淸化熱痰藥)

청화열담약은 그 성질이 서늘하고 차서 담열증을 치료하는 작용이 있다. 청화열담약은 해천, 흉민, 가래가 많고 누렇고 가래에서 나쁜 냄새가 나며 끈적끈적하여 뱉기 곤란하며, 또한 담열로 인해 전간, 경궐, 중풍, 영류, 나력 등에 적용된다. 임상에서 청열약과 흔히 함께 쓴다.

① 패모(貝母)

㉠ 기원식물 : 패모의 지하 인경

㉡ 성미귀경 : 쓰고 차다. 폐, 심경에 들어간다.

㉢ **약효주치** : 나력, 담핵, 걸죽하고 누런 가래 등을 치료한다.

㉣ **용법용량** : 6~9g 달여 먹는다.

㉤ **사용주의** : 오두와는 상반되므로 합방하지 않는다.

② 전호(前胡)

㉠ **기원식물** : 전호의 뿌리

㉡ **성미귀경** : 쓰고 매우며 약간 차다. 폐경에 들어간다.

㉢ **약효주치** : 누렇고 끈적한 가래와 흉민, 기천을 치료하며 외감풍열에 의한 기침, 가래, 숨이 찬 증상을 치료한다.

㉣ **용법용량** : 5~10g 달여 먹는다.

㉤ **사용주의** : 음허에 의해 생기는 해소에는 쓰지 않는다.

(2) 온화한담약(溫化寒痰藥)

온화한담약은 건조하고 따뜻하며 온화하므로 한담과 습담증을 치료하는 약물을 말한다. 온화한담약은 맑고 묽어서 쉽게 뱉어지는 한담, 습담으로 인한 기침과 가래가 많은 경우, 입맛은 정상이고 설태가 희며 사지와 관절의 동통이 있을 때와 나력 등의 치료에 쓰인다. 온화한담약은 작용이 강렬하고 자극성이 있으므로 열담과 음허조담, 혹은 토혈, 각혈의 환자에게는 쓰는 것을 삼가야 한다.

① 반하(半夏)

㉠ **기원식물** : 반하의 덩이줄기

㉡ **성미귀경** : 맵고 따뜻하며 독이 있다. 비, 위, 폐경에 들어간다.

㉢ **약효주치** : 가래, 습담해수, 한음(寒飮)에 의한 구토 등을 치료한다.

㉣ **용법용량** : 6~12g 달여 먹는다.

㉤ **사용주의** : 음허폐열, 각혈자는 쓰지 않으며, 오두와는 상반된다.

② 길경(桔梗)

㉠ **기원식물** : 도라지의 뿌리

㉡ **성미귀경** : 맵고 쓰며 평하다. 폐경에 들어간다.

㉢ **약효주치** : 기침, 가래, 흉민, 인후통을 치료하며, 풍한해수로 인한 담이 묽고 색깔이 희며 콧물이 맑은 증을 치료한다. 또 인후종통과 폐옹(肺癰), 농담을 뱉는 증을 치료한다.

㉣ **용법용량** : 6~15g 달여 먹는다.

(3) 지해평천약(止咳平喘藥)

지해평천약은 해수기천의 병증에 적용되며, 거담, 해수, 해천 등에 사용된다.

① 행인(杏仁)

㉠ **기원식물** : 살구나무의 성숙한 종자

㉡ **성미귀경** : 쓰고 매우며 따뜻하고 약간의 독성이 있다. 폐, 대장경에 들어간다.

㉢ **약효주치** : 해수천식을 치료하며, 윤장통변하여 변비를 치료한다.

㉣ **용법용량** : 6~9g 달여 먹는다.

㉤ **사용주의** : 행인을 과량 복용하면 중독될 수 있으며 심하면 호흡마비로 사망할 수 있다. 중독되면 살구나무 껍질 60g을 끓인 물을 내복한다.

② 관동화(款冬花)

㉠ **기원식물** : 국화과인 관동화의 꽃봉우리

㉡ **성미귀경** : 맵고 따뜻하다. 폐경에 들어간다.

㉢ **약효주치** : 각종 해수에 쓴다.

㉣ **용법용량** : 3~9g 달여 먹는다. 외감해수에는 생것을 쓰고, 내상해수에는 볶은 것을 쓴다.

10) 온리약(溫裏藥)

온리약은 약성이 온열하여 양기를 온보하고 몸속의 한사(寒邪)를 몰아내는 효능이 있는 약물을 온리약이라 한다. 온리약은 한사가 속에 침입하여 양기가 지친것인데 완복냉통, 구역설사, 식욕부진 등을 치료하며, 또 심신(心腎)의 양허(陽虛)로 음한이 내성한 것으로 오한, 사지궐냉, 맥은 미약하고 곧 끊어질 듯한 망양증을 치료한다. 온리약은 약성이 맵고 뜨거우므로 쉽게 음액을 결손시키므로 열중, 음허증, 진열가한증에는 사용을 금한다. 특히 여름에는 덮기 때문에 약을 겨울보다 적게 사용해야 한다.

(1) 건강(乾綱)

① **기원식물** : 생강의 건조한 뿌리줄기
② **성미귀경** : 맵고 뜨겁다. 비, 위, 심, 폐경에 들어간다.
③ **약효주치** : 비위(脾胃)양허, 사지궐냉, 비위허한으로 설사가 묽고 나쁜 냄새가 없으며 장명 복통 등을 치료한다.
④ **용법용량** : 3~9g 달여 먹는다.
⑤ **사용주의** : 열중, 음허증, 임신부에는 사용을 주의한다.

(2) 육계(肉桂)

① **기원식물** : 계피나무의 간피 또는 굵은 가지의 껍질
② **성미귀경** : 맵고 달며 매우 뜨겁다. 심, 신, 간, 비경에 들어간다.
③ **약효주치** : 보양하여 신양부족, 명문(命門)의 화(火)가 쇠약하여 양위, 빈뇨 등을 치료하며, 비신양허로 인한 복통, 설사를 치료하고, 허한성 위통, 복통, 급성복통, 월경통, 월경곤란을 치료한다.

(3) 부자(附子) - 보양약편 참조

11) 이기약(理氣藥)

기기울체에 따른 여러 가지 증상을 소통시켜 주는 약물을 이기약이라 한다. 이기약은 대체로 맵고 따뜻하며 향기가 있고 건조한 성질이 있다. 온복창만동통, 오심구토, 식욕부진, 애기탄산, 흉협창통, 산기통, 월경부조, 유방창통, 흉민동통, 해수기천 등을 치료한다. 이기약은 음허증과 기허증에는 주의하여 사용한다.

(1) 진피(陳皮)

① **기원식물** : 귤나무의 성숙된 과실의 껍질

② 성미귀경 : 맵고 쓰고 따뜻하다. 비, 폐경에 들어간다.
③ 약효주치 : 비위(脾胃)의 기체(氣滯)로 인한 완복창만, 식욕부진, 반위(식후 토하는 것), 오심 등을 치료하며, 습담해수로 담이 많고 담색은 희며 흉격창민, 오심구토 등을 치료한다.
④ 용법용량 : 3~9g 달여 먹는다.

(2) 지실(枳實)

① 기원식물 : 탱자나무의 미성숙된 과실
② 성미귀경 : 쓰고 매우며 약간 차다. 비, 위, 대장경에 들어간다.
③ 약효주치 : 수음(水飮)과 담음(痰飮)이 심하(心下)에 쌓인 비(痞)증을 치료하며, 한응기체로 생긴 흉비(胸痞), 단기(短氣) 등을 치료하고, 습열적체에 의한 이급후중(裏急後重)을 치료하며, 식적정체에 의한 대변비결, 복통 창만의 치료에 쓰인다.
④ 용법용량 : 6~9g 달여 먹는다.
⑤ 사용주의 : 허약자 및 임산부는 삼가하여 쓴다.

(3) 향부자(香附子)

① 기원식물 : 향부자의 근경
② 성미귀경 : 맵고 약간 쓰고 약간 달며 평하다. 간, 삼초경에 들어간다.
③ 약효주치 : 간울 기체에 의한 흉협창만, 완복동통, 식욕부진 등을 치료하며, 월경부조, 월경통, 유방창통을 치료한다.
④ 용법용량 : 3~9g 달여 먹는다.
⑤ 사용주의 : 음허혈열자, 월경선기자 등 열증에 속하는 자는 금한다.

(4) 후박(厚朴)

① 기원식물 : 후박나무의 수간피, 근피, 지피
② 성미귀경 : 쓰고 매우며 따뜻하다. 비, 위, 폐, 대장경에 들어간다.
③ 약효주치 : 행기화습하므로 완민복창, 복통 등을 치료하며, 실증의 복창통, 변비 등을 치료하고, 담습옹폐에 의한 흉민해천 등을 치료한다.
④ 용법용량 : 6~10g 달여 먹는다.

(5) 사인(砂仁)

① 기원식물 : 생강과의 양춘사나 해남사, 축사의 성숙된 말린 과실

② 성미귀경 : 맵고 따뜻하다. 비, 위, 신경에 들어간다.

③ 약효주치 : 이기건비하여 비위기체로 인한 완복창만, 납매(納呆), 오심, 구토 등을 치료하며, 온비지통하여 비위허한으로 인한 복통, 설사 등을 치료하고, 행기안태하여 태동불안을 치료한다.

④ 용법용량 : 3~6g 달여 먹으며, 탕제에 넣을 때 나중에 넣는다.

12) 이혈약(理血藥)

활혈(活血), 양혈(凉血), 지혈(止血), 보혈(補血)을 주로 작용으로 하여 혈분증(血分證)을 치료할 수 있는 약물을 이혈약이라 한다.

혈분증은 혈허(血虛), 혈열(血熱), 혈일(血溢·넘치는 것), 혈어(血瘀) 등 네 가지로 나뉜다.

혈허에는 보해야 하고, 혈열에는 양혈해야 하며, 혈일에는 지혈해야 하고, 혈어에는 활혈화어해야 한다.

보혈약과 양혈약은 보혈약편과 청열약편에서 설명하였으므로 여기서는 활혈약과 지혈약을 다루기로 한다.

(1) 활혈약(活血藥)

활혈약은 대부분 맵고 더운 성미를 가지고 있으며, 혈행을 순조롭게 하며, 어혈과 울체를 제거하는 작용이 있어 기혈어체로 생긴 병증을 치료한다.

임상에서 타박상, 복부의 종괴, 비증(痞證), 옹저(癰疽)에 의한 종창이나 통증, 폐경, 월경곤란과 어혈로 생긴 출혈 등을 치료한다.

활혈약은 혈행을 촉진하기 때문에 월경과다나 혈허증, 어혈이 없는 자에게는 신중하게 써야 하고, 임신부에게는 사용을 금한다.

① 천궁(川芎)

㉠ 기원식물 : 미나리과 다년생초본식물인 천궁의 근경

㉡ **성미귀경** : 맵고 따뜻하다. 간, 담, 심포경에 들어간다.

㉢ **약효주치** : 활혈행기하므로 흉비(胸痞), 가슴이 그득하고 아픈데 쓰며, 혈울기체로 생기는 월경불순, 폐경 및 산후 복통 등에 쓰이고, 거풍지통하여 감기, 두통, 관절두통 등에 쓰인다.

㉣ **용법용량** : 3~9g 달여 먹는다.

② 홍화(紅花)

㉠ **기원식물** : 국화과의 홍화의 꽃부리

㉡ **성미귀경** : 맵고 따뜻하다. 심, 간경에 들어간다.

㉢ **약효주치** : 활혈통경하여 혈어경폐, 월경통, 산후출혈을 치료하며 거어(去瘀)지통하여 타박상, 어혈종창 등을 치료하며, 협심통을 치료한다.

㉣ **용법용량** : 3~9g 달여 먹는다.

③ 도인(桃仁)

㉠ **기원식물** : 복숭아의 종인

㉡ **성미귀경** : 쓰고 달며 평하다. 심, 간, 대장경에 들어간다.

㉢ **약효주치** : 어혈로 생긴 폐경, 월경동통, 타박상, 어혈종통 등을 치료하며, 장이 건조하여 생기는 변비를 치료한다.

㉣ **용법용량** : 6~9g 달여 먹는다.

㉤ **사용주의** : 임산부에게는 낙태의 위험이 있으므로 쓰지 않는다.

④ 익모초(益母草)

㉠ **기원식물** : 익모의 전초

㉡ **성미귀경** : 맵고 쓰며 차다. 심포, 간, 신경에 들어간다.

㉢ **약효주치** : 혈체로 생긴 월경불순, 월경통, 월경후기, 붕루 등에 쓰이며, 어혈을 제거하므로 타박상과 어혈동통을 치료하고, 급만성신염, 수종, 소변불리 등의 치료에 쓰인다.

㉣ **용법용량** : 6~30g 달여 먹는다.

㉤ **주의사항** : 간혈부족이나 동공이 산대된 자에게는 쓰지 않는다.

⑤ 우슬(牛膝)

㉠ **기원식물** : 비름과인 쇠무릎의 뿌리

㉡ **성미귀경** : 쓰고 시며 평하다. 간, 신경에 들어간다.

㉢ **약효주치** : 활혈하고 어혈을 제거하여 어혈로 인한 경폐나 월경통, 산후통, 태아불하, 타박상 등을 치료하며, 근골을 강하게 하고 관절을 이롭게 하므로 간신부족에 의한 요슬산통, 연약무력 등에 쓰이고, 음허화왕으로 생기는 치은종통, 구설생창 등을 치료하며, 음경동통이나 혈뇨 등에 쓰인다.

㉣ **용법용량** : 6~15g 달여 먹는다.

㉤ **주의사항** : 임신부와 월경과다자는 금기다.

⑥ 유향(乳香)

㉠ **기원식물** : 유향나무의 껍질에서 삼출된 아교성의 수지

㉡ **성미귀경** : 맵고 쓰고 따뜻하다. 심, 간, 비경에 들어간다.

㉢ **약효주치** : 활혈지통하므로 혈어기체로 생기는 완복동통, 심혈어조로 생기는 심장의 쥐어짜는 듯한 통증을 치료한다. 또 타박상이나 어혈종통을 치료하며, 창양이 터져 오래 아물지 않고 홍종, 통증이 있을 때 사용한다.

㉣ **용법용량** : 3~9g 달여 먹는다.

㉤ **주의사항** : 어체가 없거나 임신부는 금기이다.

(2) 지혈약(止血藥)

지혈작용이 있는 약물을 지혈약이라 한다.

지혈약은 토혈, 코피, 혈변, 혈뇨, 붕루 등의 증상에 적용한다.

혈열망행으로 오는 출혈에는 청열양혈약과 지혈약을 함께 쓰고, 기허로 섭혈(攝血)하지 못하면 보기약과 함께 쓰며, 어혈불행의 출혈에는 활혈화어약과 함께 쓴다.

① 포황(蒲黃)

㉠ **기원식물** : 부들의 화분

㉡ **성미귀경** : 달고 평하다. 간, 심포경에 들어간다.

㉢ **약효주치** : 지혈작용이 있어 각혈, 토혈, 혈뇨, 혈변, 붕루 등에 쓰인다. 어혈증

이나 타박상, 월경통에도 쓰인다.

㉣ 용법용량 : 6~12g 달여 먹거나 의용에는 적당히 쓴다.

② 선학초(仙鶴草)

㉠ 기원식물 : 짚신나물의 전초

㉡ 성미귀경 : 쓰고 평하다. 폐, 간, 비경에 들어간다.

㉢ 약효주치 : 수렴지혈작용이 있어 코피, 각혈, 토혈, 혈뇨, 혈변, 붕루 등의 치료에 쓰이며, 옹종이나 여성의 질염(트리코모나스)을 치료한다.

㉣ 용법용량 : 10~30g 달여 먹는다.

③ 백급(白芨)

㉠ 기원식물 : 난초과의 초본식물인 백급의 지하근경

㉡ 성미귀경 : 쓰고 달며 약간 차다. 폐, 간, 위경에 들어간다.

㉢ 약효주치 : 수렴지혈작용이 있어 폐, 위의 출혈을 치료한다. 또 옹종, 궤양, 화상 등에 쓰인다.

㉣ 용법용량 : 3~9g 달여 먹거나, 산제 1~3g을 물에 타서 먹거나 적당량을 외용한다.

13) 고삽약(苦澁藥)

수렴고삽작용이 있으며, 각종 활탈증(滑脫證)을 치료할 수 있는 약물을 고삽약이라 한다. 고삽약은 지한약(止汗藥), 삽장지사약(澁腸止瀉藥), 고정지대약(固精止帶藥)으로 구분된다. 자한, 도한, 구설탈항, 유정, 조설, 빈뇨, 붕루, 대하 등에 적용된다.

(1) 지한약(止汗藥)

지한약은 피부근육이 정밀하지 못하여 나타나는 자한이나 도한 증에 적용된다.

① 산수유(山茱萸) - 보음약편 참조

② 오미자(五味子)

㉠ 기원식물 : 오미자의 성숙한 과실

㉡ 성미귀경 : 시고 따뜻하다. 폐, 신, 심경에 들어간다.

㉢ 약효주치 : 음허도한이나 양허자한에 쓴다. 또 폐허천해에 쓰며, 신허증에 쓰며, 진액부족이나 구건 등의 치료에도 쓴다.

㉣ 용법용량 : 3~9g 달여 먹는다.

③ 부소맥(浮小麥)

㉠ 기원식물 : 밀의 성숙되지 않은 영과

㉡ 성미귀경 : 달고 서늘하다. 심경에 들어간다.

㉢ 약효주치 : 자한, 도한 등에 쓴다.

㉣ 용법용량 : 15~30g 달여 먹는다.

㉤ 참고사항 : 부속맥에는 전분이 들어 있고, 비타민 B 등이 들어있어서 상복해도 좋다.

(2) 삽장지사약(澁腸止瀉藥)

삽장지사약은 오랜 설사, 오경설사 등을 치료하는 약물을 삽장지사약이라 한다.

① 오매(烏梅)

㉠ 기원식물 : 매화나무의 미성숙한 과실의 가공훈제품

㉡ 성미귀경 : 시고 평하다. 간, 비 폐, 대장경에 들어간다.

㉢ 약효주치 : 폐허(肺虛)로 인한 오랜 기침을 치료하며, 비허로 인한 오랜 설사를 치료하며, 소갈증의 치료에 쓴다. 또 회충복통, 구토 등에도 쓰인다.

㉣ 용법용량 : 3~10g 달여 먹으며, 지혈에는 볶아서 탄을 쓴다.

② 육두구(肉荳蔻)

㉠ 기원식물 : 육두구 나무의 성숙한 종인

㉡ 성미귀경 : 맵고 따뜻하다. 비, 위, 대장경에 들어간다.

㉢ 약효주치 : 비위허한으로 인한 오랜 설사와 탈항의 치료에 쓰이며, 비위허한의

식욕부진, 구토를 치료한다.

㉣ **용법용량** : 3~10g 달여 먹는다.

㉤ **주의사항** : 열증 및 음허화왕한 자에게는 금기이다.

(3) 고정지대약(固情止帶藥)

정기를 고정시키고 백대감소, 소변고섭 등의 작용이 있는 약물을 고정지대약이라 한다.

① 금앵자(金櫻子)

㉠ **기원식물** : 금앵자의 성숙한 과실

㉡ **성미귀경** : 달고 시며 평하다. 신, 방광, 대장경에 들어간다.

㉢ **약효주치** : 신허(腎虛)와 신기불고(腎氣不固)로 인한 유정, 활정, 소변빈삭, 백대 등을 치료하며, 비허로 인한 오랜 설사 등을 치료한다.

㉣ **용법용량** : 6~15g 달여 먹는다.

② 해표소(海螵蛸)

㉠ **기원식물** : 오징어의 내각

㉡ **성미귀경** : 짜고 약간 따뜻하다. 간, 신경에 들어간다.

㉢ **약효주치** : 수렴지혈작용이 있어 부인의 붕루를 치료하고, 유정, 조설증의 치료에 쓰이며, 습진, 하지의 궤양 등을 치료하고, 위통탄산 및 궤양출혈 등을 치료한다.

㉣ **용법용량** : 3~12g 달여 먹는다.

㉤ **주의사항** : 음허하고 다열한 자는 먹지 않는 것이 좋다.

14) 평간식풍약(平肝息風藥)

평간식풍약은 간양상항(肝陽上亢), 간풍내동(肝風內動)으로 오는 고열의 경궐이나 신지(神志)의 혼미, 현훈, 경련, 경풍 등에 적용된다.

만약 열로 인한 것은 청열사화약과 함께 사용하며, 담(痰)으로 인한 것은 반드시 화담약과 함께 써야 하며 혈허로 인한 데는 양혈약을 함께 써야 한다.

(1) 영양각(羚羊角)

① 기원식물 : 영양의 뿔

② 성미귀경 : 짜고 차다. 간, 심경에 들어간다.

③ 약효주치 : 양간식풍하여 열극동풍, 경련 등을 치료하며, 청열해독하여 온열병의 신혼, 섬어 등을 치료하고, 청간명목하여 간화치성의 눈이 붉어지고 두통이 있는 것을 치료하며 간양상항의 두훈, 목현 등을 치료한다.

④ 용법용량 : 3~6g 달여 먹거나, 가루내어 복용한다.

(2) 전갈(全蝎)

① 기원식물 : 곤충인 전갈을 말린 것

② 성미귀경 : 맵고 평하며 독이 있다. 간경에 들어간다.

③ 약효주치 : 통락지통하여 풍습비증, 관절동통을 치료하며, 소아급경풍, 전간, 파상풍, 경련수축, 각궁반장 등을 치료하고, 창양종독이나 나력, 결핵 등을 치료한다.

④ 용법용량 : 2~5g 달여 먹거나, 가루내어 0.5~1g씩 먹는다.

⑤ 주의사항 : 유독하므로 용량을 지키고, 혈허생풍에는 신중하게 써야 한다.

15) 안신약(安神藥)

안신, 양심(養心), 진경(鎭痙)작용이 있는 약물을 안신약이라 한다.

임상에서 흔히 보이는 부양상항(浮陽上亢), 신지(神志)가 불안한 것은 대부분 음허 혹은 혈이 적어 일어나는 병증이며, 경간(驚癎)이나 경궐(經厥)의 원인은 거의가 열사의 교란 때문이므로, 안신약을 쓸 때에는 반드시 병인에 따라 약을 배합하여야 한다.

(1) 주사(朱砂)

① 기원식물 : 유화수은을 포함한 진사라는 광석

② 성미귀경 : 달고 약간 차다. 심경에 들어간다.

③ 약효주치 : 진심안신하여 심화가 왕성한 심번, 실면, 심계정충, 전간의 치료에 쓰이며, 창양종독, 인후종통 등의 치료에 쓴다.

④ 용법용량 : 0.3~1g을 환이나 산제에만 넣어 먹으며, 전제에는 넣지 않는다.

(2) 산조인(酸棗仁)

① 기원식문 : 산조나무의 성숙한 종자

② 성미귀경 : 달고 시며 평하다. 심, 간, 담경에 들어간다.

③ 약효주치 : 양심안신하여 혈허에 의한 심계실면, 경간정충, 두훈, 눈이 침침한 것 등을 치료하며, 자한이나 도한을 치료한다.

④ 용법용량 : 10~15g 달여 먹는다.

⑤ 주의사항 : 실사(實邪), 울화(鬱火)가 있으면 사용하는 것을 금한다.

⑥ 참고사항 : 산조인은 진정, 최면작용이 있는데 생것이나 끓인 것은 진정작용이 있으나, 볶은 것은 진정작용이 없다.

16) 개규약(開竅藥)

개규약은 중풍이나 경풍(驚風), 전간(癲癇) 등의 갑작스런 혼궐(昏厥)과 열입심포(熱入心包) 혹은 담조청규(痰阻淸竅)로 오는 신지의 혼미 등에 적용된다.

개규약은 실증의 치료에 쓰이는 구급약이며 오래 쓰면 원기를 상하게 한다. 그러므로 허증에는 금기이다.

(1) 사향(麝香)

① 기원동물 : 녹과동물의 성숙한 수컷의 향낭 중의 분비물

② 성미귀경 : 맵고 따뜻하다. 심, 비경에 들어간다.

③ 약효주치 : 열병신혼, 경궐(驚厥), 중풍담궐, 경간(驚癎) 등의 폐증의 치료에 쓰이며, 활혈기능이 있어 타박상, 어혈조체, 창양, 종독(腫毒), 인후종통 등의 치료에 쓰인다.

④ 용법용량 : 0.1~0.5g 환제나 산제에 넣고 탕제에는 넣지 않는다.

⑤ 주의사항 : 임신부에게는 금기이다.

(2) 우황(牛黃)

① 기원식물 : 소의 담결석

② 성미귀경 : 쓰고 달며 서늘하다. 심, 간경에 들어간다.

③ 약효주치 : 열병, 신혼, 섬어, 번조불안, 중풍규폐, 담열옹성의 치료에 쓰이며 청열

해독 기능이 있어 유방암, 장옹, 나력, 인후종통에 쓰이며, 경간, 경련 등을 치료한다.

④ **용법용량** : 0.1~0.3g을 환제나 산제에 넣고 탕제에는 넣지 말아야 한다.

17) 구충약(驅蟲藥)

인체에 있는 기생충을 박멸하는 약물을 구충약이라 한다.

기생충병은 선기다식(善飢多食) 등의 증상이 있으며, 오래되면 안색이 핏기가 없고 누르며, 수척하고 부종 등이 나타난다.

구충약을 쓸 때 사하약을 적당히 배합하여 약을 쓴 후 중독된 기생충이 배출되도록 해야 한다.

(1) 사군자(使君子)

① **기원식물** : 사군자의 종자

② **성미귀경** : 달고 따뜻하다. 비, 위경에 들어간다.

③ **약효주치** : 살충작용이 있어 회충이나 요충, 충적복통을 다스리며, 소아감적(小兒疳積)을 치료한다.

④ **용법용량** : 6~9g 달여 먹거나, 볶아서 씹어 먹는다.

⑤ **주의사항** : 소아는 한 살에 한 알씩 복용하며 20알을 초과해서는 아니된다. 과용하면 구토, 현훈, 딸꾹질 등이 있다.

(2) 빈랑(檳榔)

① **기원식물** : 빈랑나무의 성숙한 종자

② **성미귀경** : 맵고 쓰며 따뜻하다. 위, 대장경에 들어간다.

③ **약효주치** : 살충작용이 있어 회충, 구충, 요충을 죽이며, 이기행체하므로 식적기체, 복창변비 등을 치료한다.

④ **용법용량** : 6~15g 달여 복용하며 볶아서 그을린 것은 소화를 돕는다.

⑤ **주의사항** : 기가 허하여 하함한 자는 금한다. 또 간기능이 감퇴된 자에게는 삼가서 써야 한다.

18) 외용약(外用藥)

피부에 사용하는 약물을 외용약이라 한다.

외용약은 해독기능과 통증을 줄여주고, 농을 없애주며, 수렴지혈하고 활혈화어 하는 기능이 있다.

외용약은 대부분 독성이 있으며 어떤 것은 극심한 독이 있으므로 외용이나 내복을 막론하고 반드시 용법과 용량에 주의하여 중독을 방지하여야 한다.

(1) 유황(硫黃)

① **기원광물** : 천연 유황광석의 제련 가공품

② **성미귀경** : 달고 따뜻하며 약간의 독성이 있다. 비, 신경으로 들어간다.

③ **약효주치** : 명문화의 쇠약으로 인한 요슬냉통, 신허로 인한 해수천식, 허한으로 인한 복통, 변비 등에 사용된다. 또 해독살충 기능이 있어 독창, 종독에 쓰인다.

④ **용법용량** : 1.5~3g을 환제나 산제에 넣는다. 외용은 적당량을 쓰면 된다. 생것은 외용에 쓰고, 정제한 유황은 내복한다.

(2) 웅황(雄黃)

① **기원광물** : 주로 황화비소를 함유한 웅황의 광물

② **서임귀경** : 맵고 쓰며 따뜻하다. 간, 위경에 들어간다.

③ **약효주치** : 중서(中暑)에 의한 구토 설사, 정독창양, 충사교상, 벌레 물린데 등에 치료효과가 있고, 살충기능이 있어 장내의 기생충을 죽이는데 쓴다.

④ **용법용량** : 0.2~0.3g을 환제나 산제에 넣어 쓴다. 탕제사용 불가

⑤ **주의사항** : 독이 있으므로 혈허자나 임신부는 삼가야 하고 절대 불로 정제하지 말아야 한다.

제5장 전통효소발효식품

1 효소의 이해

1) 효소의 개요

(1) 효소의 기본개념

효소(酵素)란 생물체 내에서 일어나는 화학 반응을 촉진하는 물질이다. 효소는 동식물, 미생물의 생물세포에서 생성되고 촉매작용을 하여 세포조직에서 분리되어도 작용을 잃지 않는 고분자의 유기화합물이며 생체촉매이다.

모든 생명체는 효소의 작용에 의해 생명을 유지할 수 있으며 생명체의 시작인 수정단계에서부터 효소가 작용하며, 생명을 유지하는 동안 효소를 이용하고 효소가 고갈되면 생명도 끝나는 것이므로 생로병사는 효소가 좌우한다는 말이 나오게 되었다.

효소에는 크게 효소(enzyme)와 조효소(coenzyme)로 나눌 수 있는데 효소는 단백질로서 우리 몸 속 여러 가지 기질과 작용하여 이로운 촉매 역할을 하는 것이고 조효소는 미네랄, 비타민 등으로 효소가 그 역할을 할 수 있도록 보조하는 역할을 한다. 우리 몸에 효소가 많이 있더라도 조효소가 부족하면 효소로서의 역할을 다 할 수가 없다. 비유한다면 우리 몸 속 기질이 문이라고 한다면 효소는 문고리이고 조효소는 열쇠의 역할을 한다고 볼 수 있다.

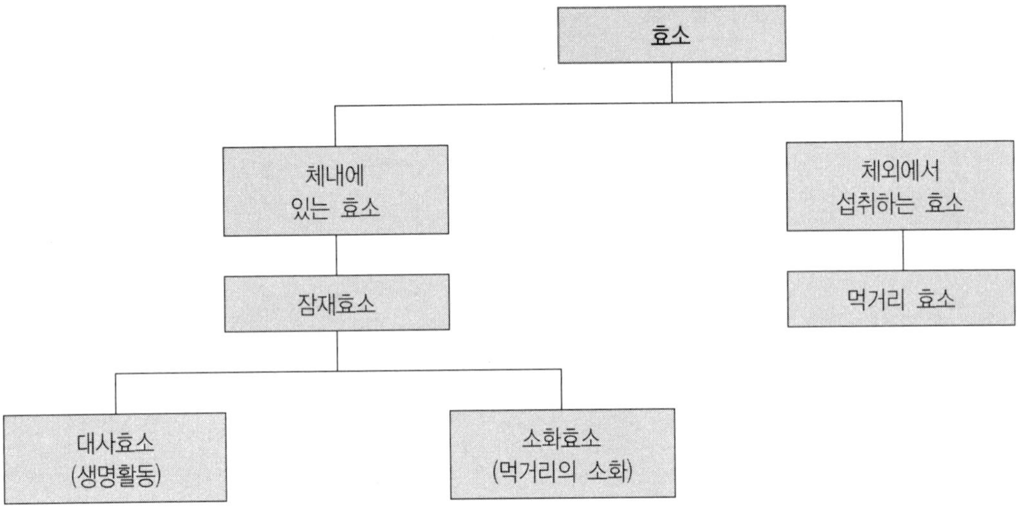

[그림 5-1] 에드워드 하우웰(Dr. Edward Howell)이 정의한 효소의 종류

현대인들은 미네랄, 비타민 등의 조효소가 턱없이 부족하여 여러 가지 질병을 갖게 된다. 식물은 광합성으로부터 영양분을 비축하고 이를 다양한 효소와 몸에 좋은 물질로 바꾸어 저장해 두었다. 발효를 통해 미생물이 한번 분해를 하고 분해된 산물은 갖가지 효소와 조효소를 두루 갖추게 되어 우리 몸에서 사용하기 좋은 형태로 바꾸어져서 그냥 먹었을 때보다도 더 이롭게 우리 몸에서 작용하도록 하는 것이 식물효소라고 할 수 있다.

산소의 운반, 단백질분해, 탄수화물분해, 비타민과 미네랄이 세포 속에까지 들어갈 수 있게 하는 것도 효소이며 이들 효소를 이용하여 에너지를 만들고 이때 발생하는 이산화탄소, 활성산소를 효소가 제거하며 병든 세포를 분리하여 처리하는 것도 효소이다. 유아의 효소는 노인보다 약 100배 가량 양이 많아 자연치유력이 매우 뛰어나다.

세포가 태어날 때 유전자 복사도 효소의 작용이다. 따라서 체내에는 많은 종류의 효소가 존재하며 끊임없이 새로운 효소가 음식을 통해 섭취되어 아미노산, 비타민, 미네랄 등의 재료로 만들어지고 있다. 특히 우리 몸 속에서 해독과 복구를 담당하는 체내효소는 자연치유력에 없어서는 안 될 중요한 요소이며 호흡하고, 소화시키고, 움직이고 사고하는 인간의 모든 생명활동은 효소의 힘으로 이루어진다.

체내효소는 약 3000여종으로 대부분 장내세균에 의해 만들어진다. 미네랄 주위를 단백질로 감은 단백질화합물의 일종인 체내효소는 발효식품섭취와 관련이 깊다. 우리민족은 전통적으로 우수한 발효식물을 개발하여 건강한 식생활을 유지해왔으며 암을 예방 치료한다고 알려진 청국장이나 중증급성호흡기질환 사스(SARS)를 막아준다는 김치는 우리의 대표적인 발효식품이자 효소(酵素)식품이다.

『효소는 생명현상에 직접적으로 작용하여 섭취된 영양분은 효소에 의해 분해, 합성되고 호흡, 순환, 배설, 해독 등 생명을 유지하기 위한 모든 단계에 효소가 사용된다. 효소의 성질은 특정 효소가 특정 기질에만 작용하는 성질로, 효소의 활성 부위에 특정 기질이 결합하는 기질적 특성 있다. 효소가 우리 몸속에서 일을 잘 할 수 있게 되려면 온도가 중요하므로 적절한 체온을 유지하는 것은 항상성 유지와 건강에 매우 중요한 요인이 된다. 35℃에서 45℃사이에서 활성화되는 온도와 효소마다 최적의 pH가 달라서 pH의 영향 및 기질의 속도가 증가하면 효소와 기질이 접할 수 있는 기회가 많아지므로 반응 속도가 증가하지만, 기질의 농도가 더욱 증가하면 상대적으로 반응 속도는 더 이상 증가하지 않는다는 반응속도라는 성질을 가지고 있다. 인체의 체온이 항상성유지 건강에 중요한 요인으로 작용하게 되는 이유는 바로 온도에 영향을 받는 효소의 특성과 직결된다.』

(2) 효소의 특성

만일 효소가 없다면 지구상의 모든 생물은 한 순간이라도 생명을 유지할 수 없다. 공해시대에 살고 있는 현대인은 각종 스트레스와 오염된 환경으로 인해 더욱 많은 효소를 필요로 한다.

효소는 생명현상에 직접적으로 작용하여 섭취된 영양분은 효소에 의해 분해, 합성되고 호흡, 순환, 배설, 해독 등 생명을 유지하기 위한 모든 단계에 효소가 사용된다.

지상의 모든 생명체는 신진대사속도에 따라 관련된 효소의 양이 결정되며 체내효소가 소모되면 외부에서 효소를 공급해야만 생명을 연장시킨다. 또한 질병이 생기는 원인과 치유과정에 모두 작용하므로 발효식물을 통해 충분한 효소를 공급하는 일은 대단히 중요하다. 이렇게 중요한 효소는 온도와 pH 등에 영향을 받는데 효소의 특성을 정리하면 다음과 같다.

① **기질 특이성** : 특정 효소가 특정 기질에만 작용하는 성질로, 효소의 활성 부위에 특정 기질이 결합한다.
② **온도의 영향** : 활성이 최고에 이르는 최적의 온도(35~45℃)가 존재한다.
③ **pH의 영향** : pH에 따라 단백질을 구성하는 이온 상태가 변화되므로 효소마다 최적 pH가 다르다.
④ **반응 속도** : 기질의 속도가 증가하면 효소와 기질이 접할 수 있는 기회가 많아지므로 반응 속도가 증가하지만, 기질의 농도가 적정 이상 증가하면 반응 속도는 더 이상 증가하지 않는다.

『효소가 우리 몸 속에서 일을 잘 할 수 있는 조건을 보면 온도가 중요하므로 적절한 체온을 유지하는 것은 항상성유지와 건강에 매우 중요한 요인이 된다.

먼저 효소는 열에 약하며 효소의 변형은 특수한 미생물을 제외하고는 보통 40℃ 이상부터 시작된다. 반대로 온도가 낮으면 기질의 운동이 둔해지므로 기질이 효소와 만나는 횟수가 감소한다. 따라서 체온이 낮은 온도에서 효소는 체내에서 일을 잘하지 못하게 되는 것이다. 사람의 정상체온이 36.5℃인 것은 바로 이 온도에서 효소의 활성이 잘 이루어지는 온도이기 때문이다.

암, 당뇨, 비만 등 현대인의 많은 질병이 저 체온증, 냉증과 직결되어 있는데 이는 인체에 중요한 효소가 항상성유지에 적절하게 작용되지 못하고 있기 때문으로 볼 수 있다.』

참조 우리 생활에서 효소의 활용

① **식품** : 낙농 제품, 맥주 생산
② **세제** : 효소 함유 세제를 과립형으로 만들어 세탁에 이용
③ **의약품** : 소화제, 혈전 분해제, 건강진단 뇨검사지에 이용
④ **생활용품** : 다이어트 음료, 비누, 치약 등에 이용

2) 조효소

(1) 조효소의 개념

조효소(coenzyme, 助酵素)는 복합단백질로 이루어진 효소의 비단백질 성분을 가리킨

다. 효소에 따라서는 반응에 필요한 보조 분자들이 있어야만 하는 경우가 있다. 이러한 보조 분자에는 금속이온과 같은 무기화합물과 유기화합물이 포함된다. 이러한 분자들의 양을 조절함으로써, 화학 반응을 조절할 수 있다. (일반적으로 비타민들이 사람의 물질대사 과정에서 조효소로 작용한다.) 조효소들은 연속적으로 일어나야 하는 반응을 중간에서 연결시켜줌으로써, 복잡한 반응을 순서대로 일으킬 수 있다.

3) 효소의 구성과 기능

(1) 효소의 구성

효소의 구성은 주효소와 전효소가 합쳐진 전효소와 주효소로만 구성된 아밀라아제, 펩신, 리파아제 등과 NAD, 비타민 B 등의 조효소 그리고 효소를 활성화 시키는데 필요한 이온으로 구성되어 조효소 기능을 하는 Fe^{2+}. Zn^{2+}, Mg^{2+} 등의 보결족으로 구성된다. 이를 표로 나누면 다음과 같이 구별된다.

전효소 = 주효소 + 조효소	
조효소	단백질(주효소)과 쉽게 분리되고, 열에 강하다. 예) NAD, NADP, FAD, 비타민 B 등
보결족	효소를 구성하거나 활성화시키는 데 필요한 이온으로 조효소 기능을 한다. 예) Fe^{2+}, Zn^{2+}, Mg^{2+}
주효소로만 구성된 효소	아밀라아제, 펩신, 리파아제 등

4대 효소		
1	복구효소	손상된 세포를 재생하거나 복구하는 효소 예) 손상된 세포핵 DNA를 복구시키는 유전자복구효소
2	해독효소	치명적인 독소를 중화하거나 제거하는 효소 예) 유해산소를 제거하는 항산화 효소
3	소화효소	탄수화물, 단백질, 지방을 소화시키는 효소 예) 탄수화물을 분해하는 아밀라제
4	대사효소	조직세포의 기능유지에 필요한 효소 예) 줄기세포를 활성화 시키는 텔로머라이제

(2) 효소와 소화흡수

효소는 기질 복합체를 형성하여 활성화에너지(화학 반응을 일으킬 수 있는 최소 운동에너지)를 낮추어 화학 반응을 촉진한다. 소화가 안 될 때 먹는 소화제에도 역시 효소가 들어 있다.

효소는 음식과 세제나 약에 들어가서 인간에게 도움을 주고 있으나 원래는 생물의 몸속에 있으면서 생명활동을 유지해 나가는 존재이다. 우리가 먹는 음식물의 소화흡수에는 효소가 깊게 관여하고 있는데 소화란 여러 가지 영양소를 체내에 흡수하기 쉽도록, 또는 재이용하기 쉬운 형태로 변화시키는 것이다. 바꾸어 말하면 단백질, 다당, 지방 등의 복잡하고 거대한 영양물질을 작고 간단한 구성단위로 가수분해하는 것이다.

당류나 지질의 경우에도 기본적으로 똑같은 과정이 행해진다. 핵산은 영양물질로서는 중요하지 않지만 역시 비슷한 과정으로 소화되어 이용된다. 우리가 보통 말하는 소화, 즉 가수분해는 주로 위와 장에서 소화효소에 의하여 행하여진다. 소화효소는 각각의 영양물질에 따라 전문적인 효소가 존재한다. 즉, 단백질 분해효소, 당 분해효소, 지방 분해효소, 핵산 분해효소 등이 있다.

이와 같은 효소 중에는 고분자인 영양물질(단백질이나 다당 등)의 한쪽 끝에서부터 한 개씩 구성단위를 제거하는 효소, 또는 2개씩 제거하는 효소, 또 이들 효소와는 대조적으로 분자의 내부결합을 절단하여 단편으로 하는 효소 등, 다양한 개성을 가진 효소가 존재한다. 이와 같은 특이적 가수분해 능력을 생화학 연구에 이용하여 생체 고분자의 구조결정을 할 수도 있다. 효소는 소화흡수, 분해배출, 항균, 항염, 해독, 살균, 혈액정화, 세포부활 등등의 수없이 많은 기능으로 인체의 건강을 지켜주고 있다.

① 대표적인 식품효소(식이효소의 종류)

㉠ 리파아제 : 지방분해

㉡ 프로테아제 : 단백질분해(립신, 펩신)

㉢ 셀룰라아제 : 목질계분해

㉣ 아밀라아제 : 전분분해

※ 그 밖에도 수많은 효소들이 식이효소로 존재한다.

※ 소화기기관 중에서 중요한 췌장은 소화효소인 리파아제, 아밀라제, 프로테아제를 분비하는데 조리된 음식물과 고단백 음식을 섭취하면, 소화기관으로 하여금 과도

한 효소 생성을 요구하게 되며 이는 인체의 퇴행을 빠르게 만든다. 따라서 건강에는 조리과정이 단순화된 음식이 좋다.

2 효소와 건강

인체 내에는 알려진 것만 약 3000여 종의 효소가 있는데, 새로운 효소가 음식물을 통해 섭취한 효소를 비롯하여 아미노산, 비타민, 미네랄의 재료로 만들어진다.

나이가 들면 기력이 약해지는 것은 바로 체내의 효소 생성량의 감소 때문이며, 젊은 시절에 비해 조금만 더 먹어도 더부룩해지는 현상은 소화효소의 분비가 감소했기 때문으로 볼 수 있다. 연령이 높아지면 고혈압, 부정맥 등이 생기는 것도 역시 각각의 기능에 관련된 효소의 기능이 감소했기 때문이다. 하지만 일생동안 만들어지는 효소의 양은 한정되어 있으므로 지속적으로 효소를 보충해야만 건강을 유지하고 기력을 회복할 수 있게 된다.

1) 효소와 장기의 건강

(1) 효소섭취와 장(腸)의 건강

효소는 음식물의 소화 흡수, 수족을 움직이는 에너지, 체온유지, 세포의 교화, 내장이나 신경의 기능, 백혈구의 활동 등 어느 것이나 효소의 작용이므로 우리 몸을 건강하게 만드는 요소 중에 효소는 매우 중요하다. 따라서 효소가 풍부한 음식으로 체내에 부족한 효소를 보충하고, 체내효소의 불필요한 소모, 고갈을 방지하고, 체내효소를 소모시키는 독소를 배출하는 것이 중요하다. 발효식품속의 효모균, 유산균은 체내효소의 재료가 되는 효소와 보효소가 함유되어 있고 발효과정은 식품에 들어있는 독성을 줄이거나 제거하는데 발효과정을 거치는 동안 아질산염, 시안화칼륨 옥살산니트로사민, 글루코시드와 같은 독성물질들도 모두 발효균들의 분해에 의해 감소되는 것이다. 최근 연구에 의하면 비만도 역시 장내 환경이 좌우하며 유산균과 같은 장내 유익균이 많을수록 비만해소에 도움이 되는 것으로 알려졌다.

효소를 섭취하면 창자가 자연히 비워지게 되고 체내의 독소가 빠져나간다. 그렇게 되면 마음이 맑아지고 온몸이 정화(淨化)되어 청아(淸雅)해진다. 그리고 온몸의 신경이 밝아져서 시각, 청각, 후각, 촉각 등 모든 감각이 예민해진다. 그러므로 우리는 장을 비워 깨끗하게 유지해야 하며 창자에 해로운 식품의 섭취를 멀리 해야 한다. 장(腸)의 부패를 초래하는 물질의 종류는 매우 다양하지만 그 중에서 대표적인 해로운 물질(物質)은 담배, 흰설탕, 악성유지, 동물성지방, 알코올, 커피, 항생물질 등을 주로 들 수 있다.

(2) 장(腸)을 부패시키는 주요원인

우리가 가공식품을 비롯하여 평소에 자주 섭취하는 식품 중에는 장을 부패시키는 원인으로 작용하는 것들이 많이 있다. 다음은 장의 부패를 촉진하는 대표적인 요인들이다.

① **가공식품** : 많은 가공식품에는 식이섬유가 전혀 없거나 있다 해도 극소량으로 이들은 장내에 숙변을 저장케 함으로써 부패의 원인으로 작용한다. 또한 이것들에 포함된 첨가물은 독소로서 작용한다. 천연식품이라도 대량생산, 유통되는 식품도 예를 들어 계란의 경우, 사료 속에 난황 착색제를 넣거나, 항생제, 항균제, 산란촉진제 등의 유해화학물질을 사용하는 것이 보통이므로 장을 부패시키는 원인이 될 수 있다.

② **흰 설탕** : 건강에 해로운 흰 설탕 역시 담배나 다름없는 독물로 각종 성인병 아토피 등을 유발하는 원인에 하나이다. 정백 가공한 식품(백미, 흰말가루, 설탕) 등은 원래 식품이 지닌 효소와 조효소인 비타민, 미네랄, 섬유질 등이 상실된다.

③ **악성 유지**(惡性乳脂) : 산화된 기름, 트랜스형(型) 지방산, 리놀산 등은 무서운 해독을 끼친다. 리놀산은 필수 지방산이지만 α-리놀렌산(酸) 4:1의 비율로 섭취해야 한다. 그런데, 현대인 대부분은 리놀산 20에 α-리놀렌산(酸)1 정도로밖에 섭취하지 않고 있는 결과, 각종 난치병에 시달린다.

④ **동물성 지방** : 고기, 생선, 달걀에는 당연히 영양이 있지만, 혈액을 오염시키는 성분으로 가득하다. 거기에는 식이섬유가 전혀 없을 뿐 아니라, 비타민, 미네랄 역시 편중되어 있다. 고(高)단백질이 질소잔류물을 생성함으로써 장내 부패의 큰 원인을 제공한다. 더구나, 지방이 포화(飽和)되어 있으므로 동맥경화의 큰 원인으로 작용한다. 생선의 지방은 불포화(不飽和)이지만, 산화(酸化)하기 쉬운 결점이 있다.

⑤ **담배** : 담배는 백해무익(百害無益)한 대표적 독물(毒物)이며 폐암을 비롯, 각종 암과 성인병의 원인이며 장내 부패에도 담배는 커다란 영향을 미친다.

⑥ **알코올** : 다량의 알코올 섭취는 장에 아주 좋지 않을 뿐 아니라 뇌세포를 파괴시키며 건강에도 매우 큰 위협이 되므로 과음은 반드시 삼가야 한다.

⑦ **커피** : 소량의 커피는 심장질환예방 등에 도움을 준다고 알려져 있으나 많이 마실 경우 커피 역시 장에 해롭기는 마찬가지이다. 이것들은 위(胃)의 분비작용과 신경반응을 혼란시키고, 소화 배설 기능에 이상(異常)을 초래한다.

⑧ **가열 조리식(食) 위주의 식사** : 가열한 야채만 섭취하고 생것을 먹지 않는다면 아무 효과가 없다. 효소가 외부에서 공급되지 않으므로 체내 효소가 엄청나게 소비됨으로써 조만간에 무서운 질병에 생길 가능성이 짙다. "단명(短命)의 최대 원인은 가열식(加熱食)에 있다."라고 해도 지나친 말이 아니다.

⑨ **항생물질** : 경우에 따라서 항생물질은 '악균'만이 아니라 '선균'까지도 전멸시킨다. 다량의 항생물질을 장기간에 걸쳐서 상용(常用)한다면 '선균'은 거의 전멸하고, 내성(耐性)을 지닌 '악균'이 득세하게 된다. 또한, 진균(眞菌 : 곰팡이)의 창궐로 온몸은 곰팡이 소굴로 변한다. 이렇게 되면 당연히 병원(病原) 바이러스의 침입이 있는데, 이로 인해서 면역력이 뚝 떨어짐으로써 암 등의 난치병에 걸릴 위험도 높아진다. 서양의료의 약제는 긴급한 경우에 약간은 단기간 내에 사용할 것이며, 장기간에 걸친 상용(常用)은 극도로 삼가야 한다.

2) 효소와 질병발생과의 관계

(1) 효소와 질병의 진단

혈액 속에는 많은 효소(酵素)가 존재하는데 혈액에만 존재하는 것도 있으나 여러 장기에서 나오는 것도 있다. 그 중에는 장기가 분비한 것도 있지만 장기 조직이 파괴되어 나오는 것도 있다. 혈액에 효소가 이상 증가하였을 때는 어느 장기인가가 손상되어 분비 이상이 일어났다는 적신호이다.

어떤 효소가 특정 장기에만 존재한다면, 그 장기의 이상을 체크하기에 매우 편리하며, 또 혈액 속의 특정 효소의 레벨과 특정 장기의 진단에 사용할 수 있다. 따라서 혈액에 존재하는 각종효소의 활성을 측정함으로써 질병을 진단할 수 있는데 대표적인 예가 바로 GOT, 글루타민산-옥살로 아세트산 트랜스아미나아제(glutamic-oxaloacetic trans-aminase)라는 효소이다. 이것은 간세포 속에 함유되어 있는 효소이며, 간장세포가 파괴되어 간세포의 세포막 투과성이 높아지면 혈액 속에 유출하여 증가하는 효소이다. 이 값이 높아지면 만성간염, 알코올성간염, 간경변 등의 만성화한 간장 장해가 있는 것으로 간주된다. 일반적으로 교감신경이 우위에 있는 상태가 지속될 때 혈관은 수축되어 손발이 차지며 신체전체를 순환하는 혈류도 나빠지므로 체온이 저하된다. 그리고 에너지 저장물질인 ATP생성이 저하되고 인체에 모든 기능에 필요한 각종 효소작용의 활성이 저하된다. 효소는 생체 내에서 일어나는 모든 화학반응에 촉매가 되는 물질로 신체내의 모든 활동에 관여하므로 효소가 없다면 생명활동은 불가능하다. 체온저하는 생명 현상에 매우 깊은 관련이 있다는 것은 체온이 1도 낮아지면 면역력이 36% 저하되고 기초대사는 12%로 저하되며, 체내효소의 움직임은 무려 50%나 저하된다는 것을 보아도 명백한 사실이다.

(2) 현대의 자가면역질환과 효소

미국의 MIT대학에서 발간한 저널에는 21세기를 변화시킬 10가지 신기술에 글리코 사이언스(Glico Science)를 포함시키고 있다. 당분 효소에 대한 연구의 성과가 질병치유에 엄청난 성과를 가져오고 있으며 당(糖)영양학은 20세기 후반에만 이 분야에서 노벨의학상이 두 번이나 나왔다. 당분효소 뿐만 아니라 핵산 분해효소, 단백질 분해효소, 지방 분해효소 등 약 3,000여 가지의 각종 효소의 인체 내의 기능은 생명활동을 유지하는 생명 그 자체라고 할 수 있다. 암, 당뇨, 천식, 관절염 등 대부분의 자가면역증상은 면역세포의 교통오류에 의해 면역세포가 정상세포를 공격하여 나타나게 되는데, 이러한 세포간의 통신은 담당하는 것이 당분효소이며 이를 적절하게 공급함으로써 인체의 면역계를 활성화시키고 자연치유력을 높여 질병이 치유되는 것이다.

세포분열은 효소에 의해 이뤄지며 생명유지를 위해서 효소는 우리 몸의 각 조직이 필요로 하는 영양소를 만들고 공급 및 조절 기능을 하는 동시에 노폐물을 몸 밖으로 내보내는 모든 생화학반응을 조절한다. 우리가 생명을 이어가려면 에너지가 필요하고 효소는 신체내의 역할에 따라 적합하도록 만들어져 생체 내에서 일어나는 모든 화학반응에 촉매로써 작용한다.

효소가 작용하지 않으면 음식물의 소화는 물론 필요한 에너지의 합성과 신체내의 모든 구성요소를 만드는 것과 면역체계가 적절하게 활동할 수가 없으며, 효소가 부족하면 모든 신체조직의 기능이 저하되고 면역세포간의 교통오류가 발생하여 대부분의 자가면역증상 및 각종질병들을 유발하게 된다. 따라서 효소(酵素)는 건강의 근원이며 효소가 부족하면 자연치유력이 약화되므로 양질의 효소를 섭취하는 것은 건강유지에 중요한 부분이다.

(3) 체내효소 활성화 요소

우리 몸속의 효소를 활성화시키고 효율을 높이는 것은 건강에 매우 중요한 관건이 된다. 앞에서 살펴본 바와 같이 효소부족은 소화작용, 에너지의 합성, 세포와 면역체계의 기능이 저하되므로 대부분의 자가면역증상 및 각종질병들을 유발하게 된다. 그러므로 먼저 효소가 충분한 식품으로 조효소 뿐만 아니라 효소의 재료를 몸 속에 충분히 공급해야 한다는 것은 건강에 필수 조건이다. 체내의 효소를 활성화시키는 길은 첫째 건강한 식습관을 유지하면서 과로, 과음, 과식 등을 피하고 적당한 휴식과 수면, 운동과 목욕 등으로 건강에 합당한 생활습관을 유지하는 것이 필요하다.

(4) 물과 효소

효소는 물이 없으면 활동할 수가 없으며 물이 부족해지면 효소의 활동력도 같이 떨어지게 된다. 사람의 몸속에 물이 부족해지면 효소가 충분히 작용할 수 없게 되므로 자연히 세포의 신진대사도 정상적으로 이루어지지 않는다. 다리에 쥐가 나는 것을 예로 들어보면, 장딴지의 근육 속을 흐르는 혈액의 수분이 감소하여 효소의 양과 활성도가 떨어지고 조효소인 미네랄이 균형을 잃어 근육이 제대로 수축이 안 되기 때문에 경련이 일어나는 것이다. 따라서 체내에 물이 부족하면 세포에 영양분과 산소가 제대로 공급되지 않게 되며, 신진대사로 이루어져야 할 노폐물이 배출이 원활하지 않게 되어 체세포의 만성적 물 부족 현상은 이른바 '세포울혈'이라고 부르는 상태에 이르게 된다. 그리고 아무리 영양분과 효소가 풍부한 좋은 음식을 먹었더라도 물이 부족하면 그 효과가 나타나지 않게 되는 것이다.

효소의 양과 활성력이 저하되면 몸에 여러 가지 건강상의 문제가 나타나게 된다. 단순하게 물 섭취량을 늘리는 것만으로도 가려움증을 유발하는 체내 히스타민 생산량이 줄게 되는데, 이것은 세포에 충분한 물이 공급되면서 점막이나 세포가 정상적으로 작용하는데 필요한 효소의 활동이 원활해졌기 때문이다. 아토피성 피부염을 비롯하여 기타 알레르기 질환, 가려움증을 동반한 피부질환이 있는 사람들은 몸에 필요한 물을 충분히 공급해야만 한다. 건강에 좋은 물을 마시기 위해서는 물속에 용존산소가 충분하고, 미네랄이 존재하며, 냄새가 나지 않고, 인체에 유해한 물질이 없는 등의 조건을 가진 물이 바람직하다.

(5) 소금과 효소

우리가 가공식품을 통해 섭취하는 정제된 소금은 바닷물에서 염화나트륨만 분리한 것으로 성분은 99.5%가 염화나트륨으로 화학약품과 같다.

양질의 천일염에는 칼륨, 칼슘, 마그네슘, 철분 등 인체에 필요한 각종 미네랄 성분이 약 13.5%가량 함유되어 있으나 염화나트륨에는 이러한 성분이 전혀 없는 것이다.

바닷물을 증발시켜 만든 천일염이야말로 미네랄의 보고이며 가장 인체에 좋은 식품이 되지만, 현재 각종 공해물질로 인해 바다의 오염정도가 심각하여 커다란 우려를 안고 있다.

소금은 인체에 매우 중요한 작용을 하기 때문에 충분히 섭취해야 하는데 반대로 소금을 적게 먹어야 한다고 하는 것은 잘못된 생각이다.

미국 고혈압학회에서도 소금을 적게 먹을수록 수명이 줄어들 수 있다고 경고했으며 최근 심장학회에서도 소금을 적게 먹을수록 심장병에 좋지 않다는 보고가 있었다.

즉, 정제염을 피하고 천일염이나 죽염, 구운소금을 먹는 것이 필요하다.

소금을 물에 녹이면 나트륨이온과 염소이온으로 해리되어 나트륨은 알칼리로 염소는 산으로 작용하는데 이러한 현상은 우리몸에서도 똑같이 일어난다.

소금을 섭취하면 혈류로 들어가 나트륨과 염소로 전해되면서 혈관막과 세포벽 사이의 간질액으로 이동되어 각각 화학적 성질을 발휘하게 된다.

염소의 경우 강력한 산으로 세포막인 단백질막을 보호하고 수화막을 파괴하면서 침투하여 단백질막을 응축시킨 다음 수축을 일으킨다.

소금을 구우면 염소가 휘발하여 줄어듦으로 이같은 현상을 감소시킬 수 있어 죽염 등 구운소금이 인체에 좋은 영향을 가지는 것이다.

인체에 필요한 생리식염을 소금으로 간을 하는 것이 건강에 유익한데 이는 생리식염이 떨어지면 효소의 활성도도 함께 떨어지게 되기 때문이다.

(6) 적당한 휴식과 효소

누구나 사람은 적당한 휴식이 반드시 필요한데 그 이유는 체내효소를 회복할 시간이 필요하기 때문이다. 과중한 업무나, 운동 등으로 심신이 피로해 졌을 때는 체내효소가 극도로 소모된 상태이다. 일이나 운동에 필요한 에너지를 만들기 위해 우리 몸은 평상시 필요로 하는 이상의 효소를 소모해야만 한다. 인체가 사용하는 에너지 중에 55% 이상은 먹은 음식을 소화, 흡수하는데 에너지를 사용하며 다른 활동 중에 사용하는 양은 그보다 훨씬 적다. 그런 점에서 볼 때 과식은 체내효소를 현격하게 소모시켜 효소를 고갈시키는 가장 큰 원인이 되며 특히 고칼로리 음식이 더욱 큰 문제가 된다.

하루 동안 활동으로 심신이 지치게 되면 밤에 휴식을 위해 수면을 취하게 되는데 수면 상태에서 자율신경이 교감신경 우위의 지배 상태가 부교감신경 지배 상태로 전환된다. 부교감신경은 이완모드로 인체를 릴렉스하고 체온도 내리며 에너지소비량을 줄여 체내 효소 소비량을 최대한 감소시키는 것이다. 하지만 밤 늦도록 과음, 과로, 과식 등의 행위가 계속되면 우리 몸은 끊임없이 효소를 소비하게 되고 생산량이 소비량을 따라가지 못하게 됨으로 건강의 심각한 위기를 초래하게 되는 것이다.

체내 효소를 활성화하기 위해서 가장 중요한 것은 휴식이라고 할 수 있다. 과유불급이라는 말과 같이 운동이나 목욕 등으로 체온을 높이면 그만큼 효소의 반응도 빨라지고 더 많은 일을 하므로 기능이 개선되나 한편 빠르게 효소를 만들어 내느라 세포나 기관들 빨리 지치게 된다. 따라서 건강에 좋은 운동이나 목욕 등도 휴식이 따르지 않는다면 효소가 없는 고칼로리 식품을 과식하는 행위와 별 다를 바 없게 된다.

(7) 효소음료

효소음료는 인체가 필요로 하는 다양한 물질을 함유하고 있으며 식물이 지닌 식물생리 활성 영양소와 미생물이 만들어 낸 효소와 항산화 물질, 미생물에 함유된 성분이 어우러져 사람에 필요한 유용한 물질을 제공한다. 제철에 나는 산나물을 비롯하여 미나리, 쑥, 머루 등의 재료를 이용하여 손쉽게 효소음료를 만들 수 있다. 이들은 몸에 아주 좋은 보건식품이 되며 한약재와 다름없는 약성이 있는 자연의 식물들로 농약과 비료사용으로 오염된 한약재 보다 오히려 월등하게 효과를 지닌 천연약용식물이라고 할 수 있다.

머루나 매실과 같은 과실들도 자양강장에 효과가 있는 효소음료의 재료가 된다. 지상에 있는 모든 열매는 자양강장의 효능이 있는데 머루는 특히 보혈작용이 강하면서도 보기 작용이 있다. 체내에 들어가면 바로 혈액의 원료가 되어 에너지를 만드는데, 여름에는 더위를 식혀주고 배탈을 없애며 천연항생제 작용을 하는 매실도 좋은 효소음료 재료이다.

매실과 같이 과육에 비해 씨앗이 큰 열매나 머루와 같이 당도가 높은 열매들은 함수량(과즙) 기준으로 당도를 40% 정도로 하고 또 원재료에 당도가 높을 경우에는 그당도를 감안하여 총 40% 정도로 넣는 것이 유산발효에 적당하다. 설탕량이 많으면 발효가 더디고 설탕이 적으면 반대로 발효가 빠르다. 농도가 짙으면 미생물들의 먹이활동이 더디게 이루어져 발효가 늦어지는 것이다. 마치 김장할 때 나중에 먹을 것은 소금을 더 많이 넣는 것과 같은 원리이며, 같은 재료라도 설탕을 5kg 넣는 것과 7kg을 넣는 것은 서로 발효시기에 차이가 있으므로 앞에 먹을 것과 나중에 먹을 것을 구별하여 설탕량을 조절한다.

(8) 분말효소

분말효소는 효소음료와 같이 인체가 필요로 하는 다양한 물질을 함유하고 있으며 생리활성 영양소와 미생물이 만들어 낸 효소와 항산화 물질, 미생물에 함유된 성분이 어우러져 사람에게 필요한 유용한 물질들을 제공한다.

액체효소인 효소음료와 달리 다용도로 사용이 가능하고 비교적 휴대하기도 간편하다.

분말효소도 누구나 가정에서 만들 수 있으며 쌀겨를 이용하여 청국장 만들듯이 직접 만들어 먹을 수 있다.

(9) 효소목욕

건강을 증진하기 위해서 누구에게나 효소 목욕이 몸에 좋지만, 만성질환이나 소모성질환, 말기암으로 몸이 아주 힘든 상태일 경우, 효소음료를 음용하는 한편, 피부로 효소를 보충하는 효소목욕이 특히 효과가 있다.

효소목욕에는 EM(effective microorganism, 유용미생물)목욕제를 만들어 사용한다. 일주일에 1~2회 정도 실시하며, 효소목욕은 심신의 피로를 풀고 활력을 얻는데 매우 좋은 목욕법이 된다.

3 발효식품

1) 발효식품의 개요

발효식품(醱酵食品, fermented food)은 이미 기원전 6,000년부터 인류가 효모를 맥주제조에 사용하고, 곰팡이를 이용해 치즈를 만들고, 초산균을 이용해 식초를 만드는 등 오래전부터 곰팡이와 유산균을 발효에 이용해왔다. 발효는 넓은 의미에서 미생물이 자신의 효소로 유기물을 분해 또는 변화시켜 각기 특유의 최종산물을 만들어내는 현상이며, 좁은 의미로는 탄수화물이 무산소적으로 분해되는 복잡한 반응계열로 이루어지는 과정으로, 미생물이 각종 효소를 분비하여 유기화합물을 산화, 환원 또는 분해, 합성시키는 반응이라고 정의된다.

다양한 발효식품을 섭취하는 것이 건강을 유지하는 첩경이 되는데 질병이 생기는 원인과 치유과정에 모두 효소가 작용하며, 발효식품은 건강에 유익한 다양한 장점을 갖고 있다. 세계 3대 건강식품으로 손꼽는 김치, 낫또, 요구르트가 모두 발효식품이라는 점만 보더라도 발효식품의 우수성을 알 수 있으며 발효식품을 통해 충분한 효소를 공급하는 일은 건강유지에 대단히 중요하다.

원래 식품을 발효시키는 목적은 맛과 향, 저장성을 증진시키기 위한 것이다. 발효에 관여하는 미생물인 세균, 효모, 곰팡이의 종류는 매우 다양하고 재료와 계절에 따라서도 분포가 다양하고 발효의 맛은 단맛, 쓴맛, 신맛, 짠맛, 매운맛, 떫은맛, 구수한 맛 등이 모두 함께 어우러질 때 느낄 수 있는 총체적인 맛이다. 우리의 전통적인 발효식품은 장, 김치, 젓갈, 식초, 식혜, 술 등이 있으며, 서양에서 유입된 요구르트나 치즈 같은 유제품, 와인 등도 발효식품이며 이들은 모두 건강에 유익한 대표적인 건강식품으로 주목받게 되었다. 비단 발효식품뿐만 아니라, 최근 합성화학물의 약물이 지닌 부작용이 알려지면서 보건의료분야에서 자연의 천연약용식물과 산야초 및 이들을 발효시킨 발효액, 효소음료 등 발효식품과 관련된 분야가 주목되고 있다.

(1) 발효식품의 특징

발효식품(醱酵食品 : fermented food)이란 젖산균이나 효모 등 미생물의 발효 작용을 이용하여 만든 식품이다. 미생물의 종류, 식품의 재료에 따라 발효식품의 종류는 다양하며, 각기 독특한 특징과 풍미를 지닌다. 발효 중에 식품이 지닌 독특한 맛이나 향이 증가하며 영양가치도 크게 높아진다.

발효식품에는 농산물, 수산물, 축산물, 임산물 식품들이 재료로 쓰이는데 그 특정의 성분이 미생물의 작용으로 분해되고 새로운 성분이 합성되어 영양가가 발생되고 기호성, 저장성이 우수해진다. 주류, 빵류, 식초, 콩발효 식품(간장, 된장, 고추장 등), 발효유제품(치즈, 버터, 요구르트 등), 소금절임류(김치, 젓)가 모두 발효식품으로 한 가지, 또는 둘 이상의 미생물을 사용하여 만든다.

발효가 되면 효소의 작용으로 소화흡수가 쉽게 이루어지는 형태도 된다.

음식을 발효시키는 과정은 '소화준비과정'으로 똑같은 재료의 혼합물을 발효시킨 음식과 그렇지 않은 것을 비교할 때 발효시킨 것이 두 배 이상 소화율이 높다. 한국인을 비롯하여 동양인들은 우유 속의 유당을 분해하는 효소가 부족하여 우유를 마시면 설사하는 경우가 많다. 하지만 요구르트의 경우, 유당이 이미 유산균에 의해 분해되었기 때문에 누구나 탈 없이 마실 수 있게 된다.

발효식품은 자연이 우리에게 내린 하나의 선물이다. 사람이 생명현상을 유지하는 데 있어 중요한 요소가 식품이며, 우리는 이 식품을 섭취함으로써 건강한 삶을 영위하게 된다. 발효식품은 면역력을 높여주고 노화를 지연시키며 암과 세포의 돌연변이 반응을 억제한다. 또한 우리나라에서 급성장하고 있는 당뇨병에 효과적이며 고콜레스테롤증을 치료하는 효과가 있다. 그 밖에 아토피와 알레르기를 개선하는 등 피부건강에 좋으며 비만해소와 다이어트 효과가 있다. 궁극적으로 체내의 자연치유력을 향상시키고 항상성유지에 도움을 줌으로써 현대의 난치병인 각종 자가면역질환의 예방과 치유에도 큰 효과가 있다.

[표 5-1] 발효의 종류와 결과

발효의 종류	발효의 결과물
미생물에 의한 당의 혐기적 대사로 대사산물이 축적되는 경우(발효의 본래적 의미)	알코올 발효(양조)
젖산발효(요구르트) 미생물에 의한 당의 호기적 대사로 대사산물이 축적되는 경우	구연산 발효, 글루탐산(Glutamic acid)
미생물이 당 이외에 유기물질을 이용하여 당의 호기적 혹은 혐기적 대사로 대사산물이 축적되는 경우	초산발효(식초)
식품자체의 효소로 인한 화학적 변화에 의해 변화를 일으키는 경우	홍차, 담뱃잎의 발효
미생물이 대사 과정 중 효소를 생산하여 그 효소에 의한 화학적 반응	간장, 된장의 숙성
외부에서 특정한 효소를 첨가하여 식품의 변화를 일으키는 경우	식혜, 치즈

(2) 발효식품의 효능

발효와 부패는 모두 미생물에 의한 유기물의 분해현상이지만 사람에게 있어 유용한 경우에 한하여 발효(醱酵)라고 부르고, 미생물이 유기물을 분해할 때 악취를 내거나 유독물질을 생성하여 유용하지 못한 경우에 한하여 부패(腐敗)라고 한다. 다시 말해, 발효란 넓은 의미로는 미생물이나 균류 등을 이용해 사람에게 유용한 물질을 얻어내는 과정을, 좁은 의미로는 산소를 사용하지 않고 에너지를 얻는 당 분해과정을 말한다.

젖산균이나 효모 등 미생물의 발효작용을 이용하여 만든 식품으로 미생물의 종류, 식품의 재료에 따라 발효식품의 종류는 다양하며, 각기 독특한 특징과 풍미를 지닌다. 농산물, 축산물, 수산물 등 다양한 식품들이 발효식품의 재료로 쓰이는데, 그 특유의 성분들이 미생물의 작용으로 분해가 되고 새로운 성분이 합성되어 영양가가 향상될 뿐 아니라 저장성 여부와 식품의 향, 풍미, 조직감 향상, 기호성 등이 우수해진다.

발효식품을 섭취하면 체내효소의 재료를 효율적으로 보급하게 되는데 발효식품 내에 함유된 효모균, 유산균에는 체내효소의 재료가 되는 각종 효소를 비롯하여 아미노산, 비타민, 미네랄, 핵산 등의 효소의 재료가 밸런스를 이루며 들어 있다. 건강에 이로운 발효식품은 노화방지, 면역증강작용이 탁월한데 예를 들어 효모껍질에는 베타글루칸이 다량 함유되어 있다.

발효식품은 한 가지, 또는 둘 이상의 미생물이 관여하여 만들어지며, 모든 발효식품은 세계 여러 지역에서 그 자연환경의 특성에 맞게 이미 오래 전부터 이행되어 왔다. 대표적인 발효식품으로는 각종 주류와 콩 발효식품인 간장, 된장, 청국장, 고추장 등과 채소 발효식품인 김치류와 장아찌, 젓갈류, 식초류, 주류 및 유(乳) 발효식품인 치즈, 버터, 요거트, 빵 등이 있다. 그 밖에 차(茶)도 발효식품으로 볼 수 있는데, 차는 일반적인 미생물에 의한 발효가 아니라 차 잎에 함유된 산화 효소에 의해 황색으로 산화되는 것이며, 산화정도에 의해 완전발효차인 홍차, 보이차와 반 발효차인 우롱차 등 여러 가지로 나뉜다.

① 발효식품의 대표적 효능

㉠ 면역력을 높여주고 노화를 지연시킨다.

㉡ 암과 세포의 돌연변이 반응을 억제한다.

㉢ 당뇨병에 효과적이며 고콜레스테롤증을 치료한다.

㉣ 아토피와 알레르기를 개선하는 등 피부건강에 좋다.

㉤ 다이어트 효과가 있으며 설사와 변비를 개선한다.

㉥ 체내의 오장육부의 기능을 높이고 간장을 보호한다.

㉦ 자연치유력을 향상시키고 항상성유지에 도움을 준다.

㉧ 각종 자가면역질환의 예방과 치유에 효과가 있다.

2) 발효식품의 섭취와 건강

(1) 발효식품과 인체의 건강

식품을 어떻게 섭취하는가에 따라 각 민족의 독특한 식문화가 형성되고, 식문화는 자연환경 및 종교 여러 사회문화적 환경의 영향을 받는다. 발효식품은 특히 그 지역의 기후, 토양 등의 자연환경에 크게 영향을 받는다. 발효식품은 생명연장에 영향을 미치는데 배양균이 살아 있는 발효식품을 먹는다는 것은 몸 속에서 여러 가지 배양균이 자라게 한다는 뜻이다. 대규모 생태계가 유지되기 위해서는 다양한 생물들이 그 속에서 생활해야 한다.

인간의 몸은 여러 미생물들이 번성할 때 효과적으로 기능을 유지할 수 있는 작은 생태계라 할 수 있다. 때문에 천연 발효식품을 먹는 것은 몸 안에 자연을 불러들이는 것이며 자연과 하나되는 것이다.

미생물 배양균이 들어 있는 천연식품은 변해가는 환경에 우리 몸이 적응할 수 있도록 해주며 질병에 내성을 길러준다. 세계적인 장수국가 국민들의 식생활을 보면 요구르트나 된장 같은 발효식품을 즐겨 먹는다는 사실을 알 수 있고, 발효식품이 수명 연장에 도움을 준다는 연구결과가 과학자들에 의해 발표된 바 있다. 면역학자인 메치니코프 박사는 유산균이 노화의 속도를 늦추고 건강을 지켜준다는 결론을 내리기도 했다. 발효과정은 식품에 들어있는 독성을 줄이거나 제거하는데 발효과정을 거치는 동안 아질산염, 시안화칼륨, 옥살신니트로사민, 글루코시드와 같은 독성물질들도 모두 발효균들의 분해에 의해 감소된다. 그러므로 많은 나라에서 현재 발효식품 연구에 박차를 가하고 있는데 이는 발효식품이 인류의 수명과 건강에 영향을 준다는 사실이 명백해지고 있기 때문이다.

세계 여러 나라에서 각각 그 지역 고유한 방식으로 제조되는 발효식품은 그 나라 식문화의 뿌리가 되기도 하고, 그 민족의 정서와 슬기를 담아내는 소중한 전통 음식으로 발달하였다. 고대인들은 발효식품을 신이 내린 선물로 생각하고 사람들은 아주 옛날부터 미생물을 이용하여 자연발효에 의한 발효식품을 제공하는 방법을 터득하였다.

발효식품을 만들 경우 주위의 환경에 의해 품질이 좌우되어 어떤 때는 좋은 제품을 얻을 수 있지만 때로는 그렇지 못한 때도 있다. 미생물에 대한 연구가 활발해진 현대에는 발효식품에 유익한 미생물이나 효소를 작용시켜 과학적으로 발효식품을 제조하지만, 옛날에는 사람에게 유익한 미생물의 작용에 대해 지식이 없이 발효가 진행되는 과정을 경험을 통해 터득하였다. 따라서 좋은 맛의 발효맛을 얻기 위해 많은 정성과 노력을 기울여야 했다.

우리나라의 경우, 옛날 가정에서 장 담기를 할 때나 초나 술을 빚을 때 여러 금기사항을 지켜야 하는 풍속을 낳기도 하였다. 이러한 발효식품이 이미 오래 전부터 식용되기 시작하여 오늘날까지 애용된다는 것은 장기간의 세월을 걸쳐 그 제조법이 전수되는 과정에서 전통 발효식품의 참된 가치가 이미 검증이 된 식품이라는 의미이며, 그 진가가 인정되지 않았다면 현재 존재할 수도 없을 것이다. 실제 발효식품인 장류나 김치의 단순한 식품재료인 콩이나 배추 등이 '발효'라는 숙성과정을 거치면서 영양학적인 가치뿐만 아니라 독특한 풍미와 함께 새로운 생리활성 물질을 생성하여 건강 기능성 식품으로서의 기대 효과 및 성인병 예방과 치료 기능까지 있다는 사실이 밝혀지고 있다.

4 발효와 효소

1) 발효식품의 발효과정 중의 변화

자연계의 여러 가지 식품을 이용한 발효식품은 그 재료와 발효에 관여하는 미생물, 발효과정 및 발효 후 가공과정을 거쳐 특별하면서도 다양한 관능적 특징을 보이게 된다. 채소 발효식품은 전 세계에서 다양하게 개발되었고, 우리나라의 경우 대표적인 음식으로 김치가 있다.

(1) 곡류 발효

① 술

곡류의 주성분인 전분을 누룩곰팡이와 효모로 알코올 발효시켜 술을 제조할 수 있다. 술의 원료인 곡류의 종류와 발효과정의 차이에 따라 여러 가지 술 종류가 있는데, 이러한 곡류를 이용한 술의 공통점은 전분을 곰팡이의 당화효소로 전분을 당화시키는 과정을 거치고, 이때 생성된 당을 이용하여 효모가 혐기적 상태에서 알코올 발효로 진행한다. 이를 증류를 하게 되면 알코올의 농도가 높은 술을 얻을 수 있으며, 증류과정에 한약재, 꽃, 과일 등의 재료를 첨가하면 향이 다양한 술을 만들 수 있다. 이때 알코올 발효에 관여하는 효모는 혐기적 상태에서 알코올을 만들 수 있기 때문에 술의 제조과정은 효모를 이용한 또 다른 발효식품 빵과는 달리 알코올을 다량 만들 수 있다. 알코올의 농도가 높은 상태에서 산소가 들어가게 되면 초산균의 발현으로 식초가 만들어진다. 알코올은 초산균의 중요한 기질 물질이므로 알코올이 있으면 어렵지 않게 식초를 만들 수 있다. 포도주를 제조하는 양조장 중에서 유명한 와인너리(winery)에 가보면 와인식초를 생산하는 곳이 많다.

② 빵과 증편

곡류나 전분질 원료를 이용하여 세균 또는 곰팡이를 이용한 발효식품은 우리나라뿐 아니라 여러 나라에서 이용되고 있다. 밀을 이용한 발효식품으로 발효빵이 있으며, 우리나라의 경우 쌀을 이용한 증편이 있다. 밀가루에 반죽을 하여 발효를 시킨 빵은 발효과정 중 생성된 탄산가스로 인해 부피가 2배 이상 부풀어 부드러운 질감을 부여하며, 효모의 발효과정 중 생성된 산과 휘발성 물질은 구운 후 빵 고유의 향기, 맛, 질감을 부여하게 된다. 발효의 과정을 거쳐 영양가가 향상되는 것은 아니나 푹신한 질감이나 향 맛 등 사람들이 좋아하는 관능적 특성을 보인다. 이와 유사한 증편은 재료가 글루텐 단백질이 없는 쌀가루이기 때문에 크게 부풀지는 않는다.

그러나 막걸리를 넣어서 발효시키는 증편은 발효과정 중 다양한 향과 맛 성분이 생성된다. 젖산 발효로 인한 신맛과 첨가된 설탕으로 인한 단맛이 나며, 빵과의 푹신한 질감과 차별되는 촉촉하고 쫄깃한 질감을 가지게 된다. 이러한 증편의 관능적 특성은 막걸리에 함유되어 있는 효모로 인해 이산화탄소와 젖산이 생성되어 있는 상태로 특유의 스폰지의 해면상의 구조를 가지며, 향기가 있고 신맛과 단맛이 잘 어우러져 있다. 우리나라에서는 여름철에 해 먹는다. 이와 유사하게 밀가루에 젖산 발효시킨 유산균 요거트를 첨가하여 유산균 빵을 만든다. 유산균으로 인한 신맛이 적당이 나는 품질을 가지고 있다.

(2) 콩 발효

콩을 이용한 발효식품으로는 우리나라의 경우 간장과 된장이 대표적이다. 장을 만드는 처음 과정은 가을에 수확한 대두를 삶아 메주를 만드는 일이다. 볏짚에 메달아 둔 메주에 곰팡이와 효모가 번식하면 이 메주를 소금물에 담가두는데, 이것은 1~2개월 정도 숙성시키면 간장과 된장을 만들 수 있다. 콩은 단백질 40%, 지방 20%, 섬유질, 삼탄당과 같은 올리고당을 약 20% 정도 함유하고 있다. 약 28%의 소금물에 메주를 담가 숙성시키는 동안 메주의 곰팡이와 효모, 기타 알 수 없는 여러 미생물이 생성하는 다양한 효소로 당화과정, 알코올 발효, 산 발효, 단백질 분해과정 등이 일어나고, 맛과 향이 생겨 간장 고유의 감칠맛이 생기게 된다. 간장은 숙성될수록 색이 진해지는데 이것은 발효과정 중 생성된 당과 아미노산이 아미노-카보닐 반응을 일으키기 때문이다. 이 아미노-카보닐 반응은 지속적으로 서서히 일어나며, 그 과정 중 여러 가지 향기성분이 생기게 되므로 간장의 고유한 냄새에 기여하게 된다. 건져낸 메주는 된장으로 사용하고, 간장은 달여서 음식의 조미료로 사용한다. 개량식 간장은 재래식 간장에 비해 색이 진하고 단맛이 강한데, 이는 전분질 재료를 더 첨가하고 균주를 선택하여 접종하기 때문에 잡맛이 없고 단맛과 감칠맛이 강하다. 된장은 단백질의 분해산물인 아미노산과 저분자량의 펩티드를 함유하고 있는 상태로 짠맛을 덜 느끼게 하고, 생선류와 육류의 비린내와 누린내를 가려 주며, 신맛과 쓴맛, 떫은맛을 약화시키는 완충작용을 한다. 콩에 세균만을 발육시켜 만든 청국장은 된장과 달리 짜지 않으면서 냄새가 강하고 점액질의 특성이 있다. 청국장 제조는 바실러스 나토(Bacillus natto)균에 의한 발효과정으로 콩을 삶아 볏짚 위에 1~2일 정도 두면 만들 수 있다.

(3) 채소 발효

김치의 제조과정을 보면 우선 배추를 소금에 절이는 과정부터 시작하게 되는데, 이는 염에 약한 균의 성장을 제어하고 식물조직의 역화나 변질을 방지해준다. 이 소금으로 인해 부패성 세균의 성장은 억제되고 젖산을 생성하는 세균이 번성하게 된다. 특히 류코노스톡 메센트로이드(Leuconostoc mesenteroides)는 채소의 즙액에서 먼저 발효하기 시작하여 유기산과 탄산가스를 만들게 된다. 이러한 과정이 점차 진행되면서 pH는 점차 산성으로 기울게 되고 부패균의 성장을 억제하게 된다. 더욱이 류코노스톡 메센트로이드(Leuconostoc mesenteroides)가 생산해 내는 탄산가스는 산소를 몰아내어 혐기적 상태를 만들어 줌으로써 호기성 균의 발육이 억제된다. 이와 같은 혐기적 상태의 조건, pH가 낮은 상태, 발효과정에서 생성된 유기산, 소금이 공존하는 상태의 김치는 냄새, 맛, 질감이 원재료과 판이하게 다르다. 우선 첨가된 소금과 젓갈로 인한 짠맛(염도 2.5~6%)이 나며, 생성된 유기산은 신맛을 내고, 더욱이 배추의 섬유질을 더욱 질기게 만들어 김치에 있어 아삭아삭한 질감을 부여하며, 탄산가스가 생성되어 적당한 청량감 또한 느낄 수 있다. 특히 동치미와 같은 물김치는 숙성 후 탄산가스가 생성되어 깊은 청량감을 주게 되는데 이 국물을 냉면이나 막국수 등에 이용하기도 한다.

(4) 어패류 발효

어패류는 주성분이 단백질이며, 수분이 많아 부패가 금방 일어난다. 그러나 갓 잡은 생선에 소금을 20% 이상의 고농도로 뿌려두면 가수분해가 진행되어 액체상태, 혹은 흐물흐물한 상태의 젓갈을 얻을 수 있다. 어패류의 발효과정은 채소의 경우보다 더 높은 염의 농도로 내염성 미생물만 살 수 있으며, 이 들에 의해 혹은 생선의 내장에 있는 여러 가지 효소에 의해 자기소화과정과 발효과정이 동시에 진행된다. 이 과정에서 단백질이 분해되어 아미노산 펩티드가 생산되며, 첨가된 소금으로 감칠맛과 짠맛이 난다.

(5) 우유 발효

포유동물의 젖인 우유는 기름과 물이 분산되어 있는 에멀전으로서 지방구(脂肪球)의 표면에 인지질과 단백질이 흡착되어서 안정성을 유지한다. 우유는 물이라는 매체에 4%의 지방, 단백질 4~5%, 유당 4~5%가 골고루 섞여 있는 콜로이드 상태로, 자연 상태로 두면 부패든 발효든 용이하게 일어날 수 있는 식품이다. 젖산균을 이용하여 우유를 응고시킨 반고체상태의 요거트는 젖산균에 의한 독특한 신맛과 향기성분을 나타낸다. 우유에 젖산균을 접종하여 35~40℃에 두면 젖산균에 의해 유당이 젖산을 생산하면서 pH가 저하되고, 부패균의 성장이 억제되므로 부패과정보다는 발효과정으로 진행된다. 그러나 치즈는 젖산발효와 다르다. 우유효소를 이용하여 우유의 단백질을 응고시킨 다음 여기에 여러 가지 세균을 접종하고 발효시간을 달리하는 과정으로 다양한 치즈를 얻을 수 있다. 우유의 단백질을 숙성시키므로 단백질이 숙성되는 과정에서 단백질에 함유된 황에 의해 특유의 냄새와 맛을 가지게 되며, 접종한 균의 종류에 따라서 외관, 냄새, 질감의 차이를 보인다.

(6) 과일 발효

과일은 당의 함량이 높기 때문에 효모를 이용하여 알코올 발효를 진행하는 것이 용이하다. 효모는 당분을 이용하여 알코올과 탄산가스를 만든다. 그러나 혐기적 상태에서는 탄산가스보다는 알코올을 생산하므로 술을 만드는 것이 가능하다. 그 대표적인 것이 와인이다. 당도가 높은 포도를 으깨서 오크통에 넣고 발효를 시키면 와인을 만들 수 있다. 효모는 포도의 당을 알코올로 발효시키므로 당 함량이 높은 포도를 사용해야만 알코올을 얻을 수 있다. 그러나 당의 함량이 낮은 과일은 알코올을 만드는 데 한계가 있다. 우리나라 가정에서 과일주를 담그는 방식은 과일에 설탕을 섞어 소주에 담가 두는데, 이는 진정한 의미의 발효과정이라고 말하기는 어렵고 소주의 알코올로 과일의 향과 맛을 우려내는 수준이라고 말할 수 있다.

(7) 식초 발효

식초는 초산균을 이용하여 알코올 또는 당을 발효시키는 것이다. 식초는 사용된 재료에 따라 다양한데, 현미식초, 과일종류별 식초, 와인식초 등이 시중에 판매되고 있다. 이러한 식초는 3~5%의 초산을 함유하고 있으며, 만드는 원료에 따라 유기산, 당, 아미노산, 에스테르, 알코올 등이 함유되어 있어 맛과 방향이 다르다. 이러한 식초는 시원하고 상쾌하면서 산뜻한 신맛을 주는 산 조미료로 중요하다.

5 현대인의 건강과 발효식품

1) 현대인의 식생활과 발효식품

(1) 현대인의 영양과잉과 질병

여러 노화연구소에서 나온 연구결과에 의하면 소식이 장수에 큰 영향을 미친다는 사실을 분명하게 알 수 있다. 동물실험에서도 음식물 섭취 양을 줄여 칼로리를 적게 공급할수록 동물의 수명은 연장되었다.

음식을 소화, 흡수시키는 작용을 하는 데는 아주 많은 에너지가 사용된다. 인체가 사용하는 에너지 중에 55% 이상은 먹은 음식을 소화, 흡수하는데 에너지를 사용하며 다른 활동 중에 사용하는 양은 45% 이하로 그보다 훨씬 적다. 그런 점에서 볼 때 과식은 체내효소를 현격하게 소모시켜 효소를 고갈시키는 가장 큰 원인이 되며 특히 고칼로리 음식이 더욱 큰 문제가 된다. 건강을 해치는 가장 나쁜 것 세가지를 과음, 과식, 과로라고 하지만 가장 해로운 것은 과식이라고 볼 수 있다.

오래 사는 동물로 성조(星鳥)인 학이나 거북의 배를 잘라 보면 장(腸) 속에 아무것도 없다. 우리가 십장생 등을 통해서 익히 잘 알고 있는 것 같이 학이나 거북은 대표적인 장수동물인데 그 원인의 하나로 창자가 가난하니 장수할 수 있는 것이라고 볼 수 있다. 대체로 소기하여 창자가 가난한 사람들은 정신과 마음이 맑아 그들에겐 욕심이 없으므로 오히려 장수한다. 야생동물은 몸이 아프면 아무 것도 먹지 않으며 아무리 맛있는 먹이가 바로 눈앞에 있어도 거들떠보지 않는다는 것이다.

우리는 전통적으로 매우 좋은 건강식을 유지해 왔으나 현재 한국인의 영양실태는 그리 좋다고 말하기 어렵다. 우리가 섭취하는 영양소를 한국인 영양권장량에 비교해서 분석해 보면, 탄수화물의 섭취량은 점점 줄어들고 있지만 아직 부족한 상황은 아니다. 하지만 단백질의 총섭취량은 동물성 단백질의 섭취량은 계속 늘고 있어 지방섭취량 증가와 더불어 성인병 발병의 위험요인으로 작용하고 있다. 현재 한국인이 섭취하는 식사의 내용을 열량소로 분석해 보면 열량의 63~68%를 탄수화물에서, 15~20%를 지방에서, 12~15%를 단백질에서 섭취한다. 이러한 현상은 영양학적으로 볼 때 대체로 무난한 열량소의 배합이다.

기타 동물성 식품의 섭취량도 평균적으로 보면 적당량을 섭취하고 있는 실정이며, 비타민, 무기질의 섭취량도 권장량에 육박하는 수준으로 섭취하고 있다. 그러나 저소득 계층이나 노약자들은 저 열량, Ca, Fe, 비타민D 등의 섭취가 권장량에 계속 미달되고 있다. 1인당 GNP가 증가된 후 설탕류, 육류, 계란류, 우유류 및 유지류의 공급량은 증가하였고, 영양소 섭취량은 GNP가 증가할수록 열량, 단백질, 지질량이 증가하여 열량의 섭취는 낮아졌으며 단백질과 지질의 섭취는 증가하였다.

계층별, 지역별 차이에 의해 영양 섭취량뿐만 아니라 영양소의 질적인 섭취현황에도 차이를 보인다. 일부 계층에서 동물성식품의 섭취량 부족으로 인해 필수아미노산을 충족시키는 양질의 단백질 섭취량의 부족을 초래하고 있다. 곡류를 위주로 야채를 많이 먹기 때문에 식사습관에서 빚어지는 동물성식품 섭취량의 제한도 있지만 대부분의 경우 경제적인 이유로 제한량 이하로 섭취하는 계층이 있다. 이에 비해서 도시에 거주하는 고소득층에서는 육류섭취 기피현상이 일어나고 있는 실정인데, 이는 경제적인 이유보다는 성인병 예방의 입장에서 기피하고 있다. 지방 섭취도 평균적으로 낮은 양을 섭취하는 실정이나 동물성지방의 섭취는 기피하는 경향이 있다.

섬유소의 섭취량은 서양과 비교해 비교적 많은 양을 섭취하므로, 저 섬유 섭취로 인한 직장, 대장의 암 발병의 현상은 아직까지 크게 걱정하지 않아도 될 정도이나 전체적으로 질병의 패턴도 서구사회와 마찬가지로 만성퇴행성 질병이 주된 사인이며 주요 사인이 되는 질병을 다른 나라들과 비교해보면 아직도 그 비율은 낮은 편이다. 서구사회에 비해서 높게 섭취하고 있는 탄수화물, 불포화지방산 적게 섭취하는 총지방량, 포화지방산량, 설탕의 섭취량의 차이를 들 수 있다. 현재 섭취하고 있는 지방이나 단백질의 양은 적절한 수준이며 또한 탄수화물의 섭취량도 적정한 수준이다.

지질의 섭취량뿐만 아니라 그 종류도 순환기계나 만성퇴행성 질환의 발병과 밀접한 관계가 있는데 영양소 섭취의 불균형으로 인해서 빚어지는 영양문제는 과잉섭취보다 요구량에 미달되는 섭취로 인해 빚어지는 문제가 나타나고 있다.

인간의 잘못된 몸과 마음을 바로잡는데 발효식품과 효소만큼 좋은 방법은 없다. 이제는 독소를 제거해야 한다. 영양과잉은 건강을 해치고 인성마저 비뚤어지게 만든다. 과식과욕으로 기름진 배에는 암과 같은 무서운 질병이 싹튼다. 사회도 사회 나름의 정화를 해야 건강해질 수 있다. 우리 사회의 모든 문제는 물량과잉에서 비롯되었다. 게다가 온갖 기름진 것들을 다 먹어치우고도 모자라 돈, 집, 땅까지 마구 집어삼키고, 탐욕에 눈멀어 남의 것까지 넘보는 암적인 존재들로 넘쳐난다. 진작 그런 세균들이 발붙이지 않도록 사회적인 의미의 정화를 단행했더라면 지금처럼 메스를 휘두르며 설치지 않아도 되었을 것이다.

현대인의 많은 질병이 잘못된 식생활에서 비롯되고 있다는 연구결과가 나왔으며 동물성 지방과 칼로리 과잉에 따른 심혈관계 질환을 비롯하여 염분의 과잉섭취와 칼륨부족으로 나타나는 고혈압, 섬유질 부족에서 오는 대장암, 고지방식에서 오는 유방암, 비타민 부족에서 오는 면역력 약화 등 식사와 질병과의 인과관계가 규명되었다. 풍부한 먹거리와 소득수준의 향상은 영양과잉이라는 폐해를 낳고 있으며 오늘날 건강진단을 받은 성인의 세 명 중 하나는 과체중으로 나타나고 있다.

각종 공해로 오염된 토양에서 재배되어 희석된 식품의 영양분을 섭취해야 하는 현대인들의 식생활과 각종 환경오염으로부터 오는 심각한 유리기를 식품과 물, 공기를 통해 섭취하면서 살아가는 현실은 건강염려증이라고 부를 만큼 지대한 관심사가 되었다. 현대인의 건강을 지키고 바른 식습관을 유지하기 위해서는 먼저 소식을 생활화하고 과식하지 않는 것이 중요하다. 소화효소와 대사효소의 소모를 막기 위해 소식이 필요하며 배에 7~8할 정도만 차도록 먹는다. 그리고 가능한 정백가공한 식품섭취를 삼가고 정제된 탄수화물, 고단백, 고지방식품을 섭취하지 않아야 한다.

정백가공한 식품은 효소와 조효소(비타민, 미네랄), 섬유질 등이 상실되어 있다. 가능한 유기농산물을 복잡하게 조리하지 않고 섭취하는 것이 좋으며 통째로 식사하는 매크로바이오틱(Macrobiotic, 全体食)이 건강에 유리하다. 식품의 효소와 각종 영양소는 대부분 가열하면 파괴되므로 가열 조리한 식품을 줄이고 인스턴트식품, 과자 등을 먹지 않는다. 특히 기름에 튀긴 음식은 과산화 지질에 인해 활성산소를 대량으로 발생시킨다.

특히 식품첨가물이 들어있는 가공식품, 술, 담배, 커피, 청량음료, 약품 등의 섭취는 가능한 줄여야 하는데 식품첨가물이 체내 효소를 빼앗아 가기 때문이다. 몸속에 축적되는 독소를 빨리 내보내기 위해서는 섬유질이 많은 음식을 섭취하는 것이 중요하다. 그리고 식사는 반드시 즐겁게 천천히 하는 습관을 가져야 하는데 소화기계 질환이 많은 한국인에게서 건강을 해치는 가장 나쁜 식습관은 너무 빨리 급하게 식사하는 것이다. 음식은 입안에서 침이 충분히 혼합되도록 가능한 여러 번(30~100번)을 씹어야 하며, 알갱이가 작을수록 소화효소가 골고루 작용하므로 식사시간을 최소 30분 이상 늘려 잡고 천천히 충분히 씹어서 먹는 습관을 가져야 한다. 그렇게 되면 소화흡수력이 높아지게 되어 소식으로도 생활이 가능해지고 체내 효소도 절약된다.

(2) 건강과 자연식 및 효소와의 관계

독일의 괴테는 "인간은 자연과 멀어질수록 병은 가까워진다."라는 명언을 남겼다. 현대인은 자연을 배반하고 문명이라는 미명으로 자꾸만 자연을 파괴하면서 불치, 난치, 생활습관성질병이 늘어만 가니 이는 자업자득이라 할 수 있다. 야생동물을 보라 그들에게는 암도, 고혈압도 없을 뿐 아니라 변비와 설사도 없다. 야생동물의 분변은 냄새도 별로 없고 그들의 배설물에는 구더기가 들끓는 일도 없다. 그 이유는 간단하다. 바로 자연식을 하고 완전한 소화를 하기 때문이다.

우리 몸 안에서는 수천가지의 효소가 있어 생명을 유지하는 데에 끊임없이 활동을 하고 있다. 이처럼 우리는 효소의 도움으로 생명력 있는 하루를 보낼 수 있는 것이다. 그러나 공해와 스트레스 그리고 체내에 정체되어 있는 독소, 노폐물, 약물중독 등으로 인하여 몸속에 필요한 효소들이 살아나기에 너무나 고통스럽고 힘들게 되어있다. 따라서 우리 몸속의 효소들이 살기 좋은 체내 환경으로 바꾸기 위하여 효소식품들이 필요하게 되는 것이다.

인공적인 효소균 첨가 없이 자연발효 숙성한 효소식품은 어느 제품보다 건강에 이로우면서 뛰어난 영양과 맛을 가진 식품이라고 볼 수 있다. 생명은 상생상극으로 윤회하며 자연과 조화를 이루면서 살아가야 하는데 현대의학은 세균을 죽이는 항생제로 치료하고자 하여 상극의학을 만병통치로 이용하였으나 질병은 더욱 더 늘어만 갈 뿐이다.

효소요법은 우선 병에 걸리거나 노화되어 쓸모없는 조직과 세포를 분해시켜 연소시키며 가장 불순하고 하급물질인 죽은 세포, 좋지 못한 축적물, 종기, 지방, 노폐물 등을 소화시키므로 효소정화요법을 가리켜 "우리 몸속의 찌꺼기를 연소시키는 것"이라고 말한다. 그리고 중요한 조직이나 두뇌 등은 장 정화요법에 의해 손상되거나 노화되지 않는다는 장점이 있다. 이제는 자연과 조화를 이루는 상생의학이 주목받고 있으며 더욱이 천연약용식물의 유효성분과 효소식품의 효능이 과학의 발달로 밝혀지고 효소요법의 발달은 현대인들의 건강한 하루를 지켜주면서 배설된 변의 독한 냄새를 사라지게 하고 자연으로 돌아가 환경을 정화하는 등 끊임없는 활동을 가능하도록 할 것이다.

(3) 식원병과 음식치유

현대인의 대부분의 질병은 식품과 관련된 식원병(食原病)이다. 여기에 대한 연구 자료로 미국의회의 보고서에 잘 나타나 있다. 미국 상원의 영양문제특별위원회는 막대한 예산을 투입하여 원인규명에 나선 결과 도출한 결론은 "평소의 식생활에 대한 무관심"이 바로 질병의 가장 근본적인 원인이며 "우리가 느끼지 못하는 사이에 선진국의 식생활은 영양의 불균형을 초래했고 그 내용도 매우 나쁜 건강하지 못한 식사가 되었으며, 좋지 못한 식사가 곧 질병을 발생시키는 근본 원인"이라고 경고했다. 또한 "암이나 당뇨병, 심장병 뿐만 아니라 심지어 자폐증, 노이로제, 우울증과 같은 정신질환도 그 배경에는 잘못된 식생활에 있다."라고 식품의 중요성을 지적했다.

전미아카데미특별위원회는 1980년대부터 미국국립암연구소의 요청으로 '음식, 영양과 암의 관계'에 관한 모든 과학적 정보를 종합적으로 검토한 결과 무엇을 먹고, 얼마만큼의 양을 먹고, 무엇을 마시는가에 따라서 암에 걸릴 확률이 높아지기도 하고 낮아지기도 한다는 사실을 밝혀냈다. 이 두 가지 결론은 암을 비롯한 대부분의 질병은 식생활이 원인인 병, 즉 식원병(食源病)이라는 것이다. 음식치유(飮食治癒)를 말하는 푸드테라피(Food-therapy)는 자연의 먹거리를 통해서 영, 혼, 육의 생명력과 자연치유력을 일깨워 조화와 균형을 유지하고 건강하고 질 높은 삶을 영위하게 하는 전반적인 건강법을 포괄한다. 우리나라에서는 전통적으로 음양오행에 따른 오방색을 음식에도 적용하여 왔으며 이는 현대적인 푸드테라피의 관점에서도 매우 훌륭한 섭생법이라고 할 수 있다.

음식치유(푸드테라피)는 음식에 담겨진 자연의 기운, 파동, 맛, 색깔, 영양분 등을 눈으로 보고 입으로 맛보며 코로 냄새를 맡고, 귀로 듣는 오감을 통해 내 몸과 하나가 되어 부족한 기운과 파동, 맛, 색, 향, 영양분, 소리 등을 보완 섭취하는 일련의 과정이 모두 포함된다. 푸드테라피는 음식을 섭취해서 소화, 흡수, 이용, 저장, 배설작용 및 인체의 생명유지와 성장 조직을 활성화시키는 전 과정을 관리하는 것이다.

(4) 파이토케미컬과 푸드테라피

미국의 국립암연구소에서 다채로운 색깔의 식품을 먹자는 캠페인을 벌이면서 전 세계적으로 주목받게 된 컬러 푸드의 근본적인 파워는 바로 '면역력'에 있다. 채소나 과일의 화려하고 다양한 색깔은 파이토케미컬(phytochemical) 성분으로 구성되어 있는데, 바로 이것이 항균, 항노화, 항암작용을 한다. 5대 식품 영양소 이외의 기능성 영양소인 파이토케미컬은 현재 밝혀진 것만 7백여 가지에 이른다. 색깔이 진한 채소나 과일일수록 이 성분이 더 많이 들어 있다.

파이토케미컬은 컬러 군(群)에 따라 다양한 효능을 나타내는데, 녹황색 채소에 함유된 비타민A, C, E는 유해산소를 없애는 항산화작용을 하여 면역력 증강에 도움을 준다. 레드 푸드의 대표적인 토마토는 칼슘, 철분, 비타민이 풍부하게 들어 있다. 고추 역시 레드푸드를 대표하는데, 추위와 더위에 대한 적응력을 키워준다. '질병예방제'라 불리는 옐로푸드는 노화와 폐암 방지에 큰 효과가 있는 것으로 나타났다. 각종 과일은 채소와 함께 면역기능에서 주요한 역할을 하는 백혈구를 활성화한다. 이와 같이 음식의 컬러로 자연치유의 효과적인 길을 모색할 수 있으며 이는 컬러테라피와 함께 향후 연구 발전해 나갈 음식치료의 중요한 영역의 하나이다.

음식은 자연의 에너지를 인체에 공급하는 에너지원이며 푸드테라피는 에너지원인 음식으로 몸에 생기를 주어 더 나은 컨디션을 유지하자는 것으로 민간요법이나 식이요법을 거쳐 학문적으로 영양학, 파동의학, 컬러테라피(Colortherapy) 등의 자연의학이 가미되어 보완된 새로운 개념이다. 최근에는 이러한 음식치료에 있어서 발효식품과 효소요법이 가장 주목을 받고 있으며 현대인의 건강을 증진시키는데 가장 중요한 기본적인 요소로서 효소와 발효음식이 지닌 비중이 크게 부각되고 있다.

2) 효소가 풍부한 식품

현대인의 건강을 증진시키는데 가장 중요한 기본적인 요소로서 효소가 풍부하게 들어 있는 식품을 섭취하는 일은 중요하다고 인식하고 있더라도 현실에서는 실제로 이를 실천하고 식생활에 적용시키는 여건을 마련하기가 어렵다. 누구나 쉽게 실천할 수 있는 방법으로 추천되는 것이 녹즙이다. 효소가 풍부한 녹즙은 항암작용과 콜레스테롤 제거, 돌연변이 억제 효과, 혈중지질농도 감소와 동맥경화 억제, 중금속제거 등 많은 효능이 있다. 녹즙의 재료는 무궁무진하며 만드는 방법도 비교적 간단하므로 효소섭취의 좋은 방법으로 권장된다. 건강을 위해 평소에 신선한 녹즙, 견과류 등 효소가 풍부한 식품을 자주 섭취하는 것은 항상성 유지에 도움을 주고 면역력을 키우는 매우 바람직한 식생활이 된다.

(1) 효소가 풍부한 녹즙

녹즙은 효소가 풍부하여 인체의 항상성을 유지하여 체력, 면역력, 저항력을 강화하고 인체가 지닌 고유한 자연치유력을 향상시키는 매우 건강에 좋은 식품이다. 녹즙은 우리가 건강에 좋다고 알려진 고로쇠 수액보다 엄청나게 많은 영양소들이 들어 있고, 혈액의 혼탁으로 생긴 몸속의 독소를 배출시키는 작용을 하여 만성질병과 생활습관질병에 매우 좋다. 여성에게 부족하기 쉬운 칼슘이나 철분의 경우 함유량이 우유보다 3배 이상 많다.

녹즙은 정신적으로 과로하기 쉬운 수험생, 직장인들에게 특히 우수한 효과를 보인다. 녹즙은 인체가 영양소를 흡수하기 좋도록 생야채에서 섬유소를 제거한 즙이며 야채에 열을 가하거나 특별한 조리를 하지 않기 때문에 많은 양의 비타민, 미네랄, 칼슘 등을 농축해 섭취할 수 있는 장점이 있다.

녹즙을 꾸준히 복용하면 잘못된 식생활로 인해 쇠약해진 체질을 개선하고 정상화하는데 큰 도움이 되고 인체의 전반적인 면역기능을 향상시켜 암, 고혈압, 당뇨병과 같은 성인병의 예방에 도움이 되며 비만과 스트레스 해소, 피부미용에도 효과가 있다. 녹즙에 있는 엽록소는 헤모글로빈 성분과 유사해 피를 맑게 하고 면역기능을 강화해 암과 성인병의 발생을 억제한다.

녹즙은 단순히 재료를 적당한 크기로 잘라 녹즙기에 넣고 짜면 되므로 만드는 방법이 무척 간단한 편이다. 국산 녹즙기는 성능이 매우 좋아 해외에서도 잘 알려져 있을 정도이다. 하지만 녹즙기가 아니고 커터 날이 있는 원심분리기 믹서기나 주스기는 비타민과 효소를 파괴시키므로 사용을 삼가는 것이 좋으며 녹즙기는 압착 스크류로 된 것을 사용하는 것이 효소보존차원에서 훨씬 효율적이 된다.

① 과일・채소・양념류 선택

㉠ 과일 : 사과 1/3~1개, 딸기 4~16개, 바나나 1/2~1개, 복숭아 1/2~1개, 키위 1~2개, 배, 오렌지 귤 이외에 제철에 나는 과일을 충분히 먹는 것이 좋다.

㉡ 채소 : 당근, 양배추, 케일, 적채, 셀러리, 토마토, 오이, 무, 파슬리, 피망, 파프리카, 순무, 비트, 시금치, 미나리, 고추, 부추, 알팔파, 상추, 브로콜리 등 봄부터 가을까지 제철에 나는 산나물이나 야생초, 산야초를 조금 넣어도 된다.

㉢ 양념 : 양파, 마늘, 생강 등

(2) 효소가 풍부한 각종 녹즙 만들기

① 오이생즙

㉠ 재료 : 오이는 너무 어려도 안 되고 너무 늙어도 안 되며 중질로 선택한다.

㉡ 만드는 법 : 오이꼭지를 떼고 물에 세척한 후 대강 잘라서 녹즙기를 사용하여 즙을 낸다.

㉢ 마시는 법 : 아침 식전 한 컵(냄새가 비위에 걸리는 사람은 감귤즙을 배합하여 마시면 좋다.)

㉣ 효능 : 해열, 피부자양, 부종, 신장기능이 약한 사람에 효과

② 토마토생즙

㉠ 재료 : 잘 익은 붉은 토마토 400g

㉡ 만드는 법 : 토마토 꼭지를 떼고 물에 세척한 후 껍질까지 녹즙기를 사용하여 즙을 낸다.

㉢ 마시는 법 : 아침 식전에 한 컵 마시되 만들어 놓으면 성분이 분리되므로 즉시 마시는 것이 좋다.

㉣ 효능 : 정혈, 동맥경화, 간장병, 고혈압, 육식이나 산성식품을 많이 섭취하는 사람에 효과

- 심장병 예방 및 소화가 잘 되게 하는 토마토
- 면역력을 강화시키는 토마토+감자
- 숙취로 인한 갈증 해소에 토마토+수박
- 신경을 안정시켜 주는 셀러리
- 뇌신경을 활성화시키는 셀러리+당근
- 불면증일 때 셀러리+브랜디
- 암 예방 효과 뛰어난 브로콜리
- 암과 성인병을 막아주는 브로콜리+토마토
- 면역력을 강화시키는 브로콜리+양배추

③ 양배추생즙

㉠ 재료 : 양배추 1500g, 당근 150g, 벌꿀 또는 레몬즙 한 스푼

㉡ 만드는 법 : 양배추 겉잎과 당근을 세척한 후 녹즙기를 사용하여 녹즙을 낸다.

㉢ 마시는 법 : 아침 식전에 한 컵 마시되 벌꿀 또는 레몬을 첨가해서 마신다.

㉣ 효능 : 빈혈, 위궤양, 위장장애, 당뇨병, 주근깨, 여드름, 피부병

- 비타민 복합체 피망
- 면역기능을 강화시켜 주는 피망+요구르트
- 스트레스 많은 중년 남성에게 피망+토마토
- 종합 비타민 케일/만병통치약 알로에/자양 강장 효과 뛰어난 부추/피를 맑게 하는 미나리/혈압을 내려 주는 감자/천연 자양 강장제 마/스태미나를 좋게 하는 마늘/신진대사를 활발하게 하는 양파

④ 양파생즙

㉠ 재료 : 양파 400g

㉡ 만드는 법 : 신선한 양파를 썬 다음 녹즙기를 이용하여 즙을 낸다.

㉢ 마시는 법 : 아침 식전 한 컵을 마신다. 감귤즙이나 사과즙을 혼합하여 마셔도 좋다.

㉣ 효능 : 신경통, 불면증, 류머티즘, 조혈제, 코나 목병에 효과

⑤ 시금치생즙

㉠ 재료 : 시금치는 녹색이 분명하고 뿌리부분이 깨끗한 것을 고른다.

ⓛ 만드는 법 : 시금치 500g을 깨끗이 씻어 녹즙기를 사용하여 즙을 낸다.

ⓒ 마시는 법 : 아침 식전 한 컵을 마시되 당근 또는 사과즙을 조금 배합하여 마시면 좋다.

ⓔ 효능 : 통풍, 위장장애, 변비, 냉증, 거친 피부에 효과(알레르기 체질은 복용에 주의한다.)

조혈 작용을 돕는 시금치/설사, 변비가 잦다면 시금치+바나나/영양의 균형 이룬 시금치+두유/부기를 가라앉혀 주는 호박/회복기 환자의 영양 공급에 호박+우유/활성산소 억제에 호박+당근/코피를 멎게 하는 연근/변비, 설사를 멎게 하는 연근+당근/계속되는 기침에 연근+배/위를 튼튼하게 해주는 무/속이 더부룩하고 위가 쓰릴 때 무+양배추/장 속 노폐물을 청소해 주는 무+연근

⑥ 무생즙

ⓐ 재료 : 껍질이 푸른빛을 띠지 않는 단품종으로 긴 것보다는 통통한 것을 고른다.

ⓛ 만드는 법 : 무를 깨끗이 씻어 적당히 썬 다음 믹서를 사용하여 즙을 낸다.

ⓒ 마시는 법 : 무즙에 물을 3:1로 섞은 다음 아침 식전 한 컵을 마신다.

ⓔ 효능 : 설사, 각기병, 토사, 복통, 기침

뚱뚱해서 열 많은 사람에게 좋은 생 칡/대장암을 예방해 주는 고구마/당뇨로 갈증이 날 때 완두콩/고혈압을 막아 주는 아스파라거스/불면증에 효과적인 상추/신경과 혈압을 안정시켜 주는 쑥갓/위궤양을 개선시켜 주는 양배추/감기 예방 효과가 좋은 배추/천연 피로 회복제 레몬/감기에 즉효 레몬+생강/피로 회복 효과 뛰어난 레몬+사과

⑦ 배생즙

ⓐ 재료 : 배 500g(껍질이 엷고 단맛이 많은 것), 당근 150g, 사과 150g

ⓛ 만드는 법 : 껍질을 벗기고 속의 씨를 도려 낸 후 사과와 당근을 깨끗이 씻은 다음 녹즙기를 사용하여 즙을 낸다.

ⓒ 마시는 법 : 아침 식전 한 컵을 마신다.

ⓔ 효능 : 기침, 천식, 소화촉진, 빈혈, 백일해, 소갈

⑧ 연근생즙

㉠ 재료 : 쭉 뻗고 색깔이 고운 것 500g(자른 자리가 검거나 구멍이 작은 것은 좋지 않다.)

㉡ 만드는 법 : 연근을 깨끗이 씻은 다음 녹즙기를 사용하여 즙을 낸다.

㉢ 마시는 법 : 아침 식전 한 컵을 마신다.(벌꿀이나 레몬을 첨가한다.)

㉣ 효능 : 피로, 원기회복, 신경통, 류머티즘

⑨ 배추생즙

㉠ 재료 : 신선한 푸른 겉잎 배추 400g

㉡ 만드는 법 : 배추 겉잎을 물에 세척한 후 녹즙기를 사용하여 즙을 낸다.

㉢ 마시는 법 : 아침 식전에 한 컵 마시되 사과즙을 적당히 혼합하면 좋다.

㉣ 효능 : 변비, 갈증과 주갈을 푸는데 좋다.

⑩ 생강생즙

㉠ 재료 : 생강 100g, 양배추 100g, 당근 150g, 사과 150g

㉡ 만드는 법 : 생강은 껍질을 긁어버리고 타 재료와 함께 씻은 후 녹즙기로 즙을 낸다.

㉢ 마시는 법 : 아침 식전에 한 컵 마시되 사과즙을 적당히 혼합하면 좋다.

㉣ 효능 : 변비, 갈증과 주갈을 푸는데 좋다.

몸의 저항력을 길러주는 매실/신진대사를 촉진시키는 매실+사과/땀을 많이 흘렸을 때 매실 레모네이드/탁월한 소화 촉진제 파인애플/매끄러운 피부를 가꿔 주는 파인애플+파파야/몸과 마음을 편안하게 해주는 파인애플 쉐이크/비타민 생 주스 오렌지/성인병 예방에 좋은 키위/피로 회복에 좋은 포도/멜라닌 색소를 막아주는 딸기/체액의 염도를 줄여주는 멜론/고혈압 예방 효과가 2배 멜론+키위/변비 탈출 멜론+요구르트/한 개만 먹어도 속이 든든한 바나나/과민성 대장증상 개선 바나나+파인애플/위장 기능을 좋게 하는 바나나+요구르트 쉐이크/장을 튼튼하게 해주는 사과/신진대사를 좋게 하는 사과+포도/변비 예방에 좋은 사과+요구르트

⑪ 사과생즙

㉠ **재료** : 알이 그리 굵지 않고 단맛이 있는 사과를 선택한다.

㉡ **만드는 법** : 물에 세척한 후 사과의 꼭지를 떼고 적당히 잘라서 녹즙기를 사용하여 즙을 낸다.

㉢ **마시는 법** : 아침 식전 한 컵 마시되 당근즙을 약간 사용하여 즙을 낸다.

㉣ **효능** : 소화촉진, 급성장염, 고혈압, 변비, 두통, 병후 회복기인 사람에 효과

⑫ 모과생즙

㉠ **재료** : 잘 익은 과육 400g

㉡ **만드는 법** : 모과의 껍질을 벗기고 과육만 녹즙기를 사용하여 즙을 낸다.

㉢ **마시는 법** : 아침 식전 한 컵을 마신다.

㉣ **효능** : 설사, 각기병, 토사, 복통, 기침

기침, 가래가 오래 갈 때 배/몸에 부기가 있을 때 수박/멜라닌 생성을 억제시키는 귤/숙취 해소에 좋은 감/피부를 곱게 가꿔 주는 복숭아/가래와 천식을 진정시키는 살구/피부미용에 좋은 망고/몸에 활력을 주는 자두/전립선 치료에 효과적인 파파야/젊음을 유지시켜 주는 아보카도

⑬ 수박생즙

㉠ **재료** : 수박 꼭지가 마른 것은 피하고 속살이 꽉 찬 것을 고른다.

㉡ **만드는 법** : 속살을 긁어내 삼베 헝겊에 짜면 된다.

㉢ **마시는 법** : 수박 생즙에다가 딸기나 사과 생즙을 1/3 타서 마시면 효과가 좋다.

㉣ **효능** : 이뇨제

불포화지방산 풍부한 검은콩 두유/원기 회복에 수삼냉두유/씨눈의 영양이 살아 있는 현미우유/활력 충전 현미인삼드링크/예민한 사람에게 좋은 대추우유드링크/갈증이 심할 때 배즙대추냉차/고소하게 즐기는 미숫가루/건강을 지키는 아침 대용식 냉선식차/미네랄 풍부한 곡물 음료 시리얼 우유/고단백 영양 음료 바나나 두유

(3) **녹즙의 복용법** : 녹황색채소를 그냥 먹으면 체내 흡수율이 17%에 불과하고 소화에 3시간 이상 걸린다. 반면 녹즙의 체내 흡수율은 67%나 되며 15분 정도면 소화

가 된다. 좋은 녹즙을 만들려면 제철에 나는 신선한 무농약 야채를 골라야 한다. 녹즙은 마시는 방법에 따라 효과에 큰 차이가 있다. 식전 공복 상태에서 즉시 마셔야 하며 물에 섞거나 냉장고에 보관하는 것은 금물이다. 녹즙에 있는 비타민이나 미네랄 성분은 산소에 노출되는 시간이 길수록 많이 파괴되므로 즉시 마시는 게 좋다고 말했다. 녹즙의 하루 섭취량은 대체로 500~800cc가 적당하며 특별한 치료목적이 아니라면 당근과 케일 70~80% 정도에 신선초, 양상추, 민들레, 아스파라거스, 쑥갓 등을 20~30% 섞는 게 좋으며 야채만 넣으면 입맛이 텁텁한 경우엔 과일을 섞어 만드는 것도 좋은 음용법이다.

• **주의사항** : 녹즙은 간염, 간경변 등 만성간질환을 앓는 사람은 특히 녹즙복용에 주의를 요한다. 간이 나쁜 사람이 녹즙을 과용해 간 기능 수치가 급증하는 경우도 발견된다. 또한 야채 속에 많이 들어있는 칼륨성분은 콩팥에 적지 않은 부담을 주므로 신부전증환자도 녹즙 복용에 신중을 기해야 한다. 몸이 냉한 사람이 녹즙을 마시면 소화장애가 오기 쉬우므로 녹즙을 입안에 머금었다가 천천히 마시는 게 좋다.

(4) 체내 효소의 소모를 막고 항상성을 유지하는 식생활

① 정백가공한 식품섭취를 삼가고 정제된 탄수화물, 고단백, 고지방식품을 섭취하지 않는다. 정백가공한 식품은 효소와 보효소(비타민, 미네랄), 섬유질 등이 상실되어 있다.

② 가열 조리한 식품을 줄이고 인스턴트식품, 과자 등을 먹지 않는다.
기름에 튀긴 음식은 과산화지질로 인해 활성산소를 대량으로 발생시킨다.

③ 체내 독소를 빨리 내보내기 위해 섬유질이 많은 음식을 섭취한다. 음식의 알갱이 작을수록 소화효소가 골고루 작용한다. 소화흡수력이 높아지면 소식으로도 생활이 가능해지고 효소도 절약된다.

④ 소식을 생활화하고 과식하지 않는다. 소화효소와 대사효소의 소모를 막기 위해 소식이 필요하며 배에 7~8할 정도만 차도록 먹는다.

⑤ 기타, 식품첨가물이 들어있는 가공식품, 술, 담배, 커피, 청량음료, 약품 등을 피한다. 식품첨가물은 체내 효소를 빼앗아 간다. 가능한 유기농산물을 복잡하게 조리하

지 않고 섭취하는 것이 좋다.

(5) 효소가 풍부한 곡물 · 씨앗 · 견과류

대체로 씨앗류는 적당한 습기와 온도 등 일정한 조건이 마련되지 않으며 발아가 되지 못하게 하는 효소억제물질이 들어 있는데 이것은 조건이 안 갖춰진 곳에서 발아하면 자신의 생명을 유지하지 못하기 때문이다. 그러므로 씨앗은 생으로 먹기 보다는 일정시간 물에 불려 먹는 것이 그 씨앗이 가진 효소를 작동시키게 되므로 훨씬 소화흡수가 잘되는데 이는 씨앗에 적당한 수분과 온도가 전달되면 씨앗 내에서 분자교환이 이루어지기 때문이다.

하지만 현미와 달리 이미 생명이 없는 씨앗인 도정을 한 백미는 아무리 물에 불린들 효소가 작동하지 않으며 오히려 썩는 것이다. 따라서 곡물, 씨앗류, 견과류는 섭취할 때는 흐르는 물에 헹구어 잠길 정도로 물에 담가 둔 다음, 상온에서 하루 정도 지난 다음에 녹즙기로 갈아 먹는 것이 건강에 좋은 효소가 풍부한 식품이 되는 것이다. 이런 곡류나 씨앗은 영양식이나 유아의 이유식으로도 활용할 수 있으며 온 가족의 건강을 지키는 매우 바람직한 건강식품이 된다.

발아 곡물은 잘 갈아서 영양된장에 사용해도 되며 저온에서 건조하여 곱게 갈은 다음에 미숫가루 대용으로 사용하거나 또는 분말효소를 만들어 사용해도 된다. 발아곡물에는 일반 미숫가루에는 전혀 없는 효소가 아주 풍부하며 곡식이 발아할 때 분비하는 디아스타제라는 효소에 의해 녹말을 당으로 분해하기 때문에 설탕을 넣지 않아도 충분히 단맛이 난다.

(6) 채소 샐러드

제철에 나는 신선한 채소는 효소가 아주 풍부하지만 거기에 더하여 확대배양 효소나 효소음료, 천연식초, 죽염 등을 더하면 매우 훌륭한 효소식품으로 섭취할 수 있게 된다. 샐러드는 우리나라 사람뿐만 아니라 세계적으로 널리 먹는 대중적인 음식이므로 손님을 접대할 때에는 외국인에게도 무리가 없고 선호되는 식품이며 여러 가지 컬러풀한 야채를 조합하면 식탁의 분위기를 살리는 좋은 메뉴로서 활용된다.

중요한 것은 드레싱소스이며, 샐러드의 드레싱에 소스로 맛을 내는 것은 여러 가지가 있을 수 있으나 딸기 배양효소가 맛이 좋아 선호되는 편이다. 여기에 효소음료와 식초를 배양효소와 함께 적당히 배합하면 효소가 풍부하면서 아주 맛이 좋고 영양이 풍부한 샐러드를 먹을 수 있게 된다.

제 6 장

건강과 운동

1 공기와 건강

1) 공기의 정상성분

지구는 공기로 둘러싸여 있으며 해면상 고도에 따르는 물리적 양상에 따라 대기권(atmosphere), 대류권(trosposphere), 성층권(stratosphere), 중간권(mesosphere), 전리권(ionosphere), 외기권(exosphere)으로 편의상 구분하고 있다.

공기란, 지구를 둘러싸고 있는 대기의 하부층을 구성하고 있는 기체로서, 주로 해발 10km내의 공기는 99% 전후가 질소와 산소로 구성되어 있으며, 다른 화학성분이 1%를 차지하고 있다. 건조 상태에서 대기의 하층부 공기의 정상 화학적 조성을 보면 [표 6-1]과 같지만 공기 중의 수증기, 먼지 및 세균 등이 제외되었을 경우이기 때문에 실제의 공기 조성 성분과는 다소 다를 수 있다. 즉, 정상 공기에 수증기가 4% 정도 포함된 경우의 공기조성은 산소 20.93%, 질소 78.10%, 이산화탄소 0.03% 전후이므로 수분의 증감이나 공기오염물의 양에 따라서 그 조성은 다를 수 있다(표 6-1).

[표 6-1] 정상 공기의 화학적 성분

성분	화학기호	체적백분율(%)	중량백분률(%)
산소	O_2	20.93	23.01
질소	N_2	78.10	75.51
아르곤	Ar	0.93	1.286
이산화탄소	CO_2	0.03	0.04
네온	Ne	0.0018	0.0012
헬륨	He	0.0005	0.0007
크립톤	Kr	0.0001	0.0003
크세논	Xe	미량	미량
오존	O_3	미량	미량
수소	H_2	미량	미량

2) 공기의 오염과 자정작용

대기오염은 상업의 다양화, 공업의 급전적 발전, 교통기관의 증가, 인구의 과밀현상 등으로 인해 날로 위협적이며, 오염물질은 주로 각종 연료의 연소 과정, 화학물질의 화학반응 과정, 물질의 물리적 변화 과정에서 발생되는데, 대기오염물질로 문제되는 기체는 황산화물, 질소산화물, 탄화물 등 화학물질과 분진 및 중금속물질 등이 있다. 그러나 어느 정도의 오염물질은 공기의 자정작용(self purification)에 의하여 정화되기 때문에 특별한 경우를 제외하고는 그 조성에 큰 변화가 없다. 자정작용의 기전은 다음과 같다.

① 공기 자체의 희석작용

② 강우의 세정 작용에 의한 용해성 가스나 분진의 제거

③ 산소, 오존 및 과산화수소 등에 의한 산화작용

④ 자외선에 의한 살균작용

⑤ 식물의 탄소동화작용에 의한 CO_2 및 O_2의 교환작용

3) 산소호흡과 건강

(1) 호흡(Respiration)

호흡은 폐포 내에서 공기를 구성하고 있는 화학성분의 분압(partial pressure)현상에 의하여 이루어지는데, 산소(O_2)를 취하고 이산화탄소(CO_2) 및 수증기를 배출함으로써 흡기(吸氣: inspiration air)와 호기(呼氣: expiration air)의 공기조성 성분은 변화된다(표 6-2).

호흡을 통해서 취해진 산소는 혈중의 헤모글로빈(Hb)과 결합하여 HbO_2로서 각 세포조직에 운반되고, 조직에서 발생된 CO_2는 폐포로 운반되어 호기로 배출된다.

[표 6-2] 흡기와 호기의 공기 조성

구분	산소(%)	탄산가스(%)	질소(%)	수증기
흡기	20.93	0.03	78.10	대기와 동일
호기	16.00	4.00	79.00	포화

(2) 산소(O_2)와 건강

대기 중의 산소 변동범위는 15~27%이며 일반적으로 21%인데 인체가 산소의 중간에 적용할 수 있는 위생적 산소 변동범위는 15~50% 정도이다. 산소가 이보다 부족하거나 낮은 산소분압에서는 저산소증(hypoxia)을, 고농도나 산소가 높은 산소분압에서는 산소중독(oxygen poisoning)을 일으킬 수 있다.

① 흡기 중의 산소 함유량이 약 14% 이하에서는 생체조직에 공급되는 산소의 절대량이 감소되므로 저산소증이 나타나게 되며, 그 농도가 11% 이하가 되면 호흡곤란과 최면 상태에 빠지게 되며, 7% 이하에서는 질식사할 수도 있다(표 6-3).

[표 6-3] 산소(O_2)에 의한 생체반응

농도(%)	증상
14~15	호흡수 증가, 맥박 증가, 중노동 곤란
10~11	호흡곤란, 최면, 작업 동작 지장
7	안면창백, 정신착란, 감각둔화, 질식, 혼수
6	근육반응실조, 지각 손실
4	1분 이내 졸도

② 산소량은 고공으로 올라갈수록 감소되어 지상 3~4.5km에서는 호흡과 순환 기능의 항진으로 조직에 산소공급 부족으로 인한 장애가 오지만 고산에 순화된 사람은 5.5km의 고도에서도 생활할 수 있다. 그러나 6~7km에서는 의식상실, 7km 이상에서는 사망하게 되므로 산소마스크가 필요하다.

정상기압하에서 50% 이상의 산소량에서는 생리적 이상을 초래하게 되는데, 고기압하의 고농도 산소하에서는 산소중독의 원인이 된다. 즉, 정상기압에서 흡기 중의 산소가 70% 미만인 경우는 수시간 호흡이 가능하지만 100%이면 5기압하의 O_2장력과 같은 수준으로 작용하게 되어 산소중독의 원인이 되며, 3기압하의 100% 산소는 3시간, 4기압하의 100% 산소는 30분 정도밖에 견딜 수 없다.

2 식생활과 운동

급속한 경제성장과 기계문명의 발달에 따라 일상의 신체 활동은 크게 경감하였으나, 에너지 섭취량은 늘고 있다. 섭취량이 늘어나는 만큼 신체활동의 증가를 통해 칼로리를 소비하는 것이 해결책이다.

1) 생활습관병

암, 뇌, 심혈관질환, 당뇨병, 고혈압 등의 만성질환과 건강에 영향을 주는 요인에는 생활습관요인, 환경적 요인, 유전적 요인 및 건강관리 등이 있다.

요인 중에서도 생활습관이 차지하는 비중이 가장 높다.

2012년 통계청 자료에 의한 한국인 주요 사망원인은 대부분 생활습관과 관련이 있으며 암과 심혈관계 질환, 제2형 당뇨병 등의 만성질환의 발생률이 증가하고 있다.

생활습관병이란 식사, 운동, 흡연, 음주 등의 생활습관이 질병의 발병과 진행에 관여하는 질환을 말한다.

3 건강증진운동

1) 신체활동과 운동

과학기술발달과 그에 대한 의존도가 증가함에 따라 관련된 신체활동이 상당하게 감소하고 있는 추세이다.

신체활동은 골격근이 수축하면서 휴식할 때 보다 더 많은 에너지를 소비하게 되는 신체의 움직임이다.

미국 만성질환 예방 및 건강증진센터에 의하면 중강도에서 격렬한 신체활동과 운동을 규칙적으로 참여하면 대장암, 고혈압, 관상동맥질환 및 제2형 당뇨병의 발생위험이 30~50% 감소하는 효과가 있으며 우울증과 불안감 및 스트레스를 저하시킨다고 제시하고 있다.

2) 운동행동의 변화단계

신체활동에 적응하기 위한 변화의 단계는 고려 전 단계, 계획단계, 준비단계, 실천단계, 유지단계로 구분한다.

처음 3단계는 인지적 과정으로 생각에 대한 것이며 다음 2단계는 행동적 과정으로 행동과 수행을 다루고 있다.

(1) 신체활동에 적응하기 위한 변화 5단계

① 고려 전 단계(precontemplation)

현재 신체활동을 하지 않으며 6개월 이내 시작할 의도가 있는 사람으로 대개 신체활동을 증가시키는 것이 건강에 유익하다는 것을 인식하고 있지만 신체활동 장애를 극복할 동기가 충분하지 않다.

② 고려기(contemplation)

현재 신체활동을 하고 있지는 않지만 6개월 이내 운동을 시작할 의도가 있는 사람으로 운동에 대한 생각, 즉 관심을 가지고 계획을 수립하나 변화가 되지 않는 상태이다.

③ 준비기(preparation)

현재 운동을 하고 있으나 그 수준이 주 3회, 최소 30분 이상에 미치지 못하는 상태이다.

④ 실행기(action)

현재 규칙적인 신체활동을 하고 있으나 6개월이 경과하지 않은 사람으로 신체활동에 대한 동기가 있으나 운동중도 탈락을 방지하기 위한 행동기술의 학습과 개발이 필요하다.

⑤ 유지기(maintenance)

규칙적인 신체활동을 6개월 이상 지속하는 사람으로 운동이 습관화된 상태이다.

3) 운동과 에너지 소모

사람은 앉아있을 때 10분에 약 15kcal, 서있을 때는 약 17kcal, 빠르게 걸을 때는 60kcal를 소모시킨다고 한다.

운동종목은 특성에 따라 크게 근력운동과 심폐강화운동으로 구분할 수 있는데, 필요한 에너지 소모량은 다양하게 나타난다.

같은 일을 할 때 체중이 많이 나가는 사람이 적게 나가는 사람에 비해 칼로리 소모가 많은데 몸을 움직일 때 필요한 칼로리를 많이 써야하기 때문이다.

4) 운동부족과 영향

인간 뿐만 아니라 모든 동물에서는 신체를 움직이는 것에 의해서 기관이나 조직의 생리적 평형성이 유지된다.

운동이나 신체활동 부족으로 인하여 기능을 저하시켜 성인병이 되고 운동부족증으로 나타나는 대표적인 현상은 다음과 같다.

[표 6-4] 운동과 에너지 소모량

종류	체중(kg)	운동시간별 소모 에너지(kcal)			
		10분	20분	30분	1시간
속보	55-65 65-75	54 64	109 127	163 191	327 382
조깅	55-65 65-75	94 110	189 230	283 331	566 661
자전거	55-65 65-75	44 51	88 103	132 154	264 308
축구	55-65 65-75	61 71	122 142	182 213	365 426
골프	55-65 65-75	35 39	69 78	104 117	208 235

(1) 온몸에 혈액을 보내는 심장은 심장근이 약화되어 수축력 저하로 심박출량이 적어진다. 따라서 혈액을 더 보내기 위해 심장의 펌프작용이 더욱 많아지면서 심장에 과중한 부담을 주어 심장기능을 저하시킬 뿐만 아니라 심장병의 원인이 되기도 한다.

(2) 운동부족으로 혈관이 탄력성을 잃게 된다. 따라서 원활한 혈액공급이 어려워 고혈압을 일으키는 주요원인이 된다.

(3) 폐기능을 저하시켜 공기흡입량이 적어 흡입한 공기 중에서 산소를 분리시켜 혈액 속의 적혈구에 전달하는 역할이 저하된다.

(4) 근육수축력을 저하시켜 큰 저항에 견딜 수 있는 능력이 감소되어 작업능률이 저하되고 자세가 나빠져 질병을 유발한다.

4 다이어트와 운동

운동을 통하여 체중을 서서히 줄여서 가장 이상적인 체중감량을 시키는 것이 좋다.

일반적으로 건강증진을 위한 운동으로 자기최대운동능력의 50~80% 범위 내의 강도로, 하루에 30~60분 정도, 일주일에 3~5일을 하는 것이 바람직하다.

그러나 비만자에게는 운동 강도를 50~60%로 낮게 하고, 운동시간은 60분 이상 장시간 해야 하며, 일주일에 5일 이상 6~7일 하는 것이 체지방 감소에 가장 이상적인 운동부하량이 된다.

다이어트를 실천해 나갈 때뿐만 아니라 그 이후에도 항상 체중을 유지할 수 있는 식습관, 생활습관을 유지하는데 평소 섭취량을 계산한 후 목표로 한 섭취 칼로리를 비교해 보는 것이 중요하다.

1) 다이어트와 칼로리

(1) 칼로리 체크

단위[kcal]

밥·죽류	쌀밥 325 비빔밥 525	보리밥 350 새우볶음밥 425	생선초밥 550 닭죽 250	검정콩밥 375 쇠고기죽 225	카레라이스 625 호박죽 225
국·찌개류	김치국 25 북어국 150	감자미역국 50 된장찌개 150	두부된장국 100 순두부찌개 200	동태국 75 참치김치찌개 75	미역냉국 50 생태찌개 175
면·빵·만두류	라면 525 칼국수 475 김치만두 425	사발면 325 비빔국수 500 물만두 375	짜파게티 475 수제비 375 찐만두 425	고기만두 425 물냉면 400 식빵3조각 300	군만두 475 비빔냉면 450 버터크림빵 275
반찬(찜, 구이, 조림, 튀김)	갈비찜 175 갈치찜 150	계란찜 100 다시마튀김 75	고등어찜 225 두부조림 125	닭찜 200 김구이 25	꽃게찜 200 조기구이 100
반찬(전, 볶음, 나물, 무침)	김치부침개 150 도라지나물 100	쇠고기완자전 175 숙주나물 25	건새우볶음 125 취나물무침 50	멸치볶음 100 도라지생채 75	낙지볶음 125 오징어무침 100
반찬(김치, 젓갈, 장아찌)	깍두기 25 명란젓 25	배추김치 12.5 오징어젓 25	열무김치 25 고추장아찌 25	총각김치 25 깻잎장아찌 25	꽃게장 75 마늘장아찌 12.5
과일·채소·쥬스	참외 125 포도 175	딸기 7개 50 당근 75	바나나 100 상치 25	배 150 사과쥬스 100	수박2조각 75 살구쥬스 50
패스트푸드·양식	햄버거 350 돈까스 325	햄치즈샌드위치 350 비후까스 325	마늘빵 3개 300 생선까스정식 500	야채스프 60 안심스테이크 325	스파게티 500 함박스테이크 325
중식·어류	자장면 425 팔보채 175	짬뽕 425 굴회 75	울면 425 도미회 125	잡채밥 500 생선모듬회 125	탕수육 300 오징어회 75

(2) 작성요령 TIP

① 위의 식단에서 드시고 싶은 음식을 선택해서 당신의 하루 식단을 작성해 본다.

평소 먹는 것과 가장 유사한 음식을 선택하고, 아침, 점심, 저녁으로 구분한다.

② 아침, 점심, 저녁의 열량을 모두 더 한다.

③ 열량의 합계와 식단 칼로리를 비교해 본다.

④ 평소 아침, 점심, 저녁을 드시는데 걸리는 시간을 기록한다.

⑤ 처방된 식단 칼로리 보다 열량의 합계가 지나치게 많거나 적을 경우 처방 칼로리와 비슷한 수준으로 조절하도록 한다. 식사시간을 최소 20~30분 이상으로 하시는 것이 건강에 유익하다.

2) 체성분과 복부비만

(1) 체성분 분석

인체를 구성하고 있는 성분에 대한 결과이다. 일반적으로 건강한 사람들은 이들 체성분이 서로 균형을 이루고 있다. 체성분의 균형이 깨어졌을 때 과지방형 비만, 저근육형 비만, 부종, 단백질 부족, 무기질 부족과 같은 증상이 나타난다. 체성분분석표의 이하, 적정, 이상의 평가와 적정범위는 표준체중 기준으로 한다.

단, 세포내/외수분은 수분균형 평가를 위한 결과이므로 현재 체수분량을 기준으로 한다.

(2) 체성분 측정결과

체중과 체질량지수로 비만을 평가하는 것은 한계가 있다.

건강과 아름다움을 갖춘 몸매는 체지방량과 근육량이 적절한 비율을 이루고 있을 때이다. 근육량이 많아 체중이 많이 나가는 근육형체중과, 체지방량이 많아 체중이 많이 나가는 과지방 과체중은 구별되어야 한다.

체성분을 측정함으로써 체지방과 근육을 평가하는 것이 건강을 위한 첫 시작이다.

① 체질량지수

신장과 체중을 이용하여 비만의 정도를 평가하는 지표로서, 몸무게를 키의 제곱으로 나눈 값이다.

체질량지수가 높아질수록 질병에 걸릴 확률 및 사망률이 높아지는 것으로 알려져 있다.

만약 18.5kg/㎡ 미만인 여성은 영양부족으로 인해 무월경이 시작될 수 있으며,

27kg/㎡ 이상인 성인은 고혈압・당뇨병・심장병에 걸릴 확률이 상대적으로 높아지므로 주의가 필요하다.

② 체지방률

체지방률은 체지방량이 체중에서 차지하는 비율로 비만을 판단하는 중요한 기준이다.

비만이라는 것은 체중이 많이 나가는지를 판단하는 것이 아니라, 몸 안의 지방이 필요이상으로 많이 쌓여 있는지를 판단하는 것이다.

③ 근육량

그래프가 적정에 위치하면 유지 혹은 더욱 발달시키면 되고, 이하에 위치할 경우 꾸준한 운동이 필요하다.

근력운동은 지방을 산화시키지는 않지만, 근육을 강화시켜 근육량을 늘려준다.

개인마다 기초대사량은 조금씩 다르지만 보통 근육량에 비례하여 증가한다.

근육량이 증가함에 따라 에너지 소비량이 늘어나므로 요요현상 없이 더욱 효과적으로 체중 감량을 할 수 있다.

(3) 영양과 대사

① 단백질

몸을 구성하는 세포, 근육, 혈액, 면역체, 호르몬 등을 구성하는 단백질이 부족하면 면역기능저하, 부종, 성장저해, 허약, 질병에 대한 민감도가 증가한다.

② 무기질

골격과 치아조직 등 체조직 형성에 관여. 심장박동, 근육의 수축성 조절, 신경의 자극전달, 뼈의 칼슘 손실은 운동 중 근육, 골격계의 부상위험이 높아지며 조기에 골다공증이 나타날 수 있으므로 평상시 걷기, 달리기, 에어로빅 댄스와 같은 체중을 지탱하는 운동이나 중량부하 운동으로 골밀도를 증가시켜 예방할 수 있다.

③ 신체연령

체성분 분석결과와 생물학적 연령을 비교·평가하여 나타낸 신체의 건강나이이다.

④ 세포량

세포량이 부족한 경우는 체중, 발육부진, 부적절한 영양상태, 면역력의 저하, 질병의 진행, 노년기 등을 의미하므로 단백질 섭취량을 늘리면서 적절한 운동을 병행할 것을 권유한다.

⑤ 기초대사량

활동을 하지 않아도 체온 유지, 심장박동, 세포활동 등 기본적인 생명유지를 위해 소비되는 최소한의 열량(에너지)을 말하며 성인의 1일 기초대사량은 대략 1200~1400 kcal이다.

이는 체표면적, 성별, 나이, 체성분 등에 따라 큰 영향을 받으며 특히, 근육조직은 지방조직에 비해 에너지 소비량이 높아 기초대사량 증가에 많은 영향을 준다.

⑥ 1일 필요열량

기초대사량 × 활동지수로 계산하며, 활동수준 값은 보통 ~ 약간 많은 활동량인 Level 3을 기준으로 한다.

⑦ 부종평가

부종은 세포막을 기준으로 세포내부와 외부의 수분 불균형 상태로 짠음식, 영양부족, 신체기관의 이상, 산후, 운동, 일시적인 피로 등으로 인해 수치가 증가하게 된다. 부종은 누구나 알기 쉽게 부종, 경계, 정상 3구간으로 구분하여 자신의 현재 상태를 표시한다.

(4) 체성분 변화

체중, 체지방량, 근육량의 변화가 동시에 비교가능 하므로 운동 및 식이 프로그램에 대한 중간평가와 계획수정에 중요한 자료로 활용하실 수 있으며, 고객의 체성분 변화 패턴을 확인하실 수 있다.

(5) 체형판정도표

체질량지수와 체지방률의 축을 기준으로 하여 종합적으로 체형을 판정한다.

근육량이 많고 체지방량이 적을수록 운동 선수형에 가깝고, 근육량은 적고 체지방량이 많으면 비만체형에 가까우며 체중은 적고 체지방량이 많은 사람은 마른 비만 체형에 속한다.

(6) 복부비만평가

① 피하지방형 vs 내장지방형

피하지방형은 복강 밖 배의 피부 밑에 지방이 축적되는 것으로 복강과 배의 피부사이 두께가 두꺼워지는 형태를 말하며, 주로 성장기에 있는 청소년 혹은 젊은 여성들에게 많은 유형이다.

반면 내장지방형은 위 주변의 막과 복강 내부 내장 사이를 가르는 장간막에 지방이 쌓여 살이 찐 것을 말하며, 잘못된 식생활과 무절제한 생활, 과도한 스트레스, 운동 결핍 등으로 인하여 기초대사량이 저하되어 있는 중년의 남성과 여성에게 주로 나타나며, 성인병의 발병률과 아주 밀접한 관계가 있다.

② 복부비만의 평가

임상적으로 허리와 엉덩이의 비율로 측정한다. 남성의 경우 WHR비가 0.9 이상일 때를 복부비만으로 분류하고, 여성의 경우는 0.85가 기준이 된다.

제 7 장 생활건강요법

1 자연요법

의(醫)는 하나지만 의학(醫學)은 여럿이 있을 수 있고 그 요법은 수 백 가지 수천가지가 있을 수 있다.

동양에는 동양의학, 서양에는 서양의학이 있어왔으며 최근에는 전통의학이 다루기 어려운 난치병의 수단으로 이제까지 보편화되지 않았거나 치료효과가 있는 여타방법들을 연구개발, 체계화하기 위하여 1991년 미국 국립 보건원 산하에 수천만 달러를 투입 국립대체의학연구소가 설립되면서 대체의학이라는 용어가 생겨나게 되었다.

대체의학이라고 하는 용어자체가 객관적이고 과학적인 방법으로 검증, 확인된 정보만을 인정하고 수용하는 현대의학의 정통의학이라는 입장을 고수하는 서양학자들에 의해 만들어진 개념이기 때문에 "대체의학이란 서양의학 이외의 모든 전통의학과 민간요법을 통틀어 일컫는 말이다"라는 것이 보편화된 대체의학의 정의라 할 수 있다.

우리나라 전통의학인 한의학을 서양의 입장에서 보면 대체의학에 속하지만 우리나라의 의료제도가 이원화되어 있어서 대체의학 안에 포함시키지 않고 있다.

지금까지 연구되고 있는 대체의학에 속하는 요법들은 400여가지가 넘지만 이 중에서 특히 효력을 가진 약초식물의 약리작용과 생물학적 활성상태를 과학적 기술을 접목하여 인체의 항상성과 면역계의 면역 반응을 증진시켜주어 건강을 회복시키는 생약을 이용한 방법은 현대 의약품과는 달리 부작용이 거의 전무하여 좋은 효과를 기대할 수 있는 최고 자연치유요법 중 하나이다.

대체의학과는 달리 "자연치유학"이란 질병치료에 있어서 현재의 전통의학이 체계화되기 이전부터 인간은 태어나면서부터 스스로를 보호하고 치유할 수 있는 치유체계를 가지고 있다고 믿으며 그것이 여러 가지 환경적, 사회적, 개인적인 것에 의해 무너진 상태를 치유력, 회복력, 면역력에 중점을 두어 인공적인 약물이나 화학물질, 수술 등을 사용하지 않고 질병을 예방 치유하려는 치유체계를 말한다. 즉, 자연치유란 전통적인 의료체계와 관계없이 인간이 지닌 내적 치유능력과 면역력, 조화력, 회복력을 자극 활성화하여 스스로의 힘으로 질병을 치유하게 하려는 과학적 노력으로 세 가지 원리를 기초로 하고 있다.

첫째, 자연치유학의 가장 근본적인 원리는 모든 형태의 질병 원인은 하나라고 본다는 사실이다. 즉 인간의 그릇된 생활습관 부적절한 식습관, 과도한 스트레스, 근심, 불안, 걱정 등으로 여러 해 동안 지속적이며 반복적인 습관으로 축적되고 누적되어 온 체내의 독소 외 찌꺼기 등이 체내의 균형을 무너뜨리고 치유체계를 흔들어 다양한 형태의 질병을 유발한다고 믿는 것이다.

즉 암이 좋아하는 것을 수년 동안 반복하면 암은 생겨날 수 밖에 없다는 사실이다.

둘째, 인간의 육체는 아픔과 혹사를 당해도 언제나 최선의 상태를 유지하기 위하여 노력하고 있다고 믿는 것이다. 고혈압, 당뇨, 신장병, 류마티스, 심장질병 등 모든 만성질환은 급성질병에서 나타나는 신체적 노력이 실패할 때 나타나는 현상이라고 본다는 것이다.

셋째, 인간의 신체는 자체의 치유력을 가지고 있다고 믿는 것이다. 모든 질병은 의사의 치료로 낫는 것이 아니라 자신의 치유능력의 회복으로 낫는다고 믿는다는 것이다.

자연치유학은 증세의 완화만을 목적으로 하는 것이 아니고 근본 원인을 없애려는데 목적이 있는 사실을 알아야 한다. 이러한 세가지 원리를 가지는 자연치유는

① 신체에 축적되었거나 쌓여지는 노폐물과 독소 기타 체내 불순물들을 제거하고 배출시킴으로써 질병의 근본원인을 찾아 제거한다.

② 체형의 잘못된 부분을 수지를 사용하여 변경되거나 잘못된 구조적, 기능적인 부분의 균형을 잡아 막혔던 기와 혈의 순환을 촉진시킨다.

③ 잘못된 식습관으로 야기된 불균형한 영향을 보충하여 신진대사를 활성화시키고 장기의 기능을 활성화시켜 체내의 흐름을 원활히 하여 치유력을 높여준다.
④ 정신 또는 정서적으로 건강상태를 완화하여 잘못된 건강상태를 올바르게 유지하고 회복하기 위하여 자연적인 다양한 방법들을 선택하여 사용한다.

자연치유요법은 치유와 더불어 주로 질병의 예방에 초점이 맞추어져 있다고 볼 수 있다. 병이 발생하기 이전에 잘못된 부분을 바로잡아 인간이 건강하게 살 수 있도록 하자는 데 있다.

이를 위하여 자연치유는 균형 잡힌 식습관, 올바른 생활습관, 건강에 도움이 되지 않는 불건전한 생활방식이나 사고 등을 버리고 규칙적인 운동과 건전하고 바른 생활습관, 충분한 휴식과 여가생활을 통하여 삶의 질을 높이는 방향의 생활양식을 갖도록 하는 것이다.

자연치유는 인간의 온갖 질병과 고통을 신이 인간에게 주신 자연치유능력에 의해 조율하고 복원하는 치유술로 인체의 면역기능과 회복능력을 증강해주는 여러 가지 자연적인 접근방식을 동원하는 것이다.

환자를 전체성을 가진 인간으로 보고 그 신체적인 부위에선 치중하는 치료가 아니라 정신적, 사회적, 심리적인 환경부분까지를 포함하는 총체적 치유를 의미한다고 볼 수 있다.

따라서, 암이나 치료가 어려운 난치병이라는 질병에 걸리는 것을 두려워하기보다는 내 자신의 몸에 대해 좀 더 정확한 이해의 관심을 갖고 잘못된 생활습관과 식습관을 바꾸어 자연치유력을 높여 암과 난치병을 이기는 저항력을 키우는 것이 자연치유이다.

2 엔자임 요법(Enzyme Therapy)

"사람들은 비타민과 미네랄을 먹기만 하면 건강하게 될 줄 알고 있다. 그러나 효소 작용의 개입이 없이는 비타민과 미네랄을 몇 병씩 먹어도 아무런 소용이 없다는 사실을 그들은 모르고 있다."

이것은 엔자임 요법 전문가인 미국 오레곤 주의 리타 리(Lita Lee) 박사의 말이다. 리타리 박사의 증례보고에 의하면, 한 만성 소화기 질환 환자의 성공적 치료를 제시하고 있다. 57세의 남자 환자가 심한 장 질환(Intestimal Problems)을 가지고 거의 평생 동안

고생하고 있었다.

여러 내과 전문의들이 장 경련(Spastic Colon), 게실염(憩室炎, Diverticulitis), 효모 불내성(酵母 不耐症, Yeast Imbalance), 유당 불내성(乳糖 不耐症, Lactose Intolerence) 등의 진단을 내렸으나 아무도 그런 증상의 정확한 원인을 발견하지 못했다. 그 환자는 수차례 식사습관을 바꿔 보았으나 아무런 효험이 없었고, 결국 지속되는 설사를 치료하기 위해 로모틸(Lomotil)을 사용하였다. 식사 후에는 거의 매번 복통(Painful Cramps), 설사, 두통, 정신 무기력감(Overall Sense of Weakness)을 경험하였고, 마지막에는 주치의로부터 "할 것은 다 해 봤다"는 통보를 받기까지 하였다.

이 시점에 리타 리 박사는 그 환자에게 일련의 혈액 검사와 24시간 뇨검사를 통해 리파제 결핍증(Lipase Enzyme Deficiency)과 섬유 불내성(Fiver Intolerence)이 있음을 확진하게 되었다. 따라서, 이로부터 4개월간 효소요법(Enzyme Therapy)을 시행한 결과 그 환자는 완쾌되었고 그 후 재발은 없었다.

엔자임(Enzyme, 酵素)이란, 체내 생물학적・화학적 반응에서 촉매 작용을 하는 특정 단백질을 말하는데, 음식물의 소화 과정에서 가장 중요한 역할을 담당한다. 효소는 반응을 일으키는게 아니라, 반응 속도를 빠르게 해 준다. 효소들이 그런 기능을 수행하기 위해서는 보조역할을 하는 효소가 필요한데, 이런 조효소(助酵素, Co-enzyme)에는 비타민, 광물질(Minerals), 단백질 같은 영양소가 포함된다. 효소가 일단 소화과정 같은 어떤 반응에 참여하게 되면 그것은 즉시 보충되어야만 한다.

신체의 각 세포는 약 십여만 개의 효소들을 가지고 있으며, 대부분 음식물로부터 충족되고 있다. 단백질, 지방, 탄수화물 등 우리가 먹는 음식물을 분해시키는 역할을 하는 효소는 신체의 여러 곳에서 만들어지지만, 가장 중요한 효소들은 대개 췌장(Pancreas)에서 만들어진다. 만약 췌장이 외상이나 염증 등으로 손상되면 이 중요한 역할을 하는 효소들이 충분히 생성되지 못할 것이다. 그러면 우리가 섭취한 지방, 단백질, 탄수화물은 소화되지 않은 상태로 장을 통해 몸 밖으로 내보내진다. 이 경우 영양소의 흡수가 불가능해지고 영양상태는 매우 나빠질 수 밖에 없다. 의사들이 효소 보조제를 처방하는 것은 바로 이 같은 흡수장애를 해결하기 위함이다.

효소는 광물질, 비타민, 호르몬의 도움 없이는 제 기능을 발휘할 수 없으며, 반대로 광물질, 비타민, 호르몬도 효소 없이는 아무 일도 못한다. 엔자임 요법에는 췌장 효소(Pancreatic Enzyme)와 식물성 효소(Plant Enzyme) 두 가지를 사용한다. 식물성 효소는 소화기 계통의 기능을, 췌장 효소는 소화기 기능과 면역 기능 둘 다를 강화하는 데 사용한다.

단백질, 지방, 탄수화물 등 우리가 먹는 음식물을 분해시키는 역할을 하는 효소는 신체의 여러 곳에서 약 22가지가 만들어지지만, 가장 중요한 효소들은 대개 췌장에서 만들어진다. 만약 췌장에서 효소들이 충분히 생성되지 못하면 영양소의 흡수가 불가능해짐으로 이런 경우에는 외부로부터의 효소를 추가로 사용할 수밖에 없다. 효소가 부족할 때 이를 보충해야 한다는 데는 아무런 이견이 없다.

이미 오래 전부터 제도권 안의 정통 의학(Conventional Medicine)에서도 췌장 질환이나 유당 불내증(Lactic Acid Intolerence, 유당을 소화시키지 못함) 등으로 소화 기능에 장애가 있는 경우에 효소를 보충해 주는 치료법을 사용하고 있었다. 이처럼 일반 의사들은 효소가 부족한 경우에만 이를 처방하는데 비해, 대체요법 전문가들은 효소가 부족하지 않은데도 다양한 질병에 효소 요법을 처방하고 있다는 점이 서로 다르다.

1902년에 영국의 생태학자 존 비어드(John Beard)가 췌장 추출물을 주사하여 암 환자를 치료하였다는 기록을 필두로, 후에 독일의 막스 월프(Max Wolf, M.D.)와 칼 란스버거(Karl Ransberger, Ph.D.)가 다발성 경화증(Multiple Sclerosis), 암, 바이러스 감염을 엔자임으로 치료하였다는 보고가 있다. 역사적으로 식물 효소보다 췌장 효소를 먼저 이용하기 시작했다.

효소요법 전문가들은 효소가 암 세포의 표면을 용해시켜, 백혈구와 기타 면역계 세포들은 물론 심지어는 항암제까지도 암세포에 침투하여 이를 파괴시킬 수 있다는 것이다. 또, 효소가 에이즈(AIDS) 바이러스를 포함한 여러 종류의 바이러스도 죽일 수 있다고 주장한다. 바이러스의 표면 단백질을 소화함으로써 체내 자연적인 방어기제가 이들을 쉽게 처리할 수 있도록 돕는다는 이론이다.

멕시코의 과다라하라 대학의 대체의학 교수인 쏠라자노 델리오(Hector Solazano delRio, M.D.)는 그의 클리닉에서 류마치성 질환, 연무조직 외상(Soft Tissue Trauma), 관절염, 다발성 경화증, 암, 자가면역 질환(Autoimmune Diseases), 에이즈 등을 치료하는 데 엔자임 요법을 사용하고 있다.

다른 효소들은 더 아래로 내려가 장에서 만들어지며, 췌장에서 분비되는 효소들과는 다른 곳에서 작용한다. 예를 들어, 유당(우유와 유제품에 함유된 당)을 분해하는 락타제(Lactase)가 부족하면, 우리가 먹는 유당은 흡수되지 못하고 그대로 장을 통과하여 복부

팽만, 복통, 설사 등의 증상을 일으킨다. 정도는 다르지만 지구상의 많은 사람들이 이 락타제 결핍증을 갖고 있다. 환자가 아닌 건강한 사람들에게도 효소가 이롭다는 이론하에, 프로테아제(Protease), 아밀라제(Amylase), 락타제(Lactase) 등 인체 내에서 만들어지는 효소와 유사한 첨가제들을 이용한다. 또 효소를 많이 먹으면 췌장의 일 부담을 덜어주어 췌장이 그만큼 더 건강하고 효율적으로 유지될 수 있음도 강조되고 있다.

식물성 효소(Plant Enzyme)들은 다른 기전으로 췌장을 돕는다. 소화는 위(胃)에서 시작되는데, 거기서는 염산과 소화 효소인 가스트린(Gastrin)이 우리가 섭취한 음식물에 작용한다. 췌장 소화효소는 위장에 있는 것이 아니기 때문에 이 과정에는 참여하지 않는다. 그러나 과일이나 야채, 견과류, 씨 등에 들어 있는 식물성 효소는 식물이 아직 위장에 있는 동안에도 작용하여 그것이 잘 소화될 수 있도록 돕는다. 이런 소화 전(前) 단계(Pre-digestive Stage)의 작용으로 인해 음식이 십이지장으로 내려갈 때면 이미 췌장 효소가 쉽게 소화시킬 수 있게끔 준비해 놓는다는 얘기다. 이런 이유로 일량(Work Load)이 적은 췌장은 더 많은 휴식을 취할 수 있고, 따라서 더 건강할 수 있다는 것이다.

뿐만 아니라, 섬유질을 분해하는 식물 특유의 소화효소 셀루라제(Cellulase)도 사용하고 있다. 섬유질을 분해하는 소화효소 셀루라제는 인체 내에서는 생산이 안 되므로 채식을 통해서만 섭취가 가능하다. 만약 익힌 음식만 먹고 식물성 효소 보조제를 복용하지 않는다면, 위장에서 전소화(前消化, Pre-digesting) 혜택을 입을 수 없다. 저온 살균, 통조림, 전자레인지 사용, 섭씨 50도 이상의 요리들은 식물성 효소의 기능을 감소시킨다. 식물 효소로는 소화기 질환, 인두통, 계절성 알레르기, 궤양, 칸디다증 등의 치료에 사용됨은 물론, 건강한 사람의 건강증진에도 이용된다.

앞으로 엔자임 요법이 세계적으로 특히 만성 성인병에 더 광범위하게 사용될 전망이지만, 이에 대한 모든 의학자들의 의견이 일치되기까지는 더 많은 연구가 뒷받침되어야 할 것이다.

3 심신요법(Body-Mind Therapy)

심신의학은 정신과 육체의 심오한 상관관계를 인식시키고, 인체의 본래 타고난 치료 능력과 치료 과정에서 자기 책임을 지게 함으로써 치료 효과를 노리는 방법이다. 생체역학

(生體力學), 심상요법(心象療法), 최면요법, 명상요법, 요가 등을 포함한 광범위한 형태의 치료 방법을 동원하여 쓴다.

'나(我)'는 물질적(物質的)인 '나'와 비물질적(非物質的)인 '나'로 구성되어 있다. 물질적인 '나'의 핵심은 물질의 세계 속에 계속 이어지는 본체(本體)이고, 이 본체는 현대과학의 개념으로는 '유전자(遺傳子, gene)'로 표현될 수 있을 것이다. 물질적 '나'의 본체인 유전자는 '나'의 설계도이고 '나'를 구성하는 재료의 공장이다.

본체(體, 設計, 遺傳子)에 따라서 이루어진 구조물(構造物)이 몸(身)이다. 몸(身)은 체(體)의 표현이다. 신체(身體)는 정(精)이라고 하는 에너지 장(場)에 잠겨 있다. 이렇게 형성된 물질적인 몸의 덩어리는 환경(環境)이라고 하는 큰 통에 담겨 있고, 환경(Environment)은 대자연(Great Nature)이라고 하는 더 큰 통에 담겨 있고, 대자연은 무한공간 속에 담겨 있다.

없어지지 않고 계속 이어지는 비물질적인 '나'는 영(Soul)이다.

영의 표현이 '마음'이다. 심령은 신이라고 하는 에너지 장에 잠겨 있다.

이렇게 이루어진 비물질적 '나'는 '너'라고 하는 '다른 나'와 관계를 맺으며 인간사회라는 큰 통 속에 담겨 있다. 인간사회는 인류역사라는 더 큰 통 속에 담겨 있고, 인류역사는 영원한 시간 속에 담겨 있다.

우리가 일반적으로 육체라든가 몸이라고 부르는 '물질적 나(Soma)'가 건강하기 위해서는 체·신·정이 조화(Harmony)를 이룬 상태로 있어야 하며, 이들은 이들을 둘러싸고 있는 환경과 조화를 이루어야 하며, 환경은 대자연과 조화를 이루고, 더 나아가서 대자연은 무한공간과의 조화를 이루어야 한다.

여기서 균형(Balance)은 '낱개 대 낱개의 어울림'을 뜻하며, 조화는 '전체 속에서의 어울림'을 뜻한다.

4 자장요법(Magnetic Field Therapy)

옛날부터 자장을 의학에 사용했던 흔적은 많이 있다. 전설에 의하면 옛날에 '마그네스(Magnes)'라고 하는 한 목동이 양을 치고 있었는데, 자기가 사용하고 있던 쇠지팡이가 어떤 바위로 끌리는 놀라운 경험을 한 것이 계기가 되어, 쇠를 끌어당기는 바위를 '마그넷

(Magnet)'이라 하고, 그 보이지 않는 끄는 힘을 '마그네티즘(Magnetism)'이라 부르게 되었다 한다.

기원 전 200년경에 희랍의 유명한 의학자 갈렌(Gallen)이 치료에 자석을 이용하였다는 기록이 가장 오래된 것으로 전문가들은 보고 있다.

19세기 프랑스의 화학자 루이 파스퇴르(Louis Pasteur)가 포도주나 다른 발효 용액을 자석 옆에 놓아두었더니 더 빠른 속도로 발효되는 것을 관찰하였다는 기록도 있다.

이렇듯 자석이 물질이나 생물체나 환경에 여러 가지 영향을 미치더라는 보고가 상당히 많이 있다.

그러나 이에 대한 반론도 만만치 않았고 신뢰성에 대한 도전도 많았던 것이 사실이다.

자석과 자력과 자장에 대한 연구는 꾸준히 이어져 왔고, 특히 지난 30여 년 간엔 매우 활발한 연구가 진행되었다. 매우 흥미로운 관찰과 연구는, 미국의 과학자 알버트 로이 데이비스(Albert Roy Davis)에 의해 발표되었다. 그는 낚시질을 하던 어느 날 우연히 지렁이의 행태를 보고 자력에 대한 연구를 본격적으로 시작하게 됐다. 지렁이를 두꺼운 종이로 만든 두 개의 통속에 나누어 넣어 두었는데, 한참 있다 보니 한 통에 있는 지렁이들은 얌전히 엉켜 있는데 반해 다른 통에 들어 있던 지렁이들은 상당히 활발하게 움직일 뿐만 아니라 여러 마리의 지렁이 통 옆에 놓여 있던 커다란 자석이 N극은 얌전한 지렁이 쪽에, S극은 요동을 치는 지렁이 쪽에 있었다는 것이다.

그는 병아리를 가지고 또 다른 실험을 해 보았다. 계란을 강도가 높은 자장에 노출시킨 뒤에 부화시켰다. S극에 노출되었던 계란이 더 빨리 부화되었고, 여기서 나온 병아리는 더 빨리 크게 자라고 매우 호전적이고 일찍 죽는데 반해, N극의 병아리는 늦게 부화되고 덩치가 작으며 비교적 얌전하고 더 오래 살더라는 것이다.

이러한 관찰을 통해 오늘날 과학자들은 S극이 생체에 증식과 항진 작용을 하고, N극이 위축과 진정작용을 하는 것은 아닐까 하는 방향으로 연구를 진행하고 있다. 제한적이긴 하지만 이미 의료 선진국을 비롯한 세계 각국에서 자장을 진단과 치료에 광범위하게 응용하고 있다. MRI 진단법이나 근전도 검사에도 자장을 이용하며, 통증 치료를 비롯하여 관절염, 염증성 질환, 두통, 불면증, 순환기 질환, 스트레스 치료에도 많이 사용하고, 심지어 골절된 뼈의 유합 촉진에도 사용하고 있다. 앞으로 자장의 이용이 질병치료에 더욱 활발해질 전망이다. 그러나 자장이 인체에 영향을 끼치는 것은 확실한 만큼, 무분별한 사용이 심각한 부작용을 초래할 가능성도 있다는 사실에 유념해야 할 것이다.

5 산소요법(Oxygen Therapy)

생명은 영·위하는 존재이다. 스스로 영양하고 방위할 수 있는 능력이 있는 존재라는 뜻이다. 우리 몸은 60조 개나 되는 많은 세포로 이루어져 있고, 하나하나의 세포는 우리 몸의 기본 생명 단위체이다. 따라서 세포도 나름대로의 영·위를 열심히 하고 있다. 바로 이 영·위를 하는 데 가장 중요한 요소가 산소와 당이다.

장기에 따라서 산소와 당의 과소에 예민하게 반응한다. 특히 뇌세포는 가장 예민해서, 뇌로 가는 혈당량이나 산소량이 너무 낮아도 사람은 기절하고 너무 높아도 기절한다. 뇌세포는 약 3분 동안만 산소 공급이 안 되면 죽어 버린다. 더욱 큰 문제는, 뇌세포는 한 번 죽으면 다시 재생이 안 된다. 우리 몸의 다른 장기들은 일부 세포가 죽으면 새로운 세포들이 다시 생겨나는데 뇌세포는 그렇지 않다는 말이다.

그냥 졸도한 사람은 그래도 스스로 숨은 쉬니까 인공호흡을 할 필요가 없지만, 심장마비 환자처럼 심장도 멈추고 호흡도 끊어진 상태에서는 인공적으로 호흡도 시켜 주고 심장도 뛰게 하는 소위 '응급 인공 심폐 소생술'을 4분 이내에 해 주지 않으면 그 사람은 죽게 된다. 산소를 들이쉬고 내쉬고 하는 것이 '숨'이고, 이 '숨'이 목을 통해서 들락날락하니까 '목숨'이라고 하는 것이다. 그래서 "숨을 거두었다"라든가 "목숨을 잃었다"는 것은 이 산소가 들락날락하는 것이 중단되었다는 뜻을 품고 있다.

그런데 '생명의 모순 같은 신비로움은 생명을 유지시키는 것도 산소이지만 또한 생명을 해치는 것도 산소라는 점이다. 그리고 산소에는 다양한 종류가 있어서 어떤 산소를 어떻게 마시느냐에 따라서 건강에 도움이 되기도 하고 건강을 해치기도 한다.

정상적인 호흡에는 1차적 호흡과 2차적 호흡이 있다. 1차적 호흡은 폐에서 산소가 교환되는 과정이고, 2차적 호흡은 세포에서 산소가 교환되는 과정이다. 어린이에게 많이 생기는 천식이나, 노인에게 많이 생기는 폐기종은 1차적 호흡이 잘 안 되는 경우이다. 스트레스나 긴장이나 불안증 때문에, 모세혈관을 통한 말초 순환이 잘 안 되어 결과적으로 2차적 호흡이 잘 안 되는 경우이다.

좀 더 구체적으로 말하면, 혈액이나 조직에 산소가 붙는 과정을 '산소 포화 작용(Oxygenation)'이라 하고, 산소 원자에 전자가 떨어져 나가거나 붙거나 하는 과정을 '산화(Oxidation)'라 한다. 그러니까 '포화과정'이 1차 호흡이고 '산화과정'이 2차 호흡인 셈이다.

그런데 우리 몸 안에서는 신진대사 과정에서 유해산소가 발생하여 이것이 몸을 늙게도 만들고 병들게도 만든다. 유해산소의 과잉생산은 노화과정, 동맥 경화증, 심장병, 백내장, 치매, 암 등의 많은 질환을 유발시킨다. 다행히도 우리 몸에서는 이러한 해로운 산소가 계속 생기지만 동시에 이것을 없애버리는 효소도 계속 생기기 때문에 실제로 몸에 해가 생기지 않는게 정상이다.

몸에서 스스로 에스・오・디(SOD)와 카탈라제(Catalase)라고 하는 효소가 분비되어 유해산소를 없애주는 역할을 한다. 젊었을 때는 이 효소들이 충분히 분비되어 유해산소를 적절히 제거해 주는데 비해, 나이가 40세 이상 접어들면서부터는 그런 효소의 분비량도 줄어드니까, 상대적으로 유해산소가 체내에 쉽게 축적되는 결과를 초래하는 것이다.

따라서, 건강을 증진시키려면 좋은 산소는 적절히 받아들이고 유해산소는 적절히 없애주는 방법을 동원하여야 할 것이다. 여기에 그 방법을 요약해 본다면 다음과 같다.

첫 번째, 담배를 피우지 말아야 한다. 무엇보다도 유해산소를 많이 만들어 내니까

두 번째, 호흡운동을 한다. 근육도, 관절도, 혈액 순환도 운동을 하면 건강해지듯이 호흡도 운동을 하면 호흡기관도 건강해지고 좋은 산소공급이 효율적으로 향상될 수 있다. 호흡운동에도 여러 가지 방법이 있지만 비교적 쉽게 접할 기회도 있고 쉽게 배울 수도 있는 운동은 '복부호흡 또는 단전호흡'이라 할 수 있다. 호흡할 때 공기는 폐 속 밖에는 안 들어가지만 마치 뱃속으로 들어가는 것처럼 배를 내밀며 숨을 들이쉬고 휘파람 불 듯 입술을 오므리고 천천히 내쉰다. 한 5분씩만 해도 좋은데, 아무데서나 언제나 할 수 있다는 장점을 지니고 있다. 이런 호흡법이 2차적 호흡에 좋다는 증거는 많이 있다.

세 번째로, 적절한 운동을 해야 한다. 운동부족도 성인병을 유발하지만 많은 에너지를 필요로 하는 과격한 운동도 유해 산소를 많이 만들어 내기 때문에 해로울 수 있다.

네 번째는, 소식하는 것이다. 음식을 많이 섭취하게 되면 이를 소화시키고 에너지로 바꾸기 위해 더 많은 산소를 필요로 하게 되고, 따라서 유해산소가 많이 발생하게 된다. 한 실험에서 정상 동물보다 30~60%의 절식을 시킨 동물은 수명이 30~40% 가량 늘어가는 것을 관찰할 수 있었다.

다섯 번째는, 유해산소를 없애 주는 항산화 식품을 적절히 섭취하는 일이다. 항산화제 성분으로는 녹차나 홍차에 함유된 폴리페놀, 인삼의 사포닌 등 100여 종이나 된다. 항산화 식품이나 영양제 또는 광물질에는 토마토, 자두, 포도, 귤, 오렌지, 딸기, 살구, 복숭

아, 레몬, 수박, 멜론, 브로콜리, 아스파라거스, 양배추, 풋고추, 상추, 고춧잎, 시금치, 당근, 호박, 흰콩, 고구마, 땅콩, 아몬드, 해바라기씨, 콩기름, 옥수수기름, 비타민 C, E, 베타카로틴, 셀레늄, 멜라토닌 등이 포함된다.

여섯 번째는, 항상 긍정적인 사고방식을 유지하는 일이다. 우리 몸은 마음먹는 대로 변해가는 속성이 있다. 긍정적으로 마음을 먹으면 긍정적으로 변하고, 부정적으로 먹으면 부정적으로 변한다. 가짜 약 먹고도 진짜 약 효과가 나는 일은, 마음을 긍정적으로 반응하기 때문에 스트레스 자체가 큰 해가 되지 않는다. 스트레스에 잘 적응하지 못해 부정적인 반응이 지속되면 몸에서 많은 양의 유해 산소가 만들어 축적된다.

일곱 번째는, 경우에 따라서는 산소요법 전문가를 찾아가서 특별한 '산소 치료(Oxygen Therapy)'를 받을 수 있다. 질병을 치료하는 목적으로 사용하는 산소요법에는 고압산소요법(Hyperbaric Oxygen Therapy), 과산화수소요법(Hydrogen Peroxide Therapy), 오존요법(Ozone Therapy) 등이 있다.

6 영양요법(Nutritional Supplement)

영양실조가 자주 일어나는 현대인들의 식생활 습관을 볼 때, 식이요법만으로는 신체 전반에 걸친 영양 물질을 충분히 공급할 수가 없다는 견지에서 비타민이나 광물질들을 함유한 영양 공급을 해야 여러 가지 질병, 외상, 수명 연장 등에 영향을 줄 수가 있고, 육체적 정신적 건강을 유지하고 또 만성질환 예방에도 기여한다.

보건복지부는 2010년 국민건강수명 75세를 목표로 만성질환의 원인이 되는 부적절한 식습관을 개선하기 위해 한국인을 위한 식생활 목표와 식생활 지침 및 성인, 노인, 영·유아, 임신・수유부, 어린이 및 청소년을 위한 식생활 실천지침을 정해 지도하고 있다.

1) 한국인을 위한 식생활 목표

(1) 열량과 단백질은 권장량에 맞게 섭취한다.

(2) 칼슘, 철분, 비타민 A, 리보플라빈 섭취를 증가시킨다.

(3) 지질의 섭취는 총열량의 20%를 넘지 않게 섭취한다.
(4) 소금은 하루에 10g 이하로 섭취한다.
(5) 알코올 섭취를 줄인다.
(6) 건강체중(BMI 18.5~25)을 유지한다.
(7) 바른 식습관을 유지한다.
(8) 전통 식생활을 발전시킨다.
(9) 식품을 위생적으로 관리한다.
(10) 음식 낭비를 줄인다.

2) 한국인을 위한 식생활 지침

(1) 곡류・채소・과일류・어육류・유제품 등 다양한 제품을 섭취한다.
(2) 짠 음식은 피하고 싱겁게 먹는다.
(3) 건강체중을 유지하기 위해 활동량을 늘리고 알맞게 섭취한다.
(4) 식사는 즐겁게 하고 아침을 꼭 먹는다.
(5) 술을 마실 때는 그 양을 제한한다.
(6) 음식은 위생적으로 필요한 만큼 준비한다.
(7) 밥을 주식으로 하는 우리 식생활을 즐긴다.

3) 성인을 위한 식생활 실천지침

(1) 채소・과일・유제품을 매일 섭취한다.
① 여러 가지 채소를 매일 섭취한다.
② 다양한 제철과일을 섭취한다.
③ 우유, 요구르트, 치즈 등 유제품을 간식으로 섭취한다.

(2) 지방이 많은 고기와 튀긴 음식을 적게 섭취한다.
① 튀기거나 볶은 음식을 적게 섭취한다.
② 등푸른 생선을 자주 섭취한다.

(3) 짠 음식을 피하고 싱겁게 먹는다.

① 장아찌, 젓갈 같은 짠 음식을 적게 섭취한다.

② 음식을 만들거나 먹을 때 소금이나 간장을 적게 사용한다.

③ 국과 찌개의 국물을 적게 섭취한다.

(4) 활동량을 늘리고 알맞게 섭취한다.

① 운동은 1회 30분 이상, 1주 3~4회 이상 한다.

② 생활 속에서 신체활동량을 늘린다.

③ 단 음식과 단 음료를 제한한다.

④ 건강체중을 유지한다.

(5) 술을 마실 때는 그 양을 제한한다.

① 되도록 음주를 피한다.

② 남자는 하루 2잔, 여자는 하루 1잔 이내로 제한한다(2잔은 소주로 3잔, 맥주로 2캔, 양주로 2잔에 해당한다).

③ 임산부나 청소년은 절대 술을 마시지 않는다.

(6) 세끼 식사를 규칙적으로 즐겁게 한다.

① 아침을 거르지 않는다.

② 저녁식사는 가족과 함께 한다.

(7) 음식은 먹을 만큼 준비하고 위생적으로 관리한다.

① 음식은 먹을 만큼 만들거나 주문한다.

② 남은 음식은 바로 냉장보관하고 오래 두지 않는다.

(8) 밥을 주식으로 하는 우리 식생활을 즐긴다.

① 밥과 다양한 반찬을 갖춘 식단으로 영양균형을 유지한다.

4) 노인을 위한 식생활 실천지침

(1) 채소, 고기나 생선, 콩 제품 반찬을 골고루 섭취한다.

① 다양한 채소 반찬을 매끼 섭취한다.

② 고기나, 생선, 달걀, 콩 제품 반찬을 매일 섭취한다.

(2) 우유 제품과 과일 제품을 매일 섭취한다.

① 다양한 제철과일을 섭취한다.

(3) 짠 음식을 피하고 싱겁게 먹는다.

① 장아찌, 젓갈 같은 짠 음식을 적게 섭취한다.

② 음식을 만들거나 먹을 때 소금이나 간장을 적게 사용한다.

③ 국과 찌개의 국물을 적게 섭취한다.

(4) 많이 움직여서 식욕과 적당한 체중을 유지한다.

① 자신에게 알맞은 운동을 규칙적으로 한다.

② 많이 걷고 움직이는 생활을 한다.

(5) 술을 절제하고, 물을 충분히 섭취한다.

① 되도록 술을 마시지 않는다.

② 술을 마실 때는 하루 1잔 이내로 제한한다(1잔은 소주로 1.5잔, 맥주로 1캔, 양주로 1잔에 해당한다).

③ 물을 자주 섭취한다.

(6) 세끼 식사와 간식을 꼭 섭취한다.

① 세끼 식사를 규칙적으로 한다.

② 조금씩 자주 섭취한다.

(7) 음식은 먹을 만큼 준비하고, 오래된 것은 먹지 않는다.
① 음식은 한꺼번에 많이 만들지 않는다.
② 남은 음식은 바로 냉장보관하고, 오래 두지 않는다.

7 해독요법(Detoxification Therapy)

- 우리의 건강을 위태롭게 하는 유해 성분 또는 독소를 없애 주는, 즉 몸 밖으로 내보내는 치료법을 제독 또는 해독요법이라 한다.
- 인간들은 대기권, 물, 음식, 토양 등으로부터 수많은 오염 물질이나 화학적 독소들에 노출되어 있다.
- 이로 인해 면역기능 저하, 신경 질환, 호르몬 기능 저하, 정신질환, 암 등이 발생할 수 있다.
- 이러한 경우 절식 요법, 식이요법, 장요법, 비타민 C 요법, 발열요법 등을 사용하여 체내의 독소를 제거하는 방법이다.

몸속의 독소는 반드시 제거해야 한다. 독소를 잘 다스리고 독소의 배출을 위한 현명한 지혜가 필요하다. 이렇듯 독소는 우리의 삶 바로 가까이에 우리를 더럽히고 있고 이 쌓이는 독소를 제거하고 최소화 하는 것이 건강을 유지하는 방법이고 몸 안에 쌓인 독을 제거하는 것이 건강의 첫 걸음이라면 독을 제거하는 방법으로는 바른 먹거리로 몸을 정화시키는 것과 운동을 통해 몸 밖으로 배출시켜야 한다.

1) 독소를 제거하는 생활습관법

(1) **영양섭취** : 다양한 영양소를 골고루 섭취한다.
(2) **운동** : 1주일에 땀을 흘릴 정도로 2회 정도 실시한다.
(3) **물** : 하루 2리터 이상의 좋은 물을 충분히 마셔야 한다.
(4) **햇빛** : 매일 30분 이상의 햇빛을 쬐이거나 일광욕을 한다.

(5) **절제** : 담배, 마약 등 몸에 해로운 물질의 섭취를 금해야 한다.
(6) **공기** : 맑고 깨끗한 공기를 마시기 위해 삼림욕을 권장한다.
(7) **휴식** : 잠은 7시간 이상, 휴식은 재충전의 원동력이다.
(8) **긍정적 마음** : 스트레스를 이겨내는 긍정적 마인드가 필요하다.

8 환경요법(Environmental Medicine)

'환경(environment)'이란 개념은 대단히 포괄적인 것으로 넓은 의미의 환경은 우주를 형성하고 있는 요소들의 실체이며, 상대적 의미는 어떤 주체를 둘러싸고 있는 유형 및 무형의 객체로 정의되고 있다.

'환경위생학'은 인간과 환경과의 관계에 있어서 인간을 주체로 한 위생 문제를 다루는 학문으로서, 인간을 둘러싸고 있는 모든 환경요인들을 과학적으로 측정하고 연구하여 인간의 생활환경을 쾌적하게 개선해 나가고, 자연환경을 적절하게 보존해 나가며, 인간의 생리적 욕구를 충족시켜 보다 나은 생활을 영위할 수 있도록 하기 위해 연구하는 학문이라고 할 수 있는데, 세계보건기구(WHO) 환경전문위원회는 환경위생을 다음과 같이 정의하였다.

"Environment sanitation means the control of all those factors in man's physical environment which exercise or may exercise a deleterious effect on his physical development, health and survival." 즉 "환경위생이란, 인간의 생체적 발육, 건강 및 생존에 유해한 영향을 미치거나 미칠 가능성이 있는 인간의 이화학적 환경요인 모두를 관리하는 것이다."라고 규정하였다.

정의된 바와 같이 인간의 신체발육, 건강 및 생존에 영향을 미칠 수 있는 모든 환경요소가 연구영역에 포함되어야 하는 것은 물론이며, 일상생활에 직접, 간접으로 영향을 미칠 수 있는 모든 환경요인들도 연구영역에 포함되어야 한다. 따라서 현대 환경위생학의 학문추구의 접근방법도 다양화되고 세분화되어 가고 있어서 의학적, 생리학적, 생태학적, 위생공학적 연구들을 통한 연구가 이루어지고 있다.

• 환경의학은 건강과 질병이 식생활 규칙과 어떤 연관성이 있나를 연구

• 먼지, 곰팡이, 화학물질, 여러 식품 등이 무슨 알레르기의 원인이 되는지 등을 탐구
• 생물학 및 신체와 환경과의 상호작용을 철저히 이해함
• 환자들의 육체적 정신적 건강에 도움

환경보건학(environment health)은 인간과 환경의 관계에서 인간을 중심으로한 보건 문제를 연구하는 학문이다. 즉, 환경공학적 기술을 적용하여 생활환경을 개선하여 인간의 건강을 증진시키는 학문이라 할 수 있다. 환경보건학의 연구 분야는 크게 두 가지로 구분할 수 있다. 첫째, 인체의 신체발육과 건강유지에 영향을 미치는 유해한 환경인자를 학문적으로 연구하는 분야로 생리학, 환경의학 등이 해당된다. 둘째, 어떤 유해한 환경인자들을 인위적으로 통제하거나 관리하는 분야는 환경공학이 해당된다.

과거의 환경보건학은 자연 환경이 인체에 미치는 영향과 의복, 주거, 위해곤충 등을 대상으로 개인위생을 주로 다루었다. 그러나 최근에는 개인을 비롯하여 지역사회, 국가, 세계를 대상으로 발생되는 각종 환경문제까지 범위를 넓히고 있다.

9 아유르베다 요법(Ayurveda Medicine)

아유르베다는 과학임과 동시에 종교이며 철학이기도 하다. 우리는 '종교'라는 말을, "삶의 다양한 국면에서의 존재 양상들을 이해하기 위한 원리" 또는 '믿음'이라는 의미로 사용하는데, 아유르베다에서는 "삶에서 부딪치는 모든 것들"을 다 신성하게 여긴다. '철학'이라는 단어는 "진리에 대한 사랑"을 의미하는데, 아유르베다에서의 진리란 '순수한 실존' 또는 '모든 생명의 근원'을 가리킨다.

결국 아유르베다란, 삶에서 구현되는 진리의 과학이다. 아유르베다는 우주와 인간을 상호 연관 지어서 고찰하는 의학 체계이며, 인도에서 시작되고 인도에서 폭넓게 응용되고 있다. 아유르베다(Ayurveda)란 말은 생활의 과학이라는 뜻의 산스크리트어이다. 아유(Ayu)는 '삶' 또는 '일상생활'을 의미하며, 베다(Veda)는 '앎'이라는 뜻이다. 아유르베다는 현존하는 가장 오래된 기록으로 알려진 베다(Veda)에 맨 처음 기록되었으며, 이 의학 체계는 인도에서 5천년 이상 동안 일상생활에서 활용되어 왔다.

아유르베다에서는 다음과 같이 가르친다. "모든 인간은 네 가지의 생물적 또는 영적인

본능을 가지는데, 그것은 종교적 본능, 경제적 본능, 생식적 본능, 그리고 자유를 향한 본능이다. 이러한 본능 등을 충족시키기 위해서는 기본적으로 균형 있는 건강이 필요하다. 아유르베다는 건강한 사람은 건강을 계속 유지하도록 도와주며, 병든 사람은 건강을 회복할 수 있도록 도와준다. 아유르베다는 의학적이면서도 형이상학적인 일상과학이며 모든 치료요법의 모체이기도 하다. 또한, 아유르베다의 구체적인 지침들은 인간의 행복과 건강과 창조적인 성장을 위해서 고안된 것들이다. 아유르베다의 가르침을 연구함으로써 어느 누구나 스스로 자신을 치유할 수 있는 실질적인 지식을 얻게 될 것이며, 체내의 모든 에너지간의 균형을 유지함으로써 육체적인 쇠약이나 질병에 대해 효과적으로 대처할 수 있을 것이다. 모든 인간은 스스로 자신의 질병을 치유할 수 있는 능력을 갖고 있다는 사실은 아유르베다에 있어서 가장 기본적인 전제이다."

한 마디로 말해서, 아유르베다는 인도의 전통의학이다. 인도의 전통적 삶의 지침에는 요가, 탄트라, 아유르베다가 있다. 요가는 신성, 즉 진리와의 결합을 가르치며, 탄트라는 에너지 조절에 대한 가장 직접적인 방법을 제시하고, 아유르베다는 생활의 과학이라 말할 수 있다. 아유르베다 의학과 우리나라 한의학이 지니는 공통점은 "인간은 소우주이다"라는 점과 "질서는 건강이고 무질서는 병이다"라는 점이다. 차이점도 많다. 한의학의 오행에는 목, 화, 토, 금, 수가 있는데, 아유르베다에는 에테르(공허), 공기, 불, 물, 흙의 다섯 가지 요소가 이론의 바탕을 이루고 있다.

10 기공요법(Qigong Therapy)

기공이란 말에는 기에 공을 들인다는 뜻이 담겨 있다. 한국을 비롯한 동양의 여러 나라에서는 신선술, 도인법, 토납법, 내단술 등 전통적 양생법이 수천 년 동안 전래되어 왔다. 현재 알려진 가장 오래된 문헌으로는 중국 전국시대 초기의 행기옥패명(약 BC 380)을 들고 있다.

우리나라에는 일부 양생법이 고구려 이후에 중국으로부터 전해진 것으로 되어 있으나, 고구려 초기나 그 이전에는 중국이 우리나라로부터 신선술과 의술의 일부를 전수받았다는 기록도 있다. 어쨌든 기공이라는 용어가 현재 보편화된 의미로 사용하게 된 것은 1950년대 중국에서부터이다. 기공은 몸의 움직임과 호흡의 조절과 정신수양을 겸한 양생법이다.

구체적으로 전신체조와 호흡운동과 초월명상(Transcendental Meditation)을 종합한 것이라 할 수 있다.

기공에는 보건 의료를 목적으로 하는 건강기공과 무술 강신을 목적으로 하는 무술기공의 두 가지가 있다. 건강기공은 비교적 유연한 수련 방식을 택하므로 연기공이라 하고, 무술기공은 높은 단련 방식을 취하므로 경기공이라 한다. 일반 사람들이 보통 기공이라고 말할 때는 건강기공을 가리키는 경우가 대부분이다. 건강기공은 다시 건강증진을 위한 보건기공과 질병 치료를 위한 치료기공으로 나눈다.

또 기공치료에는 기공 치료사가 환자의 몸에는 손을 대지 않고 자신의 기를 환자에게 발방하여 치료하는 외기요법과, 환자의 몸에 손을 대고 직접적 자극을 주는 수기요법이 있다. 건강기공과 동일한 수련 방식인 연기공에 포함되는 것으로 인간의 잠재 능력 또는 초능력의 개발을 목적으로 하는 경우를 특이능력기공 또는 지능기공이라 부른다.

11 향기요법(Aromatherapy)

1) 향기요법이란

남녀가 서로 마주하고 있을 때 그 상대가 매력적이라고 느끼는 것은 다분히 냄새 때문이라는 이론이 있다. "이 여자한테서 이러한 냄새가 나는구나" 하는 식으로 코로 맡을 수 있는 그런 냄새가 아니다. 내 코가 맡을 수는 없는데, 뇌가 감지할 수 있는 그런 냄새를 말한다. 햇빛도 우리 눈으로 볼 수 있는 가시광선이 있고 자외선이나 적외선처럼 우리 눈으로 볼 수 없는 파장대의 광선도 있다. 소리도 우리 귀로 들리는 소리가 있는가 하면 주파수가 높은 초음파나 주파수가 너무 낮은 저주파는 우리 귀에 안 들리는 파장대의 소리이다. 이처럼 냄새는 냄새인데, 우리 코로 맡을 수 없는 냄새도 있다는 뜻이다.

냄새는 우리 삶에 있어 없어서는 안 될 매우 중요한 부분이다. 사람은 누구나 자기가 좋아하는 향기가 있게 마련이며, 그 종류도 다양하여 향수나 로션 같은 화장품, 또는 꽃바구니나 마사지 오일 등에도 사용하고 있다. 정신분석학자 프로이트(Sigmund Freud)는 도시생활을 한다는 것은 우리에게서 땅에서 스며 나오는 온갖 향기를 맡을 기회를 빼앗는 것이며, 현대인의 노이로제가 증가하는 것도 이와 무관하지 않다고 하였다.

최근에는 전세계적으로 오감의 자극을 통한 치료 방법을 다양하게 개발하고 있다. 냄새를 맡고 그 자극으로 치료 효과를 노리는 것도 그 중에 하나이다. 향기 요법이 본격적으로 치료의 한 분야로 두각을 나타내기 시작한 것은 정말 뜻하지 않은데서 비롯되었다. 1920년대에 향수 산업에 종사하던 프랑스의 한 화학자 가트포스(Gattefosse) 박사가 자신의 손에 심한 화상을 입고 얼떨결에 옆에 있던 라벤더 오일 통에 손을 담근 사건이 그 계기가 되었다. 놀랍게도 불에 덴 자리와 통증이 급속히 사라져 버렸기 때문에, 그는 라벤더 오일에 치료 및 소독 효과가 들어 있는 것으로 확신하게 된 것이다. 그 후 그는 다른 오일로도 실험을 해 보았고 그것들 역시 다양한 피부질환에 효능이 있다고 믿게 되었다.

아로마테라피는 다양한 식물의 정유(Essential Oil)에서 나온 약물성분(Medicinal Properties)을 이용하는 생약요법의 한 분야이다. 이들 정유(향유)는 다양한 꽃, 뿌리, 잎, 나무껍질, 과일 껍질에서, 증류(Steam Distillation)나 냉각압축(Cold Pressing)의 과정을 통해서 추출해 낸, 향내가 강하고 휘발성・인화성이 강한 물질이다. '태평양 향기용법 센터' 소장인 커트 슈나우벨트(Dr. Kurt Schnaubelt)는 "향기요법이 단순한 냄새효과로 잘못 인식되는 경향이 있는데, 사실은 정유(Essential Oils)가 독특한 약리학적 성질(Pharmacological Properties)을 갖고 있고 또 그 성분의 분자가 아주 작기(Small Molecular Size) 때문에 인체 조직 속으로 쉽게 침투할 수 있어서 치유효과를 높이는 것"이라고 설명하고 있다.

2) 향기요법의 작용기전

(1) 향유가 지니는 약리학적 성질

① 항생제 역할(Antibiotic)
② 항 바이러스 성(Antiviral)
③ 항 경련성(Antispasmodic)
④ 이뇨작용(Diuretics)
⑤ 혈관 확장(Vasodilators)
⑥ 혈관 수축(Vasoconstrictors)

(2) 향유의 기능적 성질

① 부신(Adrenals), 난소, 갑상선에 작용하여 생기를 활성화(Energize)

② 해독작용(Detoxify)

③ 소화과정을 도와줌(Facilitate the Digestive Process)

④ 염증을 치료(Treating Infection)

⑤ 신경의 여러 부분을 상호 반응케 함(Interacting with Various Branches of Nervous System)

⑥ 면역반응을 조절(Modifying Immune Response)

⑦ 정서와 감정(Moods and Emotion)을 조화시킴

(3) 향기의 생리학적 영향(Physiological Effects of Fragrance)

① 후각 우리의 오감 중에서 가장 예민하다. 공기 중에 어떤 냄새 혹은 향기가 있으면, 그것은 떠돌다가 콧구멍 위쪽에 달려 있는 후각 수용체들을 활성화시킨다. 나이가 젊을 때는 가늘고 솜털 같은 수용체들이 달아서 30일 주기로 새로 생겨나지만, 나이가 들어감에 따라 생성도가 늦춰지고 노년에 가서는 아예 생겨나지도 않는다. 상당수 노인들이 냄새를 잘 못 맡는 것은 이 때문이다.

냄새가 향기 분자(Aromatic Molecule)의 형태로 코 점막(Nasal Cavity)에 도달하면 이 부위의 말초 신경에서 전기 신호(Signals)로 바뀌게 되고 이렇게 생긴 전기정보는 우리의 감정을 좌우하는 변연계(Limbic System)로 들어가게 된다. 변연계는 자신의 과거 경험과 감정과 직결되는 부분이지만 심장 박동, 혈압, 호흡, 기억, 스트레스의 수준, 호르몬의 균형 등과도 연결되어 있다. 따라서, 향유는 생리적 또는 심리적 효과를 가장 빠르게 일으키는 수단일 수 있다. 이 같은 것들이 복합적으로 작용하여 특정 질병이나 이상에 일부 영향을 끼치는 것이다.

② 향기요법 분야의 선두 연구자인 미국의 죤 스틸(John Steele, Ph.D.)과 영국의 로버트 티세란드(Robert Tisserand)는 냄새가 뇌파에 미치는 영향에 관해 연구하였는데, 오렌지(Orange), 자스민(Jasmine), 로즈(Rose) 등의 향유는 진정효과(Tranquillizing Effect)를 갖고 있으며 안정감(Calmness)과 건강한 느낌(Sense of Well-being)을 유발하는 뇌파를 일으키고, 바질(Basil), 후추(Black Pepper), 로즈마리(Rosemary), 카다몬(Cadamon) 등과 같은 자극적 향유는 흥분반응(Heightened

Energy Response)을 일으키는 뇌파로 유도된다.

(4) 아로마테라피의 사용 방법

향유는 흡입(Inhalation)을 통해서, 피부도포 방법(External Application)으로, 또는 경구적(Ingestion)으로 사용한다.

① 살포기(Diffusor)를 사용하는 법

향유의 미세입자(Micro-particles)를 공기 중에 뿌린다(Disperse). 호흡기 증상을 호전시킬 목적으로, 또는 단순히 기분을 좋게 하는 효과(Mood Lifting)나 정서안정 효과(Calming Quality)를 위한 분위기 전환 목적으로도 사용한다.

② 피부에 바르는 방법(External Application)

향유는 피부를 통해서 쉽게 흡수된다. 편리한 방법으로는 목욕, 마사지, 온냉 찜질(Hot and Cold Compress), 혹은 그냥 피부에 문지르는 방법으로 사용한다. 로즈마리(Rosemary)와 같은 향유는 피부를 통해서 독소를 제거하는 효과를 지니고 있다. 찜질(Compression)은 경미한 통증을 완화시키고, 부종을 갈아 앉히며, 삔(Sprain) 데를 치료하는 효과도 있다.

③ 먹는 방법(Internal Application)

어떤 장기(Organ)에 기질적 병변(Disease)이 아니라 기능장해(Dysfunction/Disorder)로 인한 경미한 증상을 완화할 목적으로 경구적 방법이 도움이 될 수 있다. 이런 경우에는 의료 전문가의 지시감독하에 시행하여야 안전하다.

(5) 아로마테라피의 적응증

최근에는 향기요법으로 전염병을 치료하는 면에서 특별한 관심이 고조되고 있다. 특히 향기치료 의학(Aroma-Theapeutic Medicine)이 제도화된 프랑스에서 광범위하게 이용되고 있다. 프랑스에서는 의사들이 아로마테라피를 처방하는 것을 쉽게 볼 수 있으며, 약국에서도 향유를 일반 약품과 나란히 진열해 놓고 판매하고 있다. 영국에서는 향기요법이 주로 스트레스 관련 질환 치료에 많이 이용되고 있다.

간호사들은 향유 마사지로 환자의 통증을 완화시켜 주거나 불면증에 시달리는 환자들을 도와주고 있다. 이러한 마사지 요법은 특히 수술이나 말기 암이나 에이즈와 관련된 스트레스 관리에 도움을 주고 있다. 영국의 많은 병원에서는 공지로 퍼지는 전염병(Airborne Infectious Diseases)을 예방할 목적으로 레몬, 라벤더, 레몬그라스 등의 증발형 향유(Vaporized Essential Oil)를 사용한다. 또 염증을 치료하기 위해 향유를 피부에 직접 발라주기도 한다.

12 명상요법(Transcendental Meditation Therapy)

명상요법은, 명상을 통하여 육체적, 정신적, 감정적 상태의 균형을 맞추어 줌으로써 치료 효과를 노리는 방법이다. 미국의 메닝거 재단(Menninger Foundation) 소속 정신생리클리닉의 소장인 패트리샤 노리스(Patricia Norris) 박사는 암, 에이즈, 자가면역질환 환자들의 면역기능을 높이는 데 명상요법을 이용하고 있다고 보고하였으며, 명상을 신경피드백(Neuro-feedback Technique)과 병행하여 사용함으로써 뇌파(Brain Rhythm)를 정상화시키고 알코올 중독자나 기타 약물 중독 환자들을 성공적으로 치료해 주고 있다. 노리스 박사는 또한 불안증(Anxiety)이나 고혈압 치료에, 그리고 스트레스 관리에도 명상요법을 거의 모든 환자에게 적용하고 있다고 말한다.

명상에 대한 연구 논문 발표가 날이 갈수록 늘어날 뿐만 아니라 명상을 임상에 응용하는 의사나 심리치료사나 전문 의료인들의 수도 빠른 속도로 늘어나는 추세에 있다. 미국 아이오와 주에 있는 마하리시(Maharishi) 국제대학의 오메죤슨(Orme-Johnson) 학장은 "미국 내에서 6,000명 이상의 의사들이 명상요법을 자신들의 환자 치료에 이용하기 시작했다"고 주장하고 있다.

명상(Meditation)이란, 원래 "생각이 무엇에 완전히 빠져 있다"는 뜻인데, 육체적・정신적・정서적 균형을 잡아주는 안전하고 간단한 방법이다. 쉽게 배울 수 있을 뿐만 아니라 스트레스나 통증을 관리하는 데 사용되어 왔다. 그 외에도 고혈압이라든가 심장질환을 포함한 다양한 질환의 치료에도 응용되어 왔다. 명상이 인류 역사상 수천 년 동안 행하여진 수련법이지만, 그것이 건강에 미치는 영향에 대하여 과학적 연구가 본격적으로 시작된 것은 고작 지난 30여년에 불과하다. 일부 연구가들에 의하여 자율신경 활동이 어느 정도자의적으로 조절될 수 있는 가능성이 제시됨으로써, 명상에 대한 과학적 연구열이 부쩍 고조된 것이다.

심신의학 분야에 선구자로 알려진 죠앤 보리센코(Joan Borysenko) 박사는 "명상이란, 나의 의식을 지금 이 순간에 집중시키는 행위"라고 정의하고 있다. 마음을 안정시키고 의식을 '지금 여기(Here Now)'에 고도로 집중시키면, 우리는 과거의 기억에도 반응하지 않게 되고 미래의 염려에도 집착하지 않게 된다는 것이다.

명상에는 두 가지 부류가 있다. 하나는 집중 명상(Concentrative Meditation)이고, 또 하나는 확산 명상(Mindful Meditation)이다. 집중명상은 우리의 의식을 호흡이나 어떤 영상이나, 소리에 집중함으로써 마음을 가라앉히고 머리를 맑게 하고 깨달음의 폭을 넓힐 수 있다고 보는 것이다. 이것은 마치 현미경이나 카메라의 줌(Zoom) 렌즈처럼 아주 좁은 분야를 집중적으로 보는 것과 흡사한 현상이다.

만일 어떤 사람이 불안에 빠지고, 공포에 떨고, 흥분하게 되면 그는 호흡이 얕고, 빠르고, 불규칙하게 될 것이며, 반대로 마음이 편안하게 안정되고 의식이 한군데 집중된다면 그의 호흡은 느리고, 깊고, 규칙적으로 될 것이다. 그래서 우리가 의식을 호흡에 집중시키면 우리 마음은 호흡의 리듬에 흡수되어 버리는 것이다. 확대명상(Mindful Meditation)은 의식을 한 좁은 구석에 집중시키는 것이 아니라 오히려 의식을 활짝 열고 무한대로 확대 시켜 모든 감각, 느낌, 영상, 생각, 소리, 냄새 등이 자연스럽게 있는 그대로 나타나는 대로 흐르도록 놔두는 것이다.

13 반사요법(Reflexology)

반사요법은 두피, 손바닥, 발바닥, 귀 등의 특정 부위를 손가락 끝으로 누르는 것과 같은 압력을 가하면, 그 압력점(Pressure Point)과 연계된 특정 기관이나 내분비선이 자극되어 그 기능이 향상된다는 이론을 바탕으로 한 것이다. 침술의 경락을 통하여 작용한다고 생각하는 동북 아시아권에서는 약 5,000년 전부터 사용하였는가 하면, 4,300여 년대로 추정되는 이집트의 프레스코 벽화에는 이 반사요법이 그림으로 묘사되어 있고, 고대 인도에서도 유사한 기법이 사용되었으며, 아메리칸 인디언이 역시 비슷한 기법을 사용하였다는 기록이 있다.

근래에 국소요법(Zone Therapy) 또는 반사요법(Reflexology)으로 재조명되기 시작한 것은 1913년에 미국 코네티컷 주에 이비인후과 의사인 윌리암 피츠제랄드(William Fitzerald)에 의해서였다. 그는 수술을 하기 직전에 손바닥이나 발바닥에 압력을 가해 눌러 주면 환자들이 한결 통증을 덜 느낀다는 사실을 발견하였다. 오랜 관찰을 통해 그는 손과 발의 특정 부위는 신체의 다른 기관들과 기능적으로 연계되었을 것이라는 이론을 제시하였다.

최근에는 신체 부위 중 발바닥을 자극하는 '발 반사요법'이 전세계적으로 가장 널리 보급되어 있다. 예를 들면, 엄지발가락 부위는 뇌에 연계되어 있고, 발바닥 한가운데 부위는 복부 명치에 연계되어 있고, 발뒤꿈치와 발들은 항문과 직장에 연계되어 있다는 식이다.

14 요가요법(Yoga Therapy)

- 인도에서 수십 세기 동안 시행
- 삶의 지침 중에는 아유르베다, 탄트라 요가가 있는데, 요가는 신성, 즉 진리와의 결합을 가르치는 것
- 요가(Yoga)라는 단어의 의미는 결합(Union)이라는 뜻
- 육체적, 정신적, 심리적 에너지의 복합체를 의미한다.
- 전 세계적으로 가장 오래 전부터 알려져 있는 건강체계
- 요가요법은 자세와 호흡, 그리고 명상을 통하여 스트레스 및 혈압 강하 효과, 심장박동을 고르게 하는 효과, 노쇠를 막는 효과가 있다고 알려져 있다.

요가는 우리에게 무엇을 줄 수 있는가?
"난 세속적 성공을 추구하느라 바빠서 명상할 시간이 없어"라고 말하지 마십시오.
추구하고 성공하는 건 괜찮다. 하지만 그 추구함으로 인해 스트레스를 받지 말자.
이 "요가"란 무엇인가? 요가를 수행한다는 것의 표시는 무엇인가?

가장 정통적인 요가 고전서인 파탄잘리의 요가수트라 맨 첫 번째 경전에서 현자 Vyasa가 정의를 내리길 : 요가는 삼매이다. – 요가(의 뜻은) 삼매에 드는 것이다.

또한, 가장 정통적인 아유르베다 고전서, Charaka-samhita에서는 말하고 있다.

요가는 영적인 자유를 추구하여 그에 이르게 하는 것이다.

이 두 정의를 항상 기억하시고 요가의 길을 걷고자 하는 모든 이들에게 이를 소개하도록 하자.

1. 요가 삼매(요가 원문으로부터)
2. Yoga moksha-pravartakah(아유르베다 원문으로부터)

우리가 매일매일 수련하는 요가와 요가의 현대적인 해석들 속에서 우리는 이 정의와 목표로부터 얼마나 멀리 떨어져 있을까요? 요가 수행자에게 볼 수 있는 자질들은 무엇일까?

요가를 수련하는 수행자는 대양(바다)의 자질을 가지고 있다.

1) 구름에서 떨어진 물방울들이 흘러 강을 이루고 그 수천 갈래의 강물들을 대양이 하나로 받아들이지만, 더는 받아들이지 못할 만큼 가득 차지는 않는 것처럼, 요가 수행자들은 배움에 있어 결코 채웠다 생각하며 만족하지 말고, 다르마(dharma)에 대해 항상 대화해야 하며, 타인의 계율에 경청하고, 깊이 생각하고, 살펴보고, 성스러운 문서들과 철학 이념을 공부해야 한다.
2) 대양은 창조물들의 가장 큰 조합을 유지한다. 이와 마찬가지로 요가 수행자들도 다음의 자질을 가진 수도자들과 함께하자. : 욕망이 적고, 만족할 줄 알고, 말에 변함없이 일관적이며, 순수하게 행동하고, 겸손하며, 부드러운 성품을 가진, 깊이가 있는, 존경받을만한, 표현을 잘하는, 열심인, 악에 맞설 수 있는, 타인의 신조를 듣고 이해해줄 수 있는, 해설자, 바른길로 인도해줄 수 있는, 타인에게 다르마에 대한 설교를 나눔으로서 그를 헌신의 길로 이끌 수 있어야 한다.

대양이 비록 엄청난 양의 보석과 진주를 품고 있지만 대양은 그것들은 감추고 있다.

이와 마찬가지로 요가 수행자들도 스스로가 정도(正道)나 사다나의 결실, 명상, 삼매, 합일, 통찰력, 지혜와 같은 것들을 품고 있다. 이것들은 밖으로 보여지는 것이 아니라 감춰져 있는 것이다.

15 생약요법(Herbal Therapy or Phytotherapy)

잎사귀, 꽃, 줄기, 씨, 열매, 껍질 등 식물의 일부분을 약물로 사용하는 것을 생약(Herb)요법이라 한다. 유럽에서는 주로 Phytotherapy라고 부르는 경향이 있다. 생약은 인류가 사용한 가장 오래된 형태의 요법으로 모든 문화권에서 나름대로의 특유한 생약을 사용해 왔다. 원래 영어로 약이라는 뜻의 Drug은 네덜란드의 고어 Drogge에서 유래되었는데, 이 단어는 '말린다(Dry)'의 뜻을 지니고 있다. 나무나 풀을 말려서 약으로 쓰던 습관에서 나온 용어인 것이다. 오늘날 서양의학에서 처방하고 있는 약의 약 25%는 아직도 나무나 풀에서부터 만들어진 것들이다. 심장 약 디지털리스(Digitalis), 혈압 강하제 리저핀(Reserpine), 통풍 치료제 콜치친(Colchicine), 진통제 모르핀(Morphine) 등이 그 예이다.

지구상에는 25만 내지 50만 가지의 식물이 살고 있는데, 이 중에서 약 5천 가지 정도가 약물로 사용되고 있다. 생약은 우리 몸에서 다양한 생리적 반응을 일으키는 자연적 화학물질을 함유하고 있는 셈이다. 어떤 것은 음식으로 먹을 정도로 순하지만, 또 어떤 것은 독약처럼 강한 성질을 지니고 있기도 하다.

1) 생약의 약리기능

(1) **적응능력 향상**(Adaptogenic) : 주위 환경에서 오는 스트레스나 다른 문제점에 대한 저항력과 적응력을 향상시키는 작용이 있다. 부신(Adrenal Gland)의 기능을 활성화 시킨다.

(2) **체질 변화성**(Alterative) : 건강상태와 생기를 향상시킴으로써 체질을 정상상태로 서서히 회복시키는 작용을 한다.

(3) 구충 작용(Anthelmintic)

(4) 소염 작용(Anti-inflammatory)

(5) 항균성(Anti-microbial)

(6) 항경련 작용(Anti-spasmodic)

(7) **수렴성**(Astringent) : 국소 투여 후에 국소에 수축을 일으키는 작용을 한다.

(8) **고미제**(Bitter) : 쓴맛을 갖는 의약품으로 쓰인다. 또 변질제, 강장제, 또는 식욕 촉진제로도 쓰인다.

(9) **구풍성**(Carminative) : 뱃속에 가스가 차는 고장(Flatulence)을 경감시켜 통증을 제거하는 작용을 한다.

(10) **완화성**(Demulcent) : 염증이나 찰상이 있는 표면에 자극을 완화시켜주는 작용을 한다.

(11) 이뇨 작용(Diuretic)

(12) **통경 작용**(Emmenagogue) : 월경을 일으키도록 촉진하는 역할을 한다.

(13) **객담 작용**(Expectorant) : 가래를 뱉어 내는 기능을 촉진한다.

(14) **간 강장제**(Hepatics) : 간 기능을 향상시키는 성질을 가진다.

(15) 혈압 강하 작용(Hypotensive)

(16) **설사 작용**(Laxative) : 변비를 없애는 역할을 한다.

(17) 신경 진정 작용(Nervine)

(18) 자극제(Stimulating)의 작용

(19) 강장제(Tonic)의 작용

2) 생약의 형태

(1) 약초를 통째로 사용(Whole Herb)

(2) 차의 형태로 사용(Teas)

(3) 캡슐과 정제 형태로 사용(Capsules and Tablets)

(4) 추출액 형태로 사용(Extracts and Tinctures)

(5) 향유 상태로 사용(Essential Oils)

(6) 연고 형태로 사용 (Salves, Balms and Ointments)

3) 생약의 효험

(1) **가벼운 대증요법으로 사용한다** : 소화불량, 감기, 독감, 가벼운 통증, 변비, 설사, 기

침, 두통, 월경통, 피부 반점, 비듬, 불면증 등의 증상을 완화시켜 준다.

(2) **각종 질환의 치료제로서 사용한다** : 소화성 궤양(Peptic Ulcers), 대장염(Colitis), 신경성 장 증후군(Irritable Bowel Syndrome)과 같은 소화기 질환, 습진(Ecxema)이나 건선(Psoriasis) 같은 만성 피부 질환, 월경 불순이나 전월경 증후군(Pre-menstrual Syndrome) 같은 부인과 질환, 불안증 같은 스트레스성 질환, 그 외 호흡기 질환, 고혈압, 알레르기, 관절염 등의 치료에 사용된다.

4) 한약과 생약이 다른 점

(1) 한약의 처방은 동양의학의 이론을 바탕으로 하여 약을 처방한다. 12장부의 8강을 찾아내어 이에 따라 처방한다는 뜻이다. 팔강이란 음 · 양, 표 · 리, 한 · 열, 허 · 실을 말한다. 성 · 질에 있어서 성을 위주로 처방한다.

(2) 생약의 처방은 약초의 성분을 파악하고 그 성분의 기능과 작용에 따라 처방하는 것이다. 변비의 치료는 설사를 일으키는 작용이 있는 약초를 처방하는 식이다.
성질에 있어서 질을 위주로 처방하는 것이다.

16 식이요법(Diet)

질병의 유지와 건강증진을 위하여 가장 중요한 것은 음식이다. 다리에서 혈관을 떼다가 심장에 붙여 주는 것 같은 희한한 치료법은 정통의술이고, 우리가 늘 먹는 음식이 대체요법으로 취급되는 것이 좀 이상하다고 지적하는 사람도 있다. 그것은 "서양의학이 아닌 것은 다 대체요법으로 간주한다"는 보편화된 정의 때문에 "서양의학에서 일반적으로 처방하는 음식"이 아닌 "기타의 음식 먹는 법"을 다 보완대체요법으로 다루게 되기 때문이다. 역사적으로 축적된 임상 경험은 "다양한 과일과 채소를 많이 먹으면, 암이나 심혈관 질환 같은 성인병의 발병 위험도를 현격히 줄인다"는 점을 충분히 제시하고 있다.

1) 음식에 대한 태도별 유형

돈 아델(Don Ardell) 박사는 식사습관과 태도에 따라 사람들을 다음의 여섯 가지 유형으로 분류하였다.

(1) 생존자(Survivors)형

살기 위해 먹는 사람들이다. 살아남을 수 있을 정도로만 먹는 사람이다. 먹지 않으면 안 될 처지에서만 그냥 앞에 놓여 있는 식탁에서 눈에 띄는 것만을 조금 먹고 마는 유형이다. 먹는 것에 대해서는 아예 생각하기도 싫어하고 흥미도 전혀 없는 부류인 것이다.

(2) 식도락(Vaudevillers)형

보드빌(Vaudeville)이라고 하는 쇼를 하는, 배불뚝이 광대와 같은 유형이다. 식사를 하나의 공연행사처럼 생각하는 사람들이다. 하루 중에 식사 시간을 가장 귀중한 시간으로 여기며, 아침식사를 할 생각에 들뜬 마음으로 자리에서 일어나고 조반을 먹자마자 점심 먹을 생각부터 하며, 푸짐한 저녁식사가 그날 최고의 향연이고 밤에는 예외 없이 밤참을 챙겨 먹는 사람들이다.

(3) 병 기피(Disease Avoiders)형

일종의 병 공포 형이다. 소위 건강 전문가들의 노력의 산물이다. 건강 서적이나 남의 말만 듣고, 질병에 대한 공포심을 가진 나머지 '이것도 안 먹고, 저것도 안 먹고' 하는 식으로 기피하는 음식이 너무 많아서, 자기 스스로 먹을 수 있는 음식의 수가 아주 제한된 사람들이다.

(4) 지방 투쟁(Fat Fighters)형

일상생활이 지방과의 투쟁으로 되어버린 매우 불행한 유형이다. 자신이 먹는 모든 음식은 기름끼로 몸에 축적이 될 거라고 늘 생각하며 또 실제로 그렇게 되는 사람들이다. 식도락형처럼 많이 먹지만, 그들처럼 즐기는 것이 아니라 오히려 일종의 죄의식과 수치심과 비만 염려증으로 꽉 차 있는 부류이다. 그들은 하루 중 많은 시간을 슈퍼마켓이나, 식당이나, 헬스클럽이나 병원에 드나드는 일로 소비하는 경향이 있다.

(5) 유행병(Faddist)형

'걱정도 팔자'형이다. 공기나 물이나 음식물이 오염되었을까 지나치게 염려하는 부류이다. 유행처럼 몸에 좋다고 알려진 음식물만 쫓아서 먹을 뿐, 농약을 사용하지 않은 자연식품, 유기농법으로 재배한 야채, 건강식품점에서 구입한 식료 등이 아니면 다 유독 물질(Poisonous Material)로 간주하는 경향이 있다.

(6) 건강증진(Health Enhancer)형

진짜 건강중심 생활형이다. 그들도 즐기면서 먹고, 질과 맛을 쫓아 먹고, 분위기를 중요시하며 먹는다. 그러나 그들은 먹는 것에 대한 죄의식 같은 것을 느끼지 않으며, 음식을 지나치게 가려 먹지 않으며, 남들이 좋다고 하는 것을 무조건 따라 먹지 않으며, 살 뺄 목적으로 헬스클럽이나 병원을 자주 이용하지도 않는다. 그저 건강을 자기 생활의 중심에 놓고 각자 자신의 경험을 토대로 '조절하며 즐기며' 먹는다.

2) 식이요법의 종류

전세계적으로 수많은 식이요법이 알려져 있으나 여기에 중요한 몇 가지를 소개한다.

(1) 애킨스 식이요법(Atkins Diet)

1970년대부터 유행하기 시작했는데, 애킨스 박사의 '새로운 음식 혁명'이란 책이 베스트셀러가 되면서부터였다. 이 식이요법의 특징은 음식 중의 당질(탄수화물) 함량을 대폭 줄이는 데 있다. 일반적으로 우리가 먹는 음식에는 약 50~60%의 탄수화물이 포함되어 있는데 그것의 1/3~1/2로 줄이라는 것이 애킨스 박사의 추천이다. 그러나 지방질이나 단백질 섭취는 마음대로 한다. 우리가 활동하는 데 필요한 에너지원은 주로 탄수화물인데, 탄수화물의 섭취량이 적으니까 몸에 축적되어 있던 지방질을 대신 소모하기 때문에 체중 조절과 건강증진에 도움이 된다. 애킨스 식이요법으로 하루에 140unit의 인슐린을 사용하던 환자가 더 이상 인슐린을 쓸 필요가 없게 되었다는 보고도 있다.

고혈압, 심장질환, 당뇨병, 고지혈증, 골관절염 등이 체중감소로 호전된다는 의학적 증거는 충분히 있으므로, 그리고 애킨스 식이요법은 체중감소에 효험이 있다는 증거는 충분히 있으므로, 이 식이요법이 이상의 질환 치료에 도움이 된다는 간접적인 증거이다. 그러나 일부 전문가들은 고단백질 고지방질 음식을 장기적으로 먹는 것은 성인병 유발 요인이 될 수 있으므로 주의를 요한다고 경고하고 있다.

(2) 오니쉬 식이요법(Ornish Diet)

딘 오니쉬(Dr. Dean Ornish) 박사는 신장 질환의 위험 요인을 줄이는 특별한 식이 방법을 고안했다. 이 식이요법에는 지방질의 섭취를 극도로 낮게 하라는 것이다. 지방질 섭취는 전체 섭취 칼로리량의 10% 수준으로 낮춰야 한다.

오니쉬 식이요법 프로그램에서는 심신의학 요법(Mind-Body Technique), 이완요법(Relaxation), 요가, 운동요법(Exercise), 심리요법(Dealing with Emotional and Relational Dysfunction) 등을 병행해야 한다. 오니쉬 박사는 심장의 관상동맥의 협착(Coronary Artery Stenosis)이 정상으로 회복된 것을 혈관 조형술(Angiography)로 증명한 예를 보고하고 있다.

(3) 대쉬 식이요법(DASH, Dietary Approaches to Stopping Hypertension)

여기서 '대쉬'라고 하는 것은 사람의 이름이 아니다. '고혈압 치료를 위한 식이요법'이라고 하는 영어 단어들의 첫머리를 딴 약어의 발음일 뿐이다. 대쉬 식이요법에서는 야채와 과일 같은 전체식(Whole Food)과 저지방 유제품(Low-fat Dairy Products)을 강조하고 있다.

이 음식은 지방질을 27% 수준으로 낮추고 과일과 야채의 양을 높이는 것을 원칙으로 하며, 채식주의 음식이라고까지는 할 수 없지만 약 11주 정도의 기간에 현저한 혈압강하 효과가 있다는 임상연구 결과도 발표된 바 있다. 약간의 유제품과 고기류도 허용이 되는 프로그램이기 때문에 완전 채식을 거부하는 사람들도 어느 정도 쉽게 수용하는 식이요법인 것이다.

(4) 지중해식 식이요법(Mediterranean Diet)

지중해 지역에서 보편적으로 먹는 음식인데, 신선한 야채, 올리브유, 생선, 가금류(Poultry〈닭, 오리 따위〉)를 많이 먹는다. 이런 음식은 염분(Na)의 함량이 비교적 적고, 올리브유는 몸에 이로운 HDL 콜레스테롤은 낮추지 않으면서도 해로운 LDL 콜레스테롤량은 낮추는 작용을 한다.

이들 식습관에는 포도, 포도주, 엉겅퀴(Artichoke) 등도 많이 사용하는데, 이들에는 심장 질환과 간 질환을 예방하는 항산화제(Anti-oxidants)를 제공하고 있다. 지중해식 식이요법이 비만치료에 특별한 효과가 있는 것은 아니지만, 맛도 좋고 쉽게 구할 수도 있으면서 여러 면으로 건강증진에 도움을 주는 음식임에는 틀림이 없다.

(5) 매크로바이오 식이요법(Macrobiotic Diet)

이것은 기본적으로 동양의 채식이 위주이다. 이 음식에는 쌀, 된장(Soy), 해초(Seaweed), 저린 야채(Pickled Vegetables) 등이 함유된다. 일본계 미국인인 미찌오 구시(Michio Kushi)에 의해서 1980년대 초부터 소개·보급·확산된, 주로 암의 예방과 치료를 위한 식이요법이다. 특히 미국의 저명한 한의사 사틸라로(Sattilaro) 박사가 1980년대 초반에 자신의 전립선암을 매크로바이오 식이요법으로 완치시켰다는 사실이 미 전국에 보도됨으로써 더욱 널리 알려지게 되었다.

그러나 매크로바이오 식이요법을 연구하는 일부 학자들은 암을 치료하는 데 있어서 필요한 화학요법(Chemotherapy), 외과적 수술(Surgery), 방사선 치료(Radiation), 스트레스 관리, 전일 운동요법(Holistic Fitness Program), 심신의학(Mind Body Medicine), 영적(Spirit) 치료 등을 이 식이요법 프로그램에서 병용할 것을 강력히 권고하고 있다.

(6) 거슨 식이요법(Gerson Diet)

독일 태생의 의사 맥스 거슨(Max Gerson)에 의해 1930년대에 창시된 식이요법을 그의 이름을 따서 거슨 요법이라 칭한다. 이 거슨 식이요법은 최근에 인기 상승하고 있는 20여 종의 신진대사 식이요법(Metabolic Diet)의 원조라고도 할 수 있는데, 주로 암을 치료하는 항암 요법의 일환으로 응용되고 있다. 이 분야의 전문가들은 거슨 식이요법을 통해 신체의 해독 작용과 면역계의 항진을 이끌어 냄으로써 직접 또는 간접으로 암 치료에 도움을 준다고 주장한다. 음식물의 준비와 특별한 용기의 사용 등이 까다로워 환자가 혼자서 해내기는 좀 어려운 식이요법이라는 지적도 있다.

거슨 요법에서는 칼륨(K)을 첨가한 야채 쥬스와 과일 쥬스를 많이 사용하며, 여기서 중요한 것은 유기농법으로 재배된 야채, 과일, 곡물을 주로 사용한다는 점이다. 원래는 송아지 간(Liver) 쥬스도 사용하였으나 일부 환자들이 감염된 간에서 병을 얻은 경우가 발견되고서는 그 사용이 중지되었다. 동물성 단백질은 주로 섭취하지 않는 것을 원칙으로 삼으며, 상당히 많은 종류의 식물성 음식도 제한되어 있다.

(7) 피라미드식 식이요법(Pyramid Diet)

미국 농무성(Department of Agriculture) 영양정보국(Human Nutrition Information Service)에서 제공한 영양 분포도를 이용한 식이요법이다. 음식물의 영양 분포를, 많은 양을 소모해야 되는 음식물은 피라미드의 밑바닥에 분포시키고, 적게 소모해야 되는 음식물은 피라미드 꼭대기 부분에 가시적으로 분포시키는 도표이다.

피라미드를 상하로 4등분하여 제일 밑부분 1/4에는 쌀, 빵, 씨리얼(Cereal), 분식 그룹을 분포시키고, 밑에서 두 번째 1/4에는 과일과 야채를 분포시키고, 밑에서부터 세 번째(위에서부터는 두 번째) 층에는 유제품(우유, 요구르트, 치즈), Poultry와 생선을 포함한 육류, 그리고 콩이나 계란을 포함한 견과류(Nuts)를 분포시키고, 제일 꼭대기에는 지방(Fats), 기름(Oils), 당류(Sweets)를 분포시킨다. 결국 이러한 피라미드 형태의 비율로 영양분을 섭취하는 것이 건강증진에 도움이 된다는 점을 제시하는 추천 식이도표인 셈이다.

(8) 존 식이요법(Zone Diet, 영양 분포 영역별 식이요법)

섭취하는 음식물을 엄격하게 10g의 탄수화물, 7g의 단백질, 3g의 지방질의 비율로 구성된 세트 메뉴(Set Menu)로 제공된다. 어떤 영양분이 어떤 비율로 함유되어 있는지에 따라 영역(Zone) 또는 띠(Belt)를 정해 놓고 각 사람에 따라 가장 알맞은 음식을 처방하는 식이다. 탄수화물로 자극이 되는 인슐린의 분비를 감소시킴으로써 체중감소의 효과를 노리는 것이다. 규칙적인 운동과 총칼로리 섭취 절제를 병행할 것을 강조하고 있다.

(9) 당 지표 식이요법(Sugar Busters Diet)

인슐린 분비 기능의 정도에 따라 각 음식물에 '당 지표(Glycemic Index)'를 부여하고, 이 당 지표 수준에 따라 음식물을 분류하고 이 기준에 따라 각 사람에게 알맞은 음식을 처방하는 것이다. 여기서도 규칙적 운동과 총칼로리 절제를 강조한다.

(10) 혈액형 식이요법(Food According to Blood Type)

B형은 유목민(Nomads)에서 유래되었음으로 주로 유제품(Dairy Products)과 소량의 육류를 먹어야 하며, 닭고기는 먹지 말아야 한다. A형은 육류를 잘 소화시키지 못함으로,

채식주의자가 되어야 한다. AB형은 보리와 같은 맥류(Wheat)는 먹어서는 안 되나, 된장, 유제식품, 해물(Sea Food), 그리고 약간의 육류는 먹어도 좋다. O형은 사냥꾼으로부터 진화된 혈액임으로 고육류 저야채(Meat-based Low-plant-food) 음식을 먹는 게 좋다.

(11) 된장 위주 식이요법(Diet using Soy Products)

콩과 된장에는 식물성 여성 호르몬(Phyto-estrogen)이 함유되어 있으므로 유방암 예방에 도움이 된다. 동양 여성들의 유방암 발생률이 서양 여성들보다 낮은 것은 동양 여인들의 모유 수유(Breast Feeding)라든가 저지방 식사 등의 일상생활 습관과 밀접한 관계가 있지만 상당량의 콩과 된장의 소모와도 무관하지 않다는 것이 이 분야 전문가들의 주장이다.

3) 식이요법에 대한 권유 사항(General Recommendation about Diets)

(1) 동기와 의지를 가져야 한다. 강한 동기 부여(Motivation)가 매우 중요하다. 아무리 좋은 식이요법 프로그램이라 하더라도 시행하려는 강한 의지가 없으면 참여율이 떨어지게 마련이다. 비교적 따라 하기 쉽고, 이론적으로 이해하기 쉬운 식이 프로그램에 더 많은 매력을 느끼게 된다.

(2) 채식 위주의 음식이 건강증진에 도움이 된다는 사실은 확실하다. 곡류(Grains), 과일류(Fruits), 채소(Vegetables) 형태로 이루어진 당질(Carbohydrates) 위주의 음식이 우리가 일상생활에서 흔히 접하는 건강상의 문제(비만, 고혈압, 심장 질환, 당뇨병, 암)를 감소시키는 데에 보다 효율적으로 도움을 준다는 경험의 축적과 임상 연구의 발표는 무수히 많이 있다. 이것은 많은 섬유질의 함량(Increased Fiber), 낮은 지방질 함량(Reduced Fat), 생리적 보호물질(〈프라보노이드, Flabonoids〉, 〈카로틴류 화합물, Carotenoids〉, 〈리그닌 다당류, Lignins〉), 그리고 채식에 포함된 항산화제(Anti-oxidants) 등의 영향이라고 볼 수 있다.

(3) 체중 조절이 아주 중요하다. 식이요법을 통하여 체중을 감소시키는 것도 중요하지만, 체중을 바람직한 수준으로 항상 유지하는 노력이 제일 중요하다. 그러기 위해선 규칙적인 운동 프로그램을 꾸준히 시행하지 않으면 안 된다.

(4) 자존심을 가져야 한다. 건강유지에는 자존심(Self-esteem)이 필수 여건이다. 자신

감(Self-acceptance)을 갖고 자기를 사랑(Self-love)하는 자존심을 가진 사람이 그렇지 않은 사람보다 더 건강하다는 증거, 즉 성인병에 걸리는 위험률이 상대적으로 낮아진다는 의학적 증거는 얼마든지 있다. 다시 말해서, 똑같이 비만하더라도 자존심이 높은 사람이 병에 잘 안 걸린다는 뜻이다.

17 절식요법(Fasting)

"사람은 일생 동안 무엇을 하면서 시간을 보내는가?"에 대한 연구가 1994년에 발표된 적이 있다. 이에 따르면 잠을 자는데 24년, 일을 하는 데 13년, 음식을 먹는 데 4년, 사회활동을 하는 데 4년, 목욕하는 데 1년, 화장실에서 9개월, 성생활을 하는 데 5개월을 소모한다고 보고했고, 최근에는 텔레비전을 보는데도 평균 10년을 보내는가 하면 전화를 하는 시간도 10개월에 달한다고 한다. 자고 일하는 시간 다음으로 먹고 마시는데 가장 많은 시간을 보낸다는 사실을 알 수 있다.

일생 동안 먹는 시간이 4년 정도라고 하는 것은 "입을 통해서 물을 위 속에 부어넣거나 음식을 퍼 넣는 시간"의 합이 4년 정도 된다는 뜻이지마는, 사실 위가 음식물을 주물럭주물럭 소화시키고 있는 시간을 관찰해 보면 "사람은 하루 24시간 먹고 있다"고 해도 과언이 아닐 것이다. 위가 빌 만하면 음식물을 집어넣고 빌 만하면 또 집어넣고 하기 때문이다.

입으로 들어간 음식은 식도, 위, 십이지장, 소장, 대장을 거치는 동안 자꾸 잘게 부셔져서 결국 물과 같은 상태로 잘게 갈아지면서 몸에 필요한 영양분은 흡수되고 불필요하거나 독성이 있는 것은 배설물이 되어 몸 밖으로 내보내지게 된다. 일단 먹은 음식은 삼키는 순간부터 6시간 내지 9시간 안에 대장에 도달하게 되어 있고, 대부분의 사람들에게 있어서는 24시간 이내에 대변이 몸 밖으로 나갈 준비가 되어 있다고 볼 수 있다.

이처럼 음식물 섭취와 소화과정을 통해서 필요한 영양을 조절하고, 또 이러한 영양상태의 조화를 통해서 건강을 유지하게 되는 것이다. 다시 말해서 '먹음'으로써 건강을 증진하는 것이다. 그런데 반대로 '먹지 않고 굶음'으로써 건강증진을 도모하는 방법도 또한 전통적으로 전해 내려오고 있다.

금식은 전통의학에서 하나의 치료방법으로도 사용되어 왔고, 소위 도를 닦는 수도자들에 의해서도 이용되어 왔으며, 종교적 의식행위로도 꾸준히 시행되어 오고 있다. 금식은 보통 1일 내지 7일 정도 계속하는 경우가 많으며, 일주일 이상 금식하는 경우에는 전문가의 감독하에 하든가, 아니면 경험이 있는 사람들만이 해야 한다. 비교적 장기적인 금식을 할 때에는 주로 물만을 마시면서 진행하였으나, 최근에는 야채와 쥬스 등의 자연적인 요소를 사용하기도 한다. 금식이 우리 몸에 어떠한 영향을 끼치는가에 대한 학자들의 연구는 여러 가지이다.

첫째로, 내장의 휴식을 제공한다는 것이다. 이상에서 열거한 것처럼 음식물을 먹으면 이것을 받아들이는 내장이 있고, 잘게 부숴서 체내로 흡수시키는 내장이 따로 있으며, 이렇게 흡수된 양분을 전신에 돌리거나 에너지로 변화시키는 장기가 있는가 하면, 이런 과정 속에서 발생한 노폐물이나 유독 물질을 체외로 방출시키는 장기가 따로 있기 마련이다. 그런데 음식을 먹지 않으니까 음식물을 받아들이고, 부수고, 소화시키고, 양분을 흡수시키는 내장들은 휴식을 취할 수 있을 것이다. 팔 다리의 근육처럼 자주 사용하지 않으면 점점 약해지는 생리적 변화도 있을 수 있으나, 너무 많이 먹고 너무 자주 먹어서 혹사당하고 있는 내장을 잠시 쉬게 한다면 지쳐 있는 장기의 기능 회복에 도움이 될 것이다.

둘째로는, 장기나 내장계통, 즉 소화기 계통이나 순환기 계통 등의 기능을 향상시키는 일이다. 이것은 금식을 통해서 요산(Uric Acid)이나 중금속 같은 유독성 성분을 체외로 배출시켜 버리기 때문에 가능한 것이다. 이와 같은 유독성 물질의 배출현상은 맹물을 마시면서 금식할 때보다 과일 쥬스를 마시면서 할 때 더욱 효과적이다. 이는 생명력 유지에 필수적인 비타민, 미네랄(광물질), 효소 등이 계속 공급되기 때문이다.

셋째로는, 장기의 정화작용(Cleansing)을 들 수 있다. 몸 속에 새로운 음식물을 집어넣지 않으니 영양분을 흡수하는 계통의 장기들은 휴식을 취할 것이고, 노폐물을 제거하거나 배설하는 장기들은 계속 활발하게 작업을 하게 될 것이다. 따라서, 남아 있는 찌꺼기를 체외로 깨끗이 몰아내는 작용을 하게 됨으로 유독성 물질을 제거하는 간, 폐, 콩팥, 그리고 노폐물을 배설시키는 대장 등이 깨끗하게 정화된다는 말이다. 금식을 하게 되면 입 안에서 나쁜 냄새가 나게 되고 소변도 색깔이 진하다 못해 거의 검은 색깔마저 띠게 되는데, 이러한 현상은 유독성 물질이 체외로 배출되는 것과 무관하지 않다.

넷째로, 혈액 내 화학성분들이 균형을 되찾게 된다. 불규칙한 식사, 편식, 포식 등의 불량한 식생활로 불균형을 이루고 있는 혈액 성분들이 금식을 통해 다시 균형과 조화를 찾을 수 있게 된다. 금식을 할 때는 혈액이 산성 쪽으로 기우는 경향이 있음으로 단순한 맹물만을 마시면서 하는 것보다는 보통 알카리성을 지니고 있는 과일 쥬스를 마시면서 하는

게 혈액 내 화학성분 균형을 맞추는 데 더욱 효과적이라는 뜻이다.

다섯째로는, 마음과 정신이 맑아진다는 것이다. 음식을 먹고 나면, 특히 너무 많은 양의 음식을 먹게 되면 우리 몸의 에너지가 소화기 계통에 집중하게 됨으로 몸이 나른하고 졸리게 되는데, 반대로 소화기 계통이 휴식을 취하는 동안에는 머리가 맑아지게 마련이다. 이것이 수도자나 신앙생활을 하는 사람들이 금식을 하는 주된 이유라 할 수 있다.

여섯째로, 체중을 조절하는 데 도움을 준다. 인체는 자신을 유지하기 위해서 단백질을 필요로 하는데, 금식기간 중 공급이 중단되면 주로 축적된 지방질에서 에너지 전환의 과정을 거쳐 부족되는 부분을 채우게 된다. 따라서, 불필요한 지방분을 제거해 줌으로 비만증 치료에 효과를 발휘하게 된다.

이외에도 금식의 효력 중에는 극기를 통한 자기강화, 인체의 자생력 활성화, 약물복용 의존도의 저하, 편안한 수면의 유도 등이 포함된다.

이와 같이 금식이 다양하게 육체적 정신적 건강증진에 도움을 준다고 해서, 모든 사람들에게 다 도움이 되고 또 모든 병들을 다 치료할 수 있다고 생각한다면 이는 대단한 착각이며 큰 오해라고 할 수밖에 없다. 특히 금식을 장기적으로 시행해서는 안 되는 경우를 열거하면 다음과 같다.

악성종양(암)이 있을 때라든가 당뇨병이 진행되어 있을 때, 활동성 결핵을 앓고 있을 때, 임신 중이나 수유기에 있는 산모의 경우, 전신 건강상태가 극도로 쇠약해져 있을 때 등에는 금식을 해서는 안 된다. 염증을 비롯한 급성 질병이 진행되고 있을 때라든가 소모성 질환이 진행되고 있을 때에도 금식을 해서는 안 된다. 그리고 특정한 약물치료를 받고 있을 때, 특히 인슐린(Insulin), 디지털리스(Digitalis), 스테로이드(Steroid), 페니실린(항생제) 등으로 치료를 받고 있는 환자들도 금식을 해서는 안 된다.

금식을 하는 기간 동안에 운동을 해도 괜찮은가 하는 질문에 대해서는 "평소에 규칙적인 운동을 하던 사람이 자신에게 알맞게 적응된 운동을 하는 것은 괜찮다"가 정답이다.

장기간 금식의 경우, 금식을 어떻게 시작하며 또 어떻게 진행하느냐 하는 것도 중요하지만, 어떤 의미에서는 금식을 어떻게 끝내느냐 하는 것이 더 중요하다고도 할 수 있다. 금식이 끝나고 정상식사를 하기 전까지의 기간을 보식기간이라고 하는데, 이 보식기간을 효율적으로 지나는 방법은 다음과 같다.

과식하지 않고 처음에는 가벼운 식사기간을 거쳐 서서히 정상식사로 연결되도록 한다.

첫날은 과일, 야채, 요구르트 등 쉽게 소화할 수 있는 음식부터 섭취하도록 한다. 둘째 날은 위의 식사에 수프, 죽 또는 약간의 야채를 곁들여 먹는다. 셋째 날은 죽이나 무른 밥을 먹고 가벼운 반찬을 소량씩 먹도록 한다. 보통 금식기간 3~4일 정도에 보식기간을 1일로 계산한다. 따라서, 10일 정도의 금식기간에는 3~4일의 보식기간이 알맞다는 뜻이다. 건강을 위해서는 모든 것을 제대로 해야 한다. 먹는 것도 제대로 먹어야 하지만, 굶는 것도 제대로 굶어야 건강해질 수 있다.

18 산림요법

1) 정의

인체에 미치는 생리적·심리적 효과를 토대로 산과 숲을 통하여 병을 예방하거나 향기, 경관 등 자연의 다양한 요소를 활용하여 인체의 면역력을 높이고 건강을 증진시키는 활동이라고 할 수 있다.

2) 산림의 치유인자

산림은 경관, 피톤치드, 음이온, 산소, 소리, 햇빛과 같은 치유인자들로 구성되어 있다.

(1) 경관

산림을 이루고 있는 녹색은 눈의 피로를 풀어주며 마음의 안정을 가져온다. 시간에 따라 변화하는 산림의 계절감은 또 하나의 매력으로 인간의 주의력을 자연스럽게 집중시켜 주어 피로감을 풀어주는 효과가 있다.

(2) 피톤치드

나무가 해충과 상처로부터 스스로를 지키기 위해 생성하는 물질이다. 피톤치드는 식물의 'phyton'과 살해자의 'Cide'의 합성어로 염증을 완화시키며, 산림 내 공기에 존재하는 휘발성의 피톤치드는 인간의 후각을 자극하여 마음의 안정과 쾌적감을 가져온다.

(3) 음이온

일상생활에서 산성화되기 쉬운 인간의 신체를 중성화시키는 음이온은 산림의 호흡작용, 산림 내 토양의 증산작용, 계곡 또는 폭포주변과 같은 쾌적한 자연환경에 많은 양이 존재한다.

(4) 소리

산림에서 발생되는 소리는 인간을 편안하게 하며, 집중력을 향상시키는 비교적 넓은 음폭의 백색의 특성을 가지고 있다. 산림의 소리는 계절마다 다른 특성을 가지며, 봄의 소리는 가장 안정된 소리의 특징을 보인다.

(5) 햇빛

산림에서 도시보다 피부암, 백내장과 면역학적으로 인체와 해로운 자외선 차단효과가 뛰어나 오랜 시간 야외활동이 가능하다. 세로토닌을 촉진시켜 우울증을 예방하거나 치료하는 방법으로 넓게 활용되고 있으며, 뼈를 튼튼하게 하고 세포의 분화를 돕는 비타민 D 합성에 필수적이다.

3) 산림요법 효과

(1) 우울증을 완화하는데 효과
(2) 숲길 걷기는 혈압을 낮추는데 도움
(3) 암 수술 후 회복에 도움
(4) 숲에서는 아토피피부염, 천식이 호전
(5) 스트레스 호르몬 '코티솔' 감소
(6) 안정된 상태에서 많이 발생하는 뇌파 '알파파' 증가
(7) 면역력을 높이는 'NK세포' 증가
(8) 노화방지에 도움을 주는 '항산화효소' 증가

19 면역요법

면역이라는 말은 하나의 생활언어로 자리 잡고 있다.

생명과 건강의 핵심은 미토콘드리아가 열쇠이며, 면역력은 우리 몸의 세포가 세균이나 노폐물을 먹고 소화하는 힘이다.

즉, 우리 몸 안에는 세균을 스스로 처리할 수 있는 힘이 있으며, 면역력을 높이기 위해 미토콘드리아의 기능을 활성화시키는 방법이 필요하다.

1) 면역력을 높이는 방법

(1) **정식**(正食) : 성인남자의 경우 하루 2L가량의 물을 마신다.
영양가 있는 음식을 균형 있게 섭취하고 잘 씹어서 삼켜 소화가 잘 되도록 하며, 차가운 음식으로 장을 차게 하지 않는다.

(2) **정식**(正息) : 코로 신선하고 청결한 산소를 흡입하고 자는 동안도 마찬가지이다.

(3) **정동**(正動) : 햇볕을 쬐며 규칙적이고 가벼운 운동과 스트레칭을 하고 긴장을 풀며 피부와 폐를 차게 하지 않는다.

(4) **정면**(正眠) : 편안하고 적절한 수면과 면역력생산이 오후 10부터 새벽 2시이므로 이때는 반드시 수면에 들어간다. 잘 때는 뼈의 휴식을 위해 위를 보고 잔다.

(5) **정심**(正心) : 화와 스트레스를 피하고 몸과 마음에 온화한 에너지를 받아들인다.

(6) **정독**(正毒) : 체내의 노폐물을 땀, 소변, 대변으로 잘 배출시킨다.

(7) **정골**(正骨) : 뼈와 근육을 튼튼하게 한다.

(8) **정혈**(正血) : 혈액을 맑게 하고 순환을 촉진시키며 몸을 따뜻하게 한다.

(9) **정기**(正氣) : 인체의 기가 원활하게 돌도록 한다.

(10) **정신**(正神) : 정신을 집중하고 불안과 우울을 없애며 뇌를 활성화시키는 신경관리가 중요하다.

참고문헌

강설중, 건강을 위한 운동지침서, 디자인나무, 2014
고기준, 건강관리와 운동, 도서출판 대진, 2014
고종호 외, 건강기능성식품학, 보문각, 2011
김남익, 건강과 운동, 도서출판 의학서원, 2015
김숙희, 식생활과 건강, 신광출판사, 2006
김재정, 운동과 건강관리, 대경북스, 2015
김화영, 영양과 그리고 건강, 교문사, 2015
남철현 외, 공중보건학, 계축문화사, 2015
류시호 외, 한방미용학의 이해, 씨마스, 2015
박종옥 외, 현대인을 위한 운동과 건강, 도서출판 홍경, 2013
박현서 외, 식생활과 건강, 도서출판 효일, 2006
백일영, 건강과 운동, 연세대 대학출판문화원, 2013
백원칠, 웰빙을 위한 건강과 운동, 교학연구사, 2015
변동철 외, 자연건강 효소학, 아트하우스, 2013
이송미, 식품과 영양의 이해, 지식인공동체지식인, 2014
이세원, 건강증진교재시리즈, 한방건강증진연구원, 2011
임재현, 현대인의 건강과 운동이야기, 대경북스, 2013
장유경 외, 건강을 위한 기초영양, 형설출판사, 2014
전세일, 보완대체의학, 계축문화사, 2011
최윤경 외, 영양과 건강, 구민사, 2012
허선진 외, 건강기능식품의 개발, 한국학술정보, 2011
홍순명 외, 건강과 영양의 이해, UUP, 2012
네이버 www.naver.com
다음 www.daum.net

찾아보기

[ㅁ]

[ㅂ]

[ㅅ]

공저자 소개

박상태(朴相泰)

현재 중부대학교 한방건강관리학과 교수
대한보건교육사회 회장(국가고시 보건교육사 단체)

학력 원광대 한의학박사과정 수학
대구한의대 보건학박사 취득

경력 경기대 대체의학대학원 겸임교수, 논문지도교수, 논문심사위원장 및 심사위원
중국 요녕중의약대학 객좌교수
EBS 피부미용사 공중위생관리학 강의교수
남서울대 보건의료개발연구소 연구위원
대한보건한의학회 기획위원장
보건복지부 보건복지 옴부즈만
식약처 한약등 약물부작용 전문가 위원
대한한약협회 정책위원장
2010 제천국제한방바이오엑스포 자문위원
2013 산청세계전통의약엑스포 조직위원
고용노동부 내일배움카드제 실내공기질관리사 강사

저서 한방미용학의 이해, EBS 피부미용사 공중위생관리학, 초등학교 보건교과서, 공중보건학, 보건교육학, 실내공기질 관리학 등 다수

김범호(金凡鎬)

현재 남서울대학교 대학원 대체치유학과 주임교수

학력 원광대학교 한의학박사

경력 현) 남서울대학교 바이오융합연구소 연구소장
현) 대한자연치유협회 회장
현) 중국장춘중의약대학교 객좌교수
현) 사단법인 한국약용작물교육협회 고문
현) 사단법인 한국발효효소협회 교수 & 대전시회장
현) 한국대체요법협회 자문위원

생활한방과 건강 값 16,000원

2015년 12월 30일 제1판1쇄 발행
2017년 8월 15일 제1판2쇄 발행

공 저 자 : 박 상 태 · 김 범 호
발 행 인 : 주 영 일
발 행 처 : **계 축 문 화 사**

서울특별시 종로구 통일로12길 16-17
우편번호 03029
TEL : 735-2257 · 738-9746
FAX : 723-9025
E-mail : gyechuk@hanmail.net
홈페이지 : http://gyechuk.co.kr
1973. 10. 31 등록번호 제300-1973-8호
ISBN 978-89-5629-405-6 93510